FACHBÜCHER FÜR ÄRZTE · BAND XV

HERAUSGEGEBEN VON DER SCHRIFTLEITUNG DER KLINISCHEN WOCHENSCHRIFT

RHEUMATISMUS

UND GRENZGEBIETE

VON

DR. ANTON FISCHER

OBERARZT AM RHEUMAFORSCHUNGSINSTITUT AM LANDESBAD
DER RHEINPROVINZ · AACHEN

MIT 43 ABBILDUNGEN

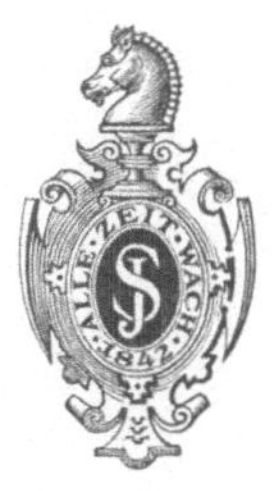

BERLIN
VERLAG VON JULIUS SPRINGER
1933

ISBN 978-3-642-98688-8 ISBN 978-3-642-99503-3 (eBook)
DOI 10.1007/978-3-642-99503-3

Softcover reprint of the hardcover 1st edition 1933

Vorwort.

Die große Bedeutung, welche den Erkrankungen des Bewegungsapparates in der täglichen ärztlichen Praxis zukommt, erweckt das Bedürfnis nach einer zusammenhängenden Darstellung dieses Gebietes, welche nicht allein Symptomatologie und Therapie der verschiedenen Erkrankungen der Reihe nach schildert — an guten Monographien dieser Art fehlt es durchaus nicht —, sondern vor allem eine Anleitung zur systematischen, gründlichen Untersuchung des ganzen Bewegungsapparates sein soll. Die richtige Beurteilung und Behandlung der Erkrankungen der Gelenke, der Wirbelsäule, der Muskeln und der peripheren Nerven setzt eine ebenso genaue anatomische und funktionelle Untersuchung voraus, wie es z. B. in der *Neurologie* Gemeingut aller Ärzte geworden ist. Von einer solchen systematischen Untersuchung sind wir — selbst in der Klinik und im Krankenhaus — im allgemeinen noch weit entfernt; vielmehr geht der Internist einerseits und der Orthopäde und Chirurg andererseits meist noch seine eigenen Wege. Der Blickpunkt des *Internisten* ist mehr nach der Ätiologie hin gerichtet, der des Orthopäden meist nur nach der *Funktion*. Obwohl diese Einstellung aus den Aufgaben und Behandlungsmethoden der verschiedenen medizinischen Fächer heraus verständlich ist, birgt sie doch, wie jede Einseitigkeit, viele Gefahrenquellen in sich. Das gilt auch für die an sich natürlich sehr verdienstvollen Bestrebungen von *fachröntgenologischer* Seite, auf Grund von Röntgenbefunden neue Krankheitsbilder aufzustellen und abzugrenzen. Das Röntgenbild ist gewiß ein sehr wichtiges Hilfsmittel der Diagnostik — es ist aber doch nur *ein* Baustein und nur derjenige ist in der Lage, einen Krankheitszustand zu deuten, der über *alle* Bausteine der Diagnostik verfügt. Erst wenn Diagnostik und Pathognostik des Internisten und Chirurgen bzw. des Orthopäden übereinstimmen — und diese Übereinstimmung ließe sich ebensogut herstellen wie bei den Erkrankungen des Magens, der Nieren usw. —, erst dann wird in jedem Krankheitsfall die Indikation für die *richtige* Behandlung gestellt werden können.

Nebst der Anleitung zu der systematischen Untersuchung des Bewegungsapparates soll dieses Buch auch eine Anleitung zur rationellen, individualisierenden *Behandlung* sein; die Zeiten, wo sich der Arzt mit der Diagnose „Rheumatismus" begnügte, und bei Versagen der üblichen medikamentösen Therapie den Kranken in einen „geeigneten" Badeort schickte, sind endgültig vorbei. Heute muß der Arzt in der Lage sein, auch schwerwiegende therapeutische Eingriffe — Tonsillektomie, Vaccinebehandlung — zu verantworten, er muß konservative orthopädische Maßnahmen — die Verordnung von Einlagen, Stützbinden usw. — selber durchführen, die Indikation zu operativen Eingriffen stellen und vor allem sich in den vielseitigen Methoden der *physikalischen Therapie* gut auskennen. Auch die Verordnung von Badekuren darf nicht schematisch, etwa auf Grund der Anpreisungen der Kurortsverwaltungen erfolgen, sondern muß streng individuell der Lage des Krankheitsfalles angepaßt werden.

Bei der Darstellung der einzelnen Krankheiten wurde stets der heutige Stand der Erkenntnis der Pathogenese berücksichtigt. Das letzte Jahrzehnt hat auf dem Gebiet der Erkrankungen der Gelenke und der Wirbelsäule große Fortschritte gebracht; es sei nur an die durch GRÄFF und KLINGE erfolgte Erforschung der pathologischen Histologie des infektiösen Rheumatismus, an die durch die SCHMORLsche Schule vermittelten Erkenntnisse der Pathologie der Wirbelsäule erinnert, ferner an den Nachweis der Beziehungen der Epithelkörper zu der Ostitis fibrosa, an die Einführung der Senkungsreaktion in die Diagnostik und anderes mehr. Um die Darstellung nicht unübersichtlich zu gestalten, wurde von der lückenlosen Aufzählung theoretischer Arbeiten und von der Schilderung bereits überholter Anschauungen abgesehen; alles praktisch Wichtige wird jedoch erwähnt, und am Schluß der einzelnen Kapitel befindet sich eine Auswahl von Arbeiten, die ein genaueres Studium der betreffenden Fragen ermöglichen.

In Anbetracht der großen Bedeutung der sog. ,,rheumatischen" Erkrankungen für alle Zweige der sozialen Versicherung ist in einem besonderen Kapitel die *Begutachtung* der Erkrankungen des Bewegungsapparates behandelt. Die *reinchirurgischen* Erkrankungen (Verletzungen, Frakturen u. dgl.) sind in diesem Buche natürlich *nicht* berücksichtigt; die *überwiegend* chirurgischen Erkrankungen (Gelenktuberkulose, Neoplasmen u. dgl.) nur, soweit sie differentialdiagnostisch von Bedeutung sein können. Von den Erkrankungen der *peripheren Nerven* wird nur *Neuralgie* und *Neuritis* besprochen, da diese letzteren mindestens so oft den Allgemeinpraktiker und Internisten als den Fachneurologen beschäftigen.

An dieser Stelle möchte ich dem Chefarzt des Landesbades, Herrn Dr. WALTER KREBS für die Überlassung des vielseitigen Krankenmaterials seiner Anstalt sowie für seine zahlreichen Anregungen, welche in diesem Buch verwertet worden sind, meinen herzlichsten Dank aussprechen.

Aachen, im März 1933.

A. FISCHER.

Inhaltsverzeichnis.

I. Gang der Untersuchung des Bewegungsapparates.

Die Untersuchung des Bewegungsapparates muß ebenso systematisch vorgenommen werden, wie die Aufstellung des Nervenstatus bei Erkrankungen des Nervensystems. Die Funktion der Gelenke, der Wirbelsäule, der Muskeln und der peripheren Nerven ist koordiniert; Veränderungen des einen Faktors bewirken Veränderungen in anderen Teilen des zusammenhängenden Systems. Das flüchtige Untersuchen nur derjenigen Körperteile, über die der Kranke am meisten klagt, hat nur allzu oft eine falsche Diagnosestellung und eine unwirksame Therapie zur Folge.

Die funktionelle Koordination äußert sich am deutlichsten an denjenigen Teilen des Bewegungsapparates, welche die aufrechte Körperhaltung und das Fortbewegen, das Gehen und Stehen bewirken. Wirbelsäule und Beingelenke sind eine *statische Einheit*; an welcher Stelle immer dieses System gestört wird, bleibt es nicht ohne Auswirkungen auf die anderen Glieder. Ein weiterer Zusammenhang der Erkrankungen einzelner Bestandteile des Bewegungsapparates ist auf den Umstand zurückzuführen, daß infektiöse und allergisch-anaphylaktische Prozesse, aber auch Stoffwechselveränderungen zu bestimmten Gewebselementen der Gelenke eine besondere Affinität besitzen; diese Prozesse treten daher meist polyartikulär auf, befallen außer den Gelenken, der Wirbelsäule und der Muskulatur auch das Myo- und Endokard, die Gefäße, die Iris und die Cutis. Aus dieser Lokalisation ergibt sich die Notwendigkeit genauester klinischer Untersuchung, die sich auch bei dem „Gelenkrheumatismus" nicht allein auf die Gelenke beschränken soll.

In welcher Weise Erkrankungen der *Gelenke* und *Muskeln* koordiniert sind, sehen wir aus der sich oft rapide entwickelnden Muskelatrophie bei entzündlichen Gelenkerkrankungen, die nicht immer durch Inaktivität allein zu erklären ist. Dasselbe gilt für das trophisch-motorische System Nerv-Muskel. Das Nervensystem hat aber nicht allein Einfluß auf die Muskulatur, sondern auch auf die Gelenke und Knochen. Beispiele dafür sind die Arthritiden bei der Tabes und Syringomyelie und die, zum Teil vielleicht trophisch bedingte *Knochenatrophie* bei entzündlichen Prozessen der Gelenke und der Wirbelsäule. Die trophische Einwirkung des Nervensystems erfolgt sehr oft durch Beeinflussung der peripheren Zirkulation; andererseits können auch primär-vasculäre Erkrankungen zu Veränderungen im Bewegungsapparat führen, so z. B. Varicen und Venektasien, welche durch Kompression eine Ischias verursachen oder Gefäßkrämpfe, die unter dem Bild des „Hochdruckrheumatismus" verlaufen. So greifen alle pathologischen Prozesse am Bewegungsapparat wie ein Räderwerk ineinander; die eigentliche primäre Veränderung kann von ihren Folgen überdeckt sein und wird erst bei genauester Untersuchung entdeckt. Jedenfalls gilt als *Regel,* den Bewegungsapparat stets als *Ganzes* in seinem *Zusammenhang* zu untersuchen.

A. Die Anamnese.

Die Anamnese beginnt mit dem genauen Ausfragen über die zur Zeit vorhandenen Beschwerden; im allgemeinen klagen die Kranken über *Schmerzen* und über *Bewegungsbehinderung.*

Die *Schmerzen* sind freilich ein recht vieldeutiges Symptom; sie können im erkrankten Gewebe selbst sitzen und Ausdruck einer entzündlichen Erkrankung sein — in diesem Falle führen sie ohne weiteres zu der richtigen Organdiagnose. Viel häufiger werden aber die Schmerzen gar nicht am Ort der Erkrankung empfunden; sie strahlen in entfernte Körperteile aus. So wird bei Erkrankungen der Hüftgelenke der Schmerz recht häufig in den Oberschenkeln und in den Kniegelenken lokalisiert; bei Erkrankungen der Lendenwirbelsäule strahlen die Schmerzen in die Leisten, in die Hinterfläche der Beine aus, bei Erkrankungen der Brustwirbelsäule wird über Schmerzen geklagt, die zu der Diagnose: „Intercostalneuralgie“ führen und bei Veränderungen der Halswirbelsäule und der Schultergelenke stehen die „Brachialneuralgien“ im Vordergrund der Beschwerden. Zum Teil handelt es sich bei diesen irradierenden Schmerzen um Folgeerscheinungen der Kompression peripherer sensibler Nerven oder der hinteren Rückenmarkswurzeln; solche kommen bei destruktiven Spondylitiden oder bei Verletzungen der Wirbelsäule nicht selten vor; in diesen Fällen gesellen sich zu den Schmerzen bald auch objektive Zeichen der Nervenschädigung. Diese, auf *direkter* Reizung beruhenden Schmerzausstrahlungen treten aber gegenüber den viel harmloseren, aber ungleich häufigeren Irradiationen *ohne* Schädigung der Nervenbahnen ganz in den Hintergrund. Wie diese letzteren Schmerzempfindungen zustande kommen, ist noch nicht völlig geklärt; es handelt sich um denselben Vorgang, den wir bei Erkrankungen der Gallenblase, der Niere als *Projektion der Organempfindungen* kennen; wahrscheinlich handelt es sich um Überleitungen von seiten des vegetativen Nervensystems (viscero-sensorische Reflexe).

Recht häufig ist es weniger die primäre Organerkrankung, welche die Schmerzen verursacht, als die *Folgeerscheinungen* an den anderen Bestandteilen des Bewegungsapparates. Gewisse Gelenkveränderungen haben eine fehlerhafte Belastung, eine Schonhaltung zufolge, und diese führt durch Übermüdung leicht zu *Muskelschmerzen,* welche die Klagen der Kranken völlig beherrschen. Sehr oft sehen wir das bei dem Plattfuß, bei welchem die Schmerzen bis in die Gesäßmuskeln verlegt werden. Auch die Erkrankungen des *Hüftgelenkes* verursachen oft quälende Muskelschmerzen, und solche können auch sekundär infolge einer Skoliosis ischiadica entstehen. Genau wie die Erkrankungen der Wirbelsäule gelegentlich Erkrankungen der Brust- und Bauchorgane vortäuschen können, kommt es bei Erkrankungen *innerer Organe* oft zu Ausstrahlung der Schmerzen in das Bereich des Bewegungsapparates. Am häufigsten ist die *Lenden-Kreuzregion* Sitz der Beschwerden. Erkrankungen der Nieren, der Nebennieren, des Uterus und der Adnexe führen oft zu Klagen in dieser Gegend, während bei Erkrankung der Gallenblase der Schmerz mehr in der *Brustwirbelsäule,* zwischen den Schulterblättern lokalisiert wird. Sehr oft strahlt der Schmerz bei Erkrankungen innerer Organe in die Oberschenkel aus und täuscht eine Ischias vor: so bei dem Prostatacarcinom, bei Nierensteinen, bei Rectumcarcinomen. Schmerzen in den *Schultern* kommen bei Lebererkrankungen und bei der Kappenpleuritis vor, Schmerzen im linken Arm bei der Angina pectoris. Erkrankungen des *Zentralnervensystems* gehen auch oft mit Schmerzempfindungen in den Extremitäten einher. Es sei nur an die lanzinierenden Schmerzen bei der Tabes, an die Schmerzen bei der Meningitis erinnert.

Gewisse Anhaltspunkte über die *Ursache* der Schmerzen gewinnen wir durch die genaue Schilderung des Auftretens und der Qualität der Schmerzempfindung. Am besten läßt man vom Kranken die schmerzhafte Stelle nicht nur schildern, sondern auch *zeigen,* ebenso die *Verlaufsrichtung* der Schmerzempfindung. Auf diese Weise lassen sich oft irradiierende Schmerzen von solchen unterscheiden, die in einem erkrankten Organ selbst empfunden werden; in manchen Fällen kann der Kranke beide Schmerzarten, sowohl den Schmerz im erkrankten Organ, wie auch die Ausstrahlungen desselben, getrennt angeben. Die genaue Feststellung der schmerzhaften Stelle ist unbedingt erforderlich, da die Bezeichnungen „Lenden", „Rücken" usw. recht vieldeutig sind. Wichtig ist die Schilderung des *Schmerzcharakters.* Zunächst gibt es Schmerzen, die *ohne Unterbrechung,* wenn auch fast immer in wechselnder Intensität, empfunden werden. Diese Schmerzen haben stets eine entzündliche Organerkrankung zur Grundlage, besonders dann, wenn sie auch *in der Ruhe* empfunden werden. Das schließt nicht aus, daß bei bestimmten Bewegungen diese Schmerzen *verstärkt* empfunden werden. Das letztere gilt natürlich für alle *Gelenkentzündungen,* die bei Bewegungen des erkrankten Gelenkes besonders schmerzhaft werden. Aber auch die Kreuzschmerzen bei Nierenkrankheiten oder gynäkologischen Leiden werden durch Aufrichten, Bücken u. dgl. verschlimmert, wenn auch nicht in demselben Umfang, wie die Schmerzen bei den Erkrankungen der Gelenke und der Wirbelsäule. Differentialdiagnostisch wichtig ist ferner das Verhalten der Schmerzen beim Urinieren und bei der Stuhlentleerung. Ein starkes Exacerbieren der ischiatischen Beschwerden bei diesen Verrichtungen erweckt den Verdacht auf Erkrankungen der Prostata bzw. des Mastdarmes. Aber auch die echte, genuine Ischias kann bei der Stuhlentleerung schmerzhaft sein. Überwiegend *nächtliche* Schmerzen sind für *luische* Erkrankungen charakteristisch. Schmerzen in der rechten Lendengegend als „Hungerschmerz", bzw. 3—4 Stunden nach den Mahlzeiten sind ein Zeichen des Ulcus duodeni.

Im Gegensatz zu den mehr oder weniger *gleichmäßigen* Schmerzen bei entzündlichen Organerkrankungen stehen die mehr kolikartigen, *anfallsweise* auftretenden Schmerzen, die *unabhängig* von bestimmten Bewegungen auftreten; dazu gehören die Schmerzen im akuten Stadium der Ischias und der anderen (seltenen) Neuritiden, ferner die Schmerzen bei der Tabes, bei Nierensteinen und Gallensteinen, bei der Angina pectoris, sowie die Gichtattacken. Die Schmerzen bei der Ischias können natürlich durch Bewegungen jeder Art ausgelöst bzw. verschlimmert werden.

Für die Erkrankungen des Bewegungsapparates sind diejenigen Schmerzempfindungen am meisten charakteristisch, die vorwiegend oder ausschließlich bei *Bewegungen* auftreten. Zu dieser Kategorie von Beschwerden gehören alle Muskelschmerzen und alle degenerativen nichtentzündlichen Erkrankungen der Gelenke und der Wirbelsäule; auch die entzündlichen Erkrankungen der Gelenke pflegen im chronischen Stadium bei Bettruhe schmerzfrei zu sein; dasselbe gilt für die in Abheilung begriffene Ischias.

Die Schmerzen treten bei dieser letzteren Gruppe von Erkrankungen meist in so charakteristischer Weise auf, daß allein die genaue Beschreibung der Beschwerden schon die Diagnose vermuten läßt. Man versäume daher niemals, zu befragen, ob die Schmerzen schon im Stehen (Plattfüße, Varices) oder Sitzen (Hüftgelenke) oder beim Aufrichten (Ischias) entstehen, ob sie bereits nach kurzem oder erst nach längerem Gehen bzw. Treppensteigen auftreten (intermittierendes Hinken), ob sie beim Bücken oder Heben schwerer Lasten entstehen usw.

Sehr oft hört man Klagen über *Parästhesien* in den Fingern und Zehen; diese können sowohl Symptome beginnender Erkrankungen des Zentralnervensystems (Tabes, multiple Sklerose, Syringomyelie) sein, wie auch bei Neuralgien vorkommen und nicht selten auch bei der primär chronischen Polyarthritis; im letzteren Fall bestehen meist auch vasomotorische Störungen, kalte, feuchte Hände und Füße. Differentialdiagnostisch muß auch an beginnende RAYNAUDsche Gangrän, und bei Hautveränderungen an die *Sklerodermie* gedacht werden.

Klagen über völligen *Mangel* des *Tastgefühls* sind stets Zeichen organischer Erkrankung des Nervensystems; eine gewisse Herabsetzung der Sensibilität („taubes Gefühl") kommt bei der Neuritis auch häufig vor.

Die *Bewegungsbeschränkung,* über welche die Patienten klagen, ist entweder eine *reflektorische,* durch Schmerzen verursachte oder die Folge von Gelenkveränderungen. Im letzteren Falle ist die Schilderung der Behinderung oft sehr charakteristisch; bei gewissen Erkrankungen des Hüftgelenkes wird z. B. das Abspreizen und das Übereinanderschlagen der Beine als behindert geschildert, die Kranken können die Schuhe nicht allein an- und ausziehen. Sehr charakteristisch ist ferner die Schilderung der Behinderung im Bereiche des Schultergürtels: Unmöglichkeit, den Rock allein aus- oder anzuziehen, Behinderung des Armhebens usw. Die *Ursache* der Bewegungsbehinderung ist allerdings aus der Schilderung ihrer *Folgen* allein niemals feststellbar.

Die Anamnese darf sich nicht allein auf die Klagen beschränken, deren Zusammenhang mit dem Bewegungsapparat von vornherein wahrscheinlich erscheint, sondern muß sich auf alle Körperteile und Organfunktionen erstrecken. Schmerzen beim Schlucken können eine Angina bedeuten, die als Eintrittspforte einer Infektion in Betracht zu ziehen ist, Schmerzen im Leib können von einem Carcinom herrühren, welches in der Wirbelsäule metastasiert. Besonders eingehend muß man sich nach den Hauptfunktionen erkundigen: nach Appetit und Stuhl, etwaiger Abmagerung, Husten, Auswurf, Nachtschweißen, Harnentleerung. Ganz besondere Aufmerksamkeit ist dem Verhalten des *Herzens* zu widmen:

Subjektive Beschwerden sind manchmal das einzige Zeichen einer Myokarderkrankung.

Die *Familienanamnese* ergibt manchmal wertvolle Hinweise auf hereditäre Verhältnisse (Krebs, Tuberkulose, Hämophilie); von den Erkrankungen des Bewegungsapparates ist die *Spondylarthritis ankylopoetica* oft als familiäres Vorkommnis beschrieben worden. Von den *früher durchgemachten* Krankheiten interessieren zunächst alle Infektionskrankheiten, welche mit Gelenkkomplikationen einhergehen: also Scharlach, Typhus, Tuberkulose, Dysenterie, Gonorrhöe, Lues. Es müssen alle Momente in Erwägung gezogen werden, welche für einen Zusammenhang der Gelenk- bzw. Wirbelsäulenerkrankung und der Infektionskrankheit verwertet werden können, was namentlich bei der Tuberkulose, der Gonorrhöe und der Lues manchmal sehr schwierig ist, da die Feststellung der *Heilung* bei diesen Infektionen nicht immer möglich ist. Von anderen, früher durchgemachten Krankheiten interessieren ferner auch die anscheinend unbedeutenden Infekte, wie Anginen und Nebenhöhleneiterungen, welche als Eintrittspforte einer Infektion gedient haben und als klinisches Zeichen einer „fokalen Infektion" gedeutet werden können. Besonders eingehend wird man daher fragen, ob das Auftreten einer Angina von Gelenkschüben begleitet war, ob gleichzeitig eine etwa bestehende Pyelitis stärkere Beschwerden verursacht hat u. dgl. Es versteht sich von selbst, daß solche Angaben nur mit Kritik verwertet werden und nicht ohne weiteres Veranlassung zu radikalen Eingriffen sein dürfen. Ebenso versteht es sich von selbst, daß allen Anhaltspunkten, die man aus der Anamnese über früher durchgemachte Erkrankungen gewonnen hat, durch genaue klinische Untersuchung nachzugehen ist.

Man soll es niemals versäumen, besonders bei Beschwerden in den Armen, *die Art der Beschäftigung* des Kranken sowie etwaige frühere Berufe und die Dauer ihrer Ausübung festzustellen; man begnüge sich dabei keinesfalls mit Berufsbezeichnungen, deren Bedeutung nicht ganz klar ist oder die über die Art der Beschäftigung nichts aussagen (z. B. Metallarbeiter), sondern lasse sich die Art der Arbeit nötigenfalls genau erklären (z. B. Arbeit mit Preßluftbohrer, Schmiedearbeit u. dgl.). Dadurch gewinnt man oft die Möglichkeit, Ursache und Entstehungsmechanismus der Krankheit zu entdecken. Bei Frauen soll man nie vergessen, nach dem Verhalten der *Menstruation* zu fragen; viele Gelenkerkrankungen treten mit Vorliebe zur Zeit des Klimakteriums auf; in anderen Fällen wird zur Zeit der Menstruation über Verschlimmerung der Gelenkbeschwerden geklagt; man wird auf diese Verhältnisse achten, ohne darin einen Beweis für die endokrine Ätiologie der Gelenkerkrankung zu sehen. Dysmenorrhoische Beschwerden, Fluor u. dgl. erwecken den Verdacht auf Erkrankungen des *Uterus,* welche oft die Ursache von Kreuzbeschwerden sein können. Auch den Klagen über nervöse Beschwerden (Kopfschmerzen, Schwindelgefühl, Unsicherheit beim Gehen) ist stets nachzugehen, da sich Erkrankungen des Zentralnervensystems dahinter verbergen können.

Bei der Anamnese der *gegenwärtigen Erkrankung* des Bewegungsapparates gilt es, durch genaues Befragen ein möglichst exaktes Bild über Entstehung und bisherigen Verlauf der Krankheit zu gewinnen.

Man verlasse sich keineswegs auf Aussagen der Kranken, sie hätten früher „Ischias“ oder „Hexenschuß“ gehabt, sondern lasse angeben, an *welcher Körperstelle* die Schmerzen entstanden sind, welcher Art die Bewegungsstörungen waren und wieweit die Arbeitsfähigkeit beeinträchtigt war. Auch die Angaben über „Gelenkrheumatismus“ sollen möglichst in präziser Weise erfolgen; Beginn mit Schüttelfrost, Höhe und Dauer des Fiebers, Dauer der völligen Bettruhe, vorausgegangene Erkältung, Angina usw. Ganz besonderer Kritik bedarf die Angabe von angeblichen *Gelenkschwellungen:* bei näherem Befragen lassen sich diese bereits anamnestisch oft als Knöchelödeme bei Zirkulationsstörungen oder als entzündlicher Plattfuß erkennen. In Anbetracht des oft schubweise erfolgenden Verlaufes und des häufigen Rezidivierens der rheumatischen Erkrankungen sind auch *frühere Krankheitsattacken* am Bewegungsapparat möglichst genau zu schildern. Dasselbe gilt für *Unfälle* und *Verletzungen,* die oft durch sekundäre Deformierungen von frakturierten Wirbeln oder Gelenken viele Jahre nach der Verletzung erneute Beschwerden verursachen können.

Manche Erkrankung des Bewegungsapparates ist oft schon auf Grund der genau aufgenommenen Anamnese zu diagnostizieren; das gilt insbesondere für die *polyartikulären, entzündlichen Gelenkerkrankungen.* Der Beginn der primär chronischen Polyarthritis wird so charakteristisch geschildert, daß die Diagnose meist schon aus der Anamnese gestellt werden kann: zuerst verspüren die Kranken Parästhesien in den Fingern, es treten oft vasomotorische Störungen dazu, später kommt es zu Schwellungen der Finger-, Hand- und Fußgelenke, dann der Ellbogen- und Kniegelenke; ausnahmsweise kann die Reihenfolge auch eine andere sein, es können Versteifungen der Schulter- und Hüftgelenke vorausgehen. Über vorausgehende Erkältungskrankheiten, Anginen usw. wird nur selten berichtet, hohes Fieber, Schüttelfrost besteht in typischen Fällen niemals.

Wenn der chronisch polyartikulären Gelenkerkrankung eine *akute* Polyarthritis vorausging (mit Angina und hohem Fieber), so handelt es sich um die sog. *sekundär chronische Polyarthritis*; meist bleibt nach Rückgang der Allgemeinerscheinungen bei diesen Fällen der entzündliche Prozeß in einzelnen Gelenken weiter bestehen. Es kann aber auch die erste Attacke der akuten Polyarthritis restlos abheilen, und erst an ein Rezidiv (das auch milder verlaufen kann als der erste Anfall) schließt sich die chronische Gelenkentzündung an. In vielen Fällen kann es zweifelhaft sein, ob wir es mit einer sekundär chronischen Polyarthritis oder mit einer akut einsetzenden primär chronischen Polyarthritis zu tun haben; dann entscheidet der objektive Befund, vor allem das Vorhandensein eines Herzfehlers. Man wird auch anamnestisch alles daran setzen, Zeichen der *spezifisch-rheumatischen Infektion* festzustellen und nach dem Auftreten von Hauterscheinungen (rheumatische Knoten, Erythemen), von Augenerkrankungen (Iritis) und Herzbeschwerden (Myokarditis) befragen.

Die Diagnose der spezifisch-infektiösen Gelenkentzündungen ist leicht, wenn die Infektionskrankheit in der Anamnese angegeben wird; schwieriger ist es bei der Gonorrhöe, Syphilis und der Tuberkulose; verhältnismäßig akutes Einsetzen der Gelenkentzündungen mit Vorliebe der Knie- und Handgelenke, sehr starke Schmerzhaftigkeit derselben erweckt den Verdacht auf *Gonorrhöe*; bei *monoartikulären* Gelenkentzündungen muß von vornherein an spezifisch-infektiöse Prozesse, bei allmählichem Entstehen vor allem an *Tuberkulose* gedacht werden. Es kann sich aber, wie schon erwähnt, auch bei der Angabe von „Gelenkschwellungen" um *nichtentzündliche Gelenkerkrankungen* handeln; entweder besteht ein leichter Erguß im Gelenk oder in den Schleimbeuteln, was auch bei den degenerativen Arthropathien gelegentlich (meist vorübergehend) vorkommt — oder aber, und das ist viel häufiger, die Kranken haben nur das subjektive Gefühl, daß ihr Gelenk „geschwollen" sei, in Wirklichkeit besteht gar kein Erguß.

Bei plötzlichen Ergüssen, die meist monartikulär auftreten, soll auch an die *Hämophilie* gedacht werden und anamnestisch nach einer verstärkten Blutungsbereitschaft gefragt werden. Bei akut-schmerzhaften monartikulären Ergüssen handelt es sich oft um eingeklemmte Gelenkmäuse. Auch an sympathische Gelenkergüsse in der Nähe *osteomyelitischer Knochenherde* muß gedacht werden, wenn hohes Fieber meist schon einige Tage *vor* dem Gelenkerguß auftritt; meist sind dann Knie- und Hüftgelenke befallen.

Außerordentlich typisch ist die Anamnese des *Gichtanfalles,* meist im Grundgelenk einer großen Zehe, aber auch in anderen Gelenken der Hände und Füße. Oft lassen sich anamnestisch *Diätfehler* (purinhaltige Speisen, Weingenuß) vor dem Anfall nachweisen. Nicht selten wird auch über dyspeptische Störungen und Herzbeschwerden bei der Gicht geklagt, oft besteht Neigung zu Steinbildungen (Symptomenkomplex des *Arthritismus* der Franzosen).

Die Anamnese der *nichtentzündlichen* Gelenkerkrankungen ist meist viel weniger ausgiebig, und dasselbe gilt für die Affektionen im Bereich des Schultergürtels, der Wirbelsäule, sowie für die Erkrankungen der Nerven und Muskeln. Im allgemeinen sind die degenerativen Arthropathien durch *allmähliche* Entstehung der Beschwerden gekennzeichnet, ebenso die Spondylosis deformans der Wirbelsäule. Aber auch die *entzündlichen* Spondylitiden, vor allem die Tuberkulose, beginnen meist schleichend und mit geringen Beschwerden; relativ starke, plötzlich auftretende Schmerzen werden oft bei metastatischen Tumoren der Wirbelsäule beobachtet. Die Spondylarthritis ankylopoetica beginnt oft nahezu schmerzlos, gelegentlich kommt der Kranke erst bei weit fortgeschrittener Versteifung in ärztliche Behandlung.

Die primären Erkrankungen der *Muskeln* (Myalgien) und die *Neuralgien* beginnen meist *akut* mit starken Schmerzen, die bei den Myalgien nur durch Bewegungen der erkrankten Muskeln hervorgerufen werden, bei Neuralgien auch in der Ruhe auftreten und entlang dem erkrankten Nerven ausstrahlen. Gelegentlich gehen der (niemals fehlenden) Schmerzattacke im Nerven längere Zeit anhaltende geringe Beschwerden voraus, die von anderem Charakter sein können, als die (spätere) Neuralgie; so berichten viele Ischiaskranke, daß vor der eigentlichen Ischias längere Zeit Schmerzen im Kreuz bestanden haben.

Sehr wenig charakteristisch ist die Anamnese der aseptischen Knochennekrosen, sowie der Ostitis deformans und Ostitis cystica. Aus der Schilderung des Einsetzens, des Verlaufs der Krankheit und aus den geschilderten Beschwerden werden sich aber in jedem Falle wertvolle Fingerzeige für die — nur auf Grund genauester Untersuchung stellbare — Diagnose ergeben.

B. Untersuchungsmethoden des Bewegungsapparates.

Grundlage der Diagnostik muß die *ärztliche Untersuchung* des Kranken bleiben; mögen die Laboratoriumsmethoden und die Röntgenuntersuchung in vielen Fällen unendlich wertvoll, ja unentbehrlich sein, so sind sie doch nur *Hilfs*untersuchungen, die allein noch keine Diagnose zu stellen gestatten: das kann allein auf Grund der sorgfältigen klinischen Untersuchung erfolgen.

Es scheint nicht überflüssig, zunächst einige allgemeine Bemerkungen über die Voraussetzungen einer zweckdienlichen Untersuchung vorauszuschicken.

Zunächst zur Frage des Untersuchungs*raumes*. Dieser soll möglichst *hell* sein und gutes *Tageslicht* haben; nur bei guter Beleuchtung, am besten bei Tageslicht, lassen sich die feinen Details der Bewegungen der Wirbelsäule beobachten, was die Vorbedingung der richtigen Diagnose ist. Aber auch dann, wenn man die Untersuchung im Krankenzimmer vornehmen muß, scheue man keine Mühe, um den Kranken bei günstigen Lichtverhältnissen zu untersuchen.

Selbstverständliche Voraussetzung jeder gründlichen Untersuchung des Bewegungsapparates ist die Untersuchung des *völlig entkleideten* Patienten. Recht oft wird gegen diese selbstverständliche Vorschrift aus Bequemlichkeit, Zeitmangel oder falscher Scham gesündigt, mit üblen Folgen für den Kranken; selbst geringe Konzessionen, z. B. das Anhalten der Strümpfe, können sich rächen, ebenso das bei Frauen sehr beliebte zweizeitige Auskleiden, indem der Oberkörper und der Unterkörper abwechselnd enthüllt werden. Es ist auch völlig falsch, bei Rückenschmerzen etwa nur den *Ober*körper freilegen zu lassen, bei Schmerzen in den Beinen nur den *Unter*körper; man kann dabei die Wirbelsäule nicht übersehen und die Folge kann eine falsche Diagnose sein. Bei der Untersuchung der *Gelenke* muß stets das Gelenk der anderen Seite zum Vergleich herangezogen werden, um falsche Deutung einzelner Symptome (Crepitation, leichte Ergüsse) zu vermeiden und den Umfang der *normalen* Beweglichkeit festzustellen.

Die Untersuchung muß — von akuten, fieberhaften Fällen abgesehen — im Stehen, Gehen und Liegen erfolgen. Das *Bett* eignet sich wegen der Nachgiebigkeit der Federung nur wenig für die Untersuchung; besser ist eine möglichst harte Ottomane und am besten eine mit Matratze bedeckte Holzpritsche, wie sie gewöhnlich zur Massage verwendet wird. Außerdem soll ein Stuhl *ohne* Rückenlehne zur Verfügung stehen.

Das *Instrumentarium* zur Untersuchung ist sehr einfach: es genügt ein Bandmaß, ein Reflexhammer und eine Nadel zur Prüfung der Sensibilität. Für *spezielle* Untersuchungen ist natürlich ein ganzes Heer von

Apparaten erforderlich: Hautthermometer, Apparatur für Elektrodiagnostik, Spritzen und Kanülen für Gelenkpunktionen, Capillarmikroskop und anderes mehr, die in der Praxis meist entbehrlich sind.

Voraussetzung für die Anwendbarkeit der Untersuchungsmethoden — wenigstens soweit *funktionelle* Verhältnisse in Betracht kommen — ist die *verständige Mitarbeit* des Kranken. Bei ängstlichen, nervösen Patienten ist eine gütige *psychische Einwirkung* zur Überwindung von psychogenen Muskelkontrakturen und willkürlichen Bewegungshemmungen erforderlich; man muß auf die Wichtigkeit genauer Untersuchung hinweisen, man muß versprechen, passive Bewegungen einzustellen, wenn über Schmerzen geklagt wird. Manchmal ist es erstaunlich, wie sich das Untersuchungsergebnis infolge solcher psychischer Einwirkung ändern kann. Die Untersuchung von Hysterikern und Neurotikern gehört dagegen zu den schwierigsten Kapiteln der Diagnostik überhaupt, und es ist die Zahl der hysterischen Abasien, der „Flucht in die Ischias" leider nicht gering. Besonders bei Begutachtungen in Rentenverfahren begegnet man oft einem Symptomenkomplex, der sich aus Reminiszenzen früher vorhanden gewesener Beschwerden und willkürlichen Bewegungsbehinderungen zusammensetzt. In diesen Fällen (darüber soll im Kapitel „Begutachtung" ausführlich gesprochen werden) tut man gut, sich nur an den sicheren *objektiven Befund* zu halten und den nicht durch den Befund ergründbaren Schmerzangaben nur wenig Glauben zu schenken. Man sei aber im allgemeinen auch nicht zu leicht mit der Diagnose „Simulation" zur Hand und bedenke, daß es viele, auch an Renten u. dgl. *uninteressierte* Leute gibt, die bei der ärztlichen Untersuchung, besonders wegen *chronischer* Leiden, ihre Beschwerden gern übertreiben. Ganz besonders empfiehlt es sich deshalb, die Kranken aufzufordern, bei der Untersuchung *nur dann* Schmerzen anzugeben, wenn diese durch die *Untersuchung selbst* ausgelöst worden sind. Sehr oft wird z. B. bei der Palpation von Muskeln ein Druckschmerz angegeben und bei näherem Befragen stellt sich heraus, der eigentliche Druck sei zwar *nicht* schmerzhaft, wohl hätte die Stelle vor einiger Zeit weh getan. Solche Mißverständnisse, die leicht zu fehlerhaften Diagnosen führen können, kann man nur durch präzise Fragestellung und genaue Unterrichtung des Patienten vermeiden.

Allgemeine Symptomatologie.

Im allgemeinen können wir bei Erkrankungen der *Gelenke* folgende *lokale Symptome* feststellen:

1. Erguß. Ein solcher ist meist Zeichen einer entzündlichen Erkrankung (Arthritis), kann aber auch traumatisch bedingt sein oder bei Vorhandensein von Gelenkmäusen und bei Meniscusschädigungen des Kniegelenkes entstehen. Auch bei deformierenden Arthropathien kommen geringe, meist flüchtige Ergüsse, wenn auch selten, als Zeichen entzündlicher Reizung der Synovialmembran vor. Ungeklärt ist noch die Genese des meist ein Knie befallenden *intermittierenden Gelenkhydrops* und der Gelenkergüsse bei den organisch-nervös bedingten Arthropathien, bei der Tabes und der Syringomyelie.

Einen gewissen Anhaltspunkt für das Verhalten der Ergüsse gewinnt man bei *einseitigen* Ergüssen durch Messung des Umfanges der symmetrischen Gelenke; dabei können gelegentlich Differenzen vorgetäuscht oder verdeckt werden durch Defiguration der Epiphysen (besonders bei rhachitischen Deformitäten), auch bewirken manchmal kleinere Ergüsse keine meßbare Vergrößerung des Gelenkumfanges. Während die Ergüsse in den distalen Gelenken meist leicht erkannt werden, bleiben sie bei dem Hüft- und Schultergelenk oft unerkannt; das liegt daran, daß die Ergüsse in den letzteren Gelenken infolge Straffheit der Gelenkkapsel nur eine beschränkte Größe erreichen können und durch die überlagerte Muskulatur verdeckt werden. Nur die Ergüsse in den periartikulären Schleimbeuteln lassen sich manchmal, besonders bei der Schulter, erkennen.

Bei kleineren Ergüssen ist es aber auch bei den anderen Gelenken mitunter nicht leicht, die Diagnose zu stellen; insbesondere ist die Abgrenzung gegenüber dem unterhalb der Patella besonders bei der Beugung des Kniegelenkes hervortretenden Fettkörper mitunter nicht einfach. Andere differentialdiagnostische Schwierigkeiten entstehen aus der Abgrenzung gegen Gewebsveränderungen, welche *außerhalb* der Gelenke liegen. Entzündete Plattfüße, Zirkulationsstörungen bei Venektasien oder Thrombosen, Knöchelödeme, traumatische Ödeme und anderes mehr werden oft fälschlich für Gelenkergüsse gehalten.

Über *frischen Ergüssen* fühlt sich die Haut warm an, oft ist sie auch gerötet. Nicht immer ist der Erguß als fluktuierende Flüssigkeit gleich am Anfang tastbar; oft geht erst ein Stadium der ödematösen Durchtränkung des periartikulären Bindegewebes voraus, man hat den Eindruck, als sei die Gelenkkapsel weich verdickt. Bei Vorhandensein eines fluktuierenden Ergusses ist es meist nicht schwer, festzustellen, ob dieser sich in dem eigentlichen Gelenkraum oder in den umgebenden Schleimbeuteln befindet; Näheres darüber bei der Besprechung der einzelnen Gelenke.

Mit einiger Erfahrung gelingt es leicht, die *Konsistenz* des Ergusses abzuschätzen: von den rein serösen bis zu den rein eitrigen Ergüssen gibt es alle Übergänge. Die eitrigen Ergüsse von mehr teigiger Konsistenz können mit starken entzündlichen Erscheinungen einhergehen, dann handelt es sich meist um septische Prozesse; sie können aber auch relativ indolent sein, ohne Rötung der Haut, dann liegt meist ein tuberkulöser Gelenkfungus oder kalter Absceß vor (Tumor albus). Die Gelenktuberkulose kann aber, wenn auch meist nur vorübergehend, auch mit *serösen* Ergüssen einhergehen.

Bei *chronischen* Ergüssen treten die entzündlichen Erscheinungen (Wärme und Röte der Haut) oft zurück; in vielen Fällen ist fluktuierende Gelenkflüssigkeit nicht nachweisbar, es kommt zu einer Verdickung der Gelenkkapsel, die sich derb anfühlt. Bei den Sprunggelenken ist in diesem Stadium die Differentialdiagnose gegenüber Plattfuß oft nur schwer zu stellen: nur die Anamnese oder der Nachweis von Arthritiden anderer Gelenke kann die Diagnose „Arthritis“ sichern.

In vielen Fällen erweist sich die Punktion der Gelenke und nähere Untersuchung der Gelenkflüssigkeit als sehr aufschlußreich.

2. Krepitation. Manchmal geben bereits die Kranken selber an, sie spürten bei Bewegungen einzelner Gelenke lautes Reiben oder Knacken. Von hörbaren Geräuschen bis zu dem eben noch fühlbaren Gelenkreiben gibt es alle Übergänge. Pathologisch-anatomisch kann es sich um recht verschiedene Vorgänge handeln.

a) Am häufigsten ist wohl die Ursache des pathologischen Gelenkreibens in *Unebenheiten der Gelenkflächen* zu suchen, die durch Degeneration und Schwund des Gelenkknorpels und Freiliegen der knöchernen Epiphyse entstanden sind. Daher finden wir das Gelenkreiben bei allen denjenigen Prozessen, bei welchen ein Knorpelschwund vorliegt: zunächst bei den *degenerativen Arthrosen*. Da es bei diesem Prozeß nur selten zu einer Vermehrung der Gelenkflüssigkeit kommt, hat das Reiben meist einen *trockenen* Charakter, man hat auch das Gefühl, daß das Reiben an den Gelenk*flächen* entsteht. Ein besonders feines, *sandförmiges* Reiben wurde als charakteristisch für die *Gicht* beschrieben, es kommt aber auch bei *nicht*gichtischen, deformierenden Arthrosen vor. Manchmal spürt man das Reiben bereits bei geringen Gelenkexkursionen, manchmal nur bei extremen Stellungen. Es ist aber wohl zu unterscheiden von

b) knackenden Geräuschen, die meist lauter, aber kürzer sind, als das Reiben, welches an den *Gelenkflächen* entsteht. Das Knacken entsteht meist durch Berührung zweier Knochenteile *außerhalb* der Gelenkkapsel. Es kann ein Zeichen pathologischer Knochenstellung sein, z. B. die Berührung des Trochanter major und der Hüftpfanne bei Coxa vara, oft findet es sich aber auch unter völlig *normalen* Verhältnissen, insbesondere in der Schultergegend und im Kniegelenk, wo das Knacken durch Zusammentreffen mehrerer Knochen (Scapula, Akromion und Clavicula — bei den Kniegelenken der Patella) begünstigt wird. In diesen Fällen ist das Knacken meist beiderseits vorhanden und bedeutet nichts Pathologisches.

c) *Ein weiches feines Reiben* kann bei Wucherung der entzündeten Synovialmembran beobachtet werden; bei den Zuständen, die wir als „Lipoma arborescens“ bezeichnen, kommt es auch zur Verknorpelung einzelner Synovialzotten, die bei der Bewegung des Gelenkes zu Reibegeräuschen führen; da gleichzeitig ein Erguß besteht, wird das Reiben einen weichen, feuchten Charakter haben. Ähnlich ist auch das Reiben, das bei

d) entzündlichen Arthritiden mit *Gelenkerguß und Knorpelschädigung* entsteht; der Gelenkerguß verleiht den auf der arrodierten Gelenkfläche entstehenden Geräuschen einen *weichen, feuchten* Charakter.

e) Weiche, *trockene* Reibegeräusche entstehen bei der *Chondromatose* durch Kontakt der knorpeligen Gelenkkörper.

Nicht in allen Gelenken sind die Geräusche gleich gut wahrnehmbar; nur selten ist das z. B. bei dem Hüftgelenk der Fall, wo ein deutliches Reiben stets den Verdacht einer Knochenfraktur (Schenkelhalsbruch) erwecken muß. Gelenkreiben in den Ellbogen-, Hand- und Fingergelenken sind auch seltener, ihr Vorkommen spricht aber meist für einen pathologischen Gelenkprozeß.

Bei einiger Übung ist es in manchen Fällen möglich, aus dem Charakter der bei der Gelenkbewegung auftretenden Geräusche diagnostische

Schlüsse auf die der Erkrankung zugrunde liegenden pathologisch-anatomischen Veränderungen zu ziehen; im allgemeinen soll man sich aber hüten, aus dem Befund der Crepitation allein, also beim Fehlen anderer pathologischer Zeichen, die Diagnose einer Gelenkerkrankung zu stellen, besonders dann, wenn es sich mehr um *knackende* Geräusche in den Knie- und Schultergelenken handelt. Gelegentlich findet man auch starkes Reiben in völlig beschwerdefreien, normal funktionierenden Gelenken; ob in diesen Fällen eine beginnende Knorpeldegeneration vorliegt, oder ob es sich um akzidentelle, in ihrem Zustandekommen nicht weiter erklärliche Geräusche handelt, läßt sich nur schwer entscheiden. Durch die *Auskultation* der Gelenke mittels des Schlauchstethoskops (MALIWA) kann man alle Reibegeräusche lautstark wahrnehmen, allerdings können auch leicht Täuschungen durch Reiben der Membran an der Haut vorkommen. Mit einiger Übung ist aber die Gelenkauskultation eine durchaus brauchbare zusätzliche Untersuchungsmethode.

3. Bewegungsbeschränkung. Die wichtigste, *funktionelle* Untersuchungsmethode der Gelenke bezweckt die Feststellung der *Bewegungsfähigkeit.* Wir müssen aber stets vor Augen halten, daß die Ursache der Bewegungsbeschränkung *nicht* immer die Erkrankung des *Gelenkes* sein muß: sie kann auch Folge von Erkrankungen des Nervensystems, der Muskeln, der Sehnen und der Haut sein.

Bewegungsbehinderungen können bei *aktiver* Bewegung des Kranken selbst oder nur bei *passiver* Bewegung seitens des Untersuchers vorhanden sein; völlig *freie,* schmerzlose, *passive* Beweglichkeit bei *behinderter aktiver* Bewegung ist ein Zeichen von schlaffer Lähmung des peripheren motorischen Neurons bei spinaler Kinderlähmung, Verletzung peripherer Nerven oder dgl. Durch *partielle* Lähmungen können auf Grund des Fortfalls der gelähmten Antagonisten *Kontrakturen* entstehen, welche chirurgischer Behandlung bedürfen. Bei *spastischen* Lähmungen (z. B. spastische Spinalparalyse) sind auch die *passiven* Bewegungen erschwert, jedoch zeichnen sich die Bewegungen durch *Schmerzlosigkeit* aus.

Die Bewegungsstörungen bei *Neuralgien* und *Myalgien* sind *reflektorischer* Natur; die anfangs behinderten Bewegungen werden frei, wenn man das Gelenk in eine Lage bringt, welche den erkrankten Nerven oder Muskel entlastet. So ist bei der Ischias das Beugen der Hüftgelenke bei gestrecktem Kniegelenk behindert, bei gebeugtem Knie frei (LASÈGUEsches Phänomen).

Zu den Bewegungsbehinderungen, deren Ursache *nicht* in Erkrankungen der Gelenke liegt, gehören ferner die *Kontrakturen* infolge Muskelerkrankungen (Phlegmonen, ischämische Kontraktur durch Behinderung der Zirkulation) und von Sehnenerkrankungen (Tendovaginitis, DUPUYTRENsche Kontraktur). Allerdings entwickelt sich in späteren Stadien der Kontraktur stets eine Ankylose des ruhiggestellten Gelenkes, weshalb die etwaige chirurgische Behandlung *möglichst früh* einsetzen soll. Die *dermatogene* Kontraktur entsteht meist durch große Haut*narben,* aber auch viele Dermatosen führen durch Verlust der Elastizität der Haut zu mehr oder weniger starken Bewegungsbehinderungen, die nicht immer Folge einer komplizierenden Arthritis sein müssen (Psoriasis, Sklerodermie).

Es muß bei jedem Gelenk sowohl die aktive wie auch die passive Beweglichkeit geprüft werden; über die Auswertung der Prüfung wird bei den einzelnen Gelenken Näheres gesagt werden. Es ist nicht nur im Krankenhaus, sondern auch in der Praxis ratsam, zur Kontrolle des Behandlungserfolges die *Winkelmaße* der möglichen Gelenkbewegungen festzustellen. Es ist zweckmäßig, sich an ein einheitliches Schema zu halten; dabei wird die volle *Streckstellung* der Ellbogen- und Kniegelenke und die *Mittelstellung* im Hand- und Hüftgelenk mit 180^0, die Stellung der Schulter bei frei herabhängendem Oberarm mit 0^0 und die Mittelstellung des Fußes mit 90^0 bezeichnet.

Bewegungsbeschränkung bei Vorliegen von *Gelenkergüssen* ist immer, bei starkem Gelenkreiben aber *ohne* Schwellung meistens durch eine *Gelenkerkrankung* verursacht; falls diese Symptome fehlen (und das ist bei dem Hüftgelenk stets der Fall), so muß durch genaueste Untersuchung festgestellt werden, ob die Ursache der Hemmung im Gelenk oder außerhalb desselben liegt. In den meisten Fällen ist die Diagnose allein schon durch die klinische Untersuchung möglich; wenn das nicht der Fall ist, dann entscheidet das Röntgenbild.

Die Bewegungsbeschränkung bei Gelenkerkrankungen kann die folgenden Ursachen haben:

a) *Starker Erguß* ist allein schon ein Behinderungsfaktor; zur Entlastung wird das Gelenk mit Vorliebe in derjenigen Stellung gehalten, bei welcher sich die Kapsel am besten entfalten kann; das ist bei dem Knie-, Ellbogen- und Hüftgelenk die leicht gebeugte Haltung. In dieser Stellung erfolgt die Ankylose, falls keine künstliche Korrektur vorgenommen wird. Bei alten Ergüssen ist die Beschränkung der Beweglichkeit manchmal nicht so ausgesprochen, als nach der Größe des Ergusses zu erwarten wäre; das beweist, daß die für *akute* Ergüsse charakteristische Versteifung nicht allein auf *mechanischer* Behinderung beruht, sondern in erster Linie die Folge der *Entzündung* der Synovialis ist und reflektorisch durch Muskelspasmen bedingt wird. Tatsächlich kann man solche Gelenke in der Narkose oder bei Verwendung von Lokalanästhesie erheblich besser bewegen.

b) Bei länger dauernden Gelenkentzündungen kommt es zu Verdickungen und *narbigen Veränderungen* der Gelenkkapsel, wodurch sich abnorme Gelenkstellungen und Subluxationen herausbilden können, die wir bei den Finger- und Zehengelenken als ulnare bzw. laterale Deviation kennen. Vielleicht spielen bei dem Zustandekommen dieser Subluxationen auch Muskelspasmen, wahrscheinlich durch elektive Schädigung der Antagonisten, eine Rolle. — Noch schwerer wird die Behinderung bei der Arthritis, wenn durch den entzündlichen Prozeß der *Knorpel* angegriffen und zerstört wird; es kommt dann zur Bildung eines bindegewebigen Pannus über den Gelenkflächen, zur *fibrösen Ankylose*; bei längerer Dauer derselben zu Ossifikation und völligem Schwund des Gelenkspaltes, zur *knöchernen Ankylose*.

c) Bewegungsbehinderungen anderer Art beobachten wir bei den *deformierenden Arthropathien:* reflektorische Behinderungen durch entzündliche Reizung der Synovialis kommen zwar auch bei dieser Krankheit vor und bewirken zeitweise stärkere Schmerzen und vorübergehende

Hemmungen; die für diese Veränderung *typische* Behinderung wird aber durch die Veränderungen der knöchernen Epiphysen, durch die *Randwulstbildung* verursacht. Zu eigentlichen Ankylosen kommt es bei dieser Erkrankung daher niemals; die Bewegungsbeschränkungen sind für jedes Gelenk, entsprechend den pathologisch-anatomischen Veränderungen, meist sehr charakteristisch; so ist bei dem Befallensein der Hüftgelenke die Flexion unbehindert, die Rotation, Abduktion und Adduktion mehr oder weniger stark gesperrt. Da die Feststellung der anatomischen Veränderungen, welche die Bewegungsbeschränkung verursachen, aus Gründen der Prognosestellung und Therapie von großer Bedeutung ist, muß in allen zweifelhaften Fällen eine Röntgenaufnahme angefertigt werden.

C. Gang der Untersuchung.

Es ist zweckmäßig, bei der Untersuchung des Bewegungsapparates sich an ein Schema zu halten, welches je nach der erkrankten Körperregion abgeändert werden kann. Nach dem in der Einführung Gesagten ist es aber stets ratsam, auch bei lokalisierten Beschwerden den *ganzen* Bewegungsapparat zu untersuchen.

Wir beginnen mit der *Inspektion* des völlig entkleideten und, wenn es die Krankheit zuläßt, *stehenden* Patienten. Dabei fallen zunächst Haltungsanomalien und gröbere Skeletdeformitäten auf. Wir registrieren die Form der *Wirbelsäule* (Skoliose, Kyphose, Gibbus, abnorme Lendenlordose, Zeichen von Spina bifida) und des *Halses* (gedrungener, verkürzter Hals bei dem KLIPPEL-FEILschen Syndrom), sowie etwaige abnorme Kopfhaltungen und Schädelformen (Caput quadratum). Bei der Betrachtung der *Schultern* fallen etwaige Fehlstellungen der *Scapula* auf (Schaukelstellung bei der Trapeziuslähmung, Scapula alata bei der Serratuslähmung, angeborener Schulterblatthochstand). Bei der Betrachtung des *Beckens* sehen wir Hochstand der Trochanteren, Beckenschiefstand bei Beinverkürzung; bei Betrachtung der *Beine* registrieren wir Valgus- und Varusstellung der Knie, rachitische Verbiegung der Unterschenkel, Klump-, Knick-, Platt-, Spitz- und Hackenfüße, Hallux valgus. Weiter fallen uns *Krampfadern* und Narben nach Unterschenkelgeschwüren auf, ferner Tumoren und Fisteln.

Wirbelsäule. Es ist zweckmäßig, mit der Untersuchung der Wirbelsäule zu beginnen. Die Untersuchung soll bei seitlichem Lichteinfall, am besten bei Tageslicht erfolgen, um die Konturen der Rückenmuskeln gut beobachten zu können. Wir fordern den Kranken auf, sich so weit nach vorne zu *bücken,* als es ihm möglich ist, *ohne* dabei die Rückenmuskeln *anzuspannen.* Dabei sollen die Arme nach unten hängen und auch der Kopf geneigt werden; der Untersucher kann durch leichten Druck auf die Schultergegend den Beugungswinkel des Körpers meist noch etwas vergrößern. Normalerweise kann sich jeder bis über den rechten Winkel bei gestreckten Knien bücken; die Berührung des Fußbodens mit den Fingerspitzen setzt allerdings eine entsprechende Übung voraus. Ist das Bücken bis 90° nicht möglich, so liegt der Grund *niemals* in der Erkrankung der *Wirbelsäule:* selbst bei völliger Versteifung derselben ist das Bücken bis zu diesem Grad unbehindert. Die Ursache liegt vielmehr 1. in der Erkrankung des *Hüftgelenks,* wobei nur entzündlich-arthritische Prozesse, welche die Einschränkung der *Flexion* zur Folge haben, in Frage kommen; 2. es kann das Bücken durch eine Erkrankung des *Nervus ischiadicus* reflektorisch behindert sein; 3. es kann sich um eine Erkrankung der Rücken- und Lendenmuskeln handeln *(Hexenschuß).* Um den Faktor der Ischias auszuschalten, prüfe man die Beweglichkeit der Wirbelsäule am *sitzenden* Kranken (wobei man einen Stuhl ohne Rückenlehne benützt); bei dieser Stellung wird der Nerv entspannt und das Beugen erleichtert, meist weicht allerdings die Wirbelsäule dabei nach der Seite aus.

Unter normalen Verhältnissen geht beim Bücken die Lendenlordose in Kyphose über, die Wirbelsäule zeigt einen nach oben konvexen Bogen. Durch Anspannung des Musculus erector trunci kann diese physiologische Krümmung verhindert werden; das kann sowohl willkürlich geschehen wie auch reflektorisch bei der Ischias, bei Rückenmyalgien und als Schonhaltung bei frischen Spondylitiden. In diesen Fällen kann man den Muskel als brettharten Strang beiderseits neben der Wirbelsäule tasten. Wird der Muskel entspannt und bleibt der Ausgleich der Lendenlordose trotzdem aus, so handelt es sich um pathologische Veränderungen *innerhalb der Wirbelsäule selbst.*

Beim *Biegen* des Körpers nach *hinten* wird normalerweise die Lendenlordose stärker ausgeprägt, die Brustwirbelsäule wird gerader, bleibt jedoch meist noch leicht kyphotisch. Beim *Seitwärtsbiegen* des Körpers resultiert normalerweise eine gleichmäßig gebogene Linie. Bei vielen Erkrankungen der Wirbelsäule bleibt die Biegung teilweise oder ganz aus, die Wirbelsäule ist partiell oder total *versteift.* Dabei muß vor Augen gehalten werden, daß Aufhebung der seitlichen Bewegung auch durch ischiatische und myalgische Prozesse verursacht werden kann; bei der Ischias ist meist das Beugen nach der gesunden Seite behindert. Sowohl das Biegen nach hinten wie auch nach der Seite muß durch *aktive Mithilfe* des Untersuchers (Druck am oberen Teil der Brust bzw. unterhalb der Axilla), sowohl im Stehen wie im Sitzen, vorgenommen werden.

Sodann unterrichtet man sich über die Beweglichkeit der *Halswirbelsäule;* Neigen des Kopfes im Atlantooccipitalgelenk *allein* ist nach vorne bis 20^0, nach hinten bis 30^0 möglich; Wenden des Kopfes zwischen Atlas und Epistropheus nach beiden Richtungen bis 30^0; durch Mitbewegung der Halswirbelsäule kommen viel größere Ausschläge zustande; das Kinn erreicht meist beim Neigen des Kopfes die Brust. — Zuletzt prüft man den *Stauchungsschmerz* durch plötzlich ausgeführten Druck auf den Schädel oder auf die Schultern. Sodann prüft man im Stehen oder besser noch in Bauchlage die *Klopfempfindlichkeit* der Dornfortsätze mit dem Reflexhammer. Schließlich prüft man die Druckempfindlichkeit der Rückenmuskeln und etwaiger Nervendruckpunkte; darüber wird im Zusammenhang ausführlich die Rede sein.

Bei *Verbiegungen,* vor allem bei Skoliosen der Wirbelsäule ist es wichtig, festzustellen, ob es sich um ausgleichbare, reflektorische Haltungen oder um *fixierte* Stellungsanomalien handelt. Um die reflektorischen Haltungen auszugleichen, kann die Untersuchung im Sitzen und bei Bauchlage erforderlich sein. Es empfiehlt sich zu diesem Zwecke, die Dornfortsätze mit einem Fettstift zu verbinden; ebenso empfiehlt es sich, bei Schiefstand des *Beckens* die Darmbeinkämme und die Trochanteren zu markieren; man gewinnt auf diese Weise einen guten Überblick über die statischen Verhältnisse.

Das *Iliosacralgelenk* ist zwar mit einer Synovialmembran bekleidet, die Beweglichkeit ist aber (mit Ausnahme des Geburtsaktes) so gut wie ausgeschlossen; im späteren Alter pflegt das Gelenk oft zu ankylosieren. Von mancher Seite wird angenommen, daß unter Einwirkung der Körperlast eine geringe Drehung um eine frontale Achse in den Gelenken möglich ist; eine *aktive* Bewegung in den Iliosacralgelenken kommt nicht in Frage.

Obwohl eine Funktionsprüfung der Iliosacralgelenke durch direkte Bewegungen nicht möglich ist, wurden, besonders von englischen Autoren (MENNELL) eine Reihe von klinischen Zeichen angegeben, welche zur Erkennung der Erkrankung dieser Gelenke dienen. Am einfachsten ist wohl der Nachweis ausgesprochener Klopf- und Druckempfindlichkeit, die jedoch nur bei destruktiven Prozessen (Tuberkulose) so ausgeprägt zu sein pflegt, daß sie die Stellung der Diagnose gestattet.

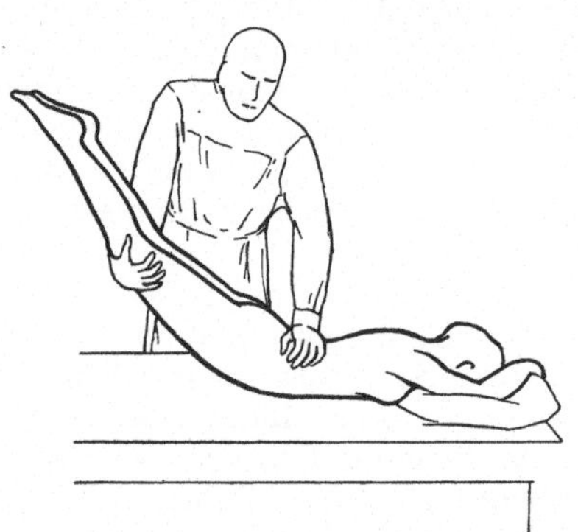

Abb. 1. Untersuchung der Lumbosacralgelenke nach MENNELL.

Die übrigen klinischen Zeichen müssen am *liegenden* Patienten untersucht werden. Wir versuchen, bei Rückenlage die beiden Darmbeinschaufeln durch starken Druck einander zu nähern bzw. voneinander zu entfernen; bei diesen Bewegungen sollen Schmerzen im erkrankten *Iliosacralgelenk* auftreten.

Sehr wichtig ist die Untersuchung bei *Bauchlage:* Mit der einen Hand wird das Becken am Tuber ossis ischii fixiert, mit der anderen Hand das im Knie gebeugte Bein gehoben; bei dieser Bewegung wird das Iliosacralgelenk nach vorne gedreht, die dabei auftretenden Schmerzen sind charakteristisch für Erkrankungen der *Iliosacralgelenke.* Falls die Hand, welche das Becken fixiert, höher auf die Wirbelsäule gelegt wird und das Bein weiter gehoben wird, so wird die Bewegung auf die Wirbelgelenke übertragen und es können an den etwa auftretenden Schmerzen Erkrankungen der *Wirbelgelenke,* zunächst des *Lumbosacralgelenks* erkannt werden. Im Prinzip wird dasselbe bezweckt, wenn bei Bauchlage *beide* (gestreckte) Beine *gleichzeitig* gehoben werden, während mit der anderen Hand zunächst das Becken, dann die einzelnen Abschnitte der Wirbelsäule fixiert werden (vgl. Abb. 1). Auf diese Weise ist eine ziemlich genaue Lokalisation der erkrankten Wirbelsäulengelenke möglich, vorausgesetzt, daß der Kranke zu genauen Angaben fähig und willig ist. Man kann auch umgekehrt vorgehen und zunächst die Brustregion (immer bei Bauchlage) heben, während die andere Hand die Wirbelsäule caudalwärts fixiert hält.

Auch die auf demselben Prinzip beruhende Untersuchung bei *Seitenlage* kann aufschlußreich sein; wir lassen das *dem Bett aufliegende Bein* im Hüft- und Kniegelenk maximal beugen und vom Patienten am Knie umklammern. Das obere, ebenfalls im Knie gebeugte Bein wird vom Untersucher (eine Hand oberhalb der Patella, die andere unter der Gesäßfalte) nach *rückwärts* gestreckt (Hyperextension im Hüftgelenk); starke Schmerzen sind ein Zeichen der Erkrankung des *Iliosacralgelenkes* (vgl. Abb. 2). Sind die Schmerzen nicht sehr stark, werden sie es aber, wenn der Patient das umklammerte Knie losläßt, so ist das ein Zeichen für die Erkrankung des *Lumbosacralgelenkes.*

Die *Lumbosacralgelenke* haben die Aufgabe, die Last des Körpers auf das Becken zu übertragen; da Wirbelsäule und Hüftgelenke eine statische Einheit bilden, die stets synergisch bewegt wird, so sind große

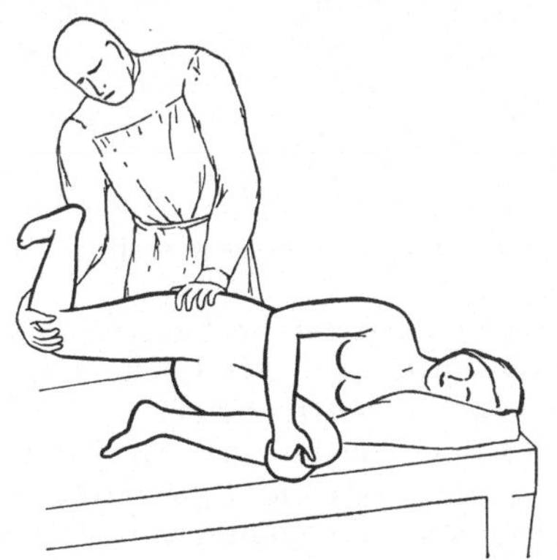

Abb. 2. Untersuchung des Iliosacralgelenkes nach MENNELL.

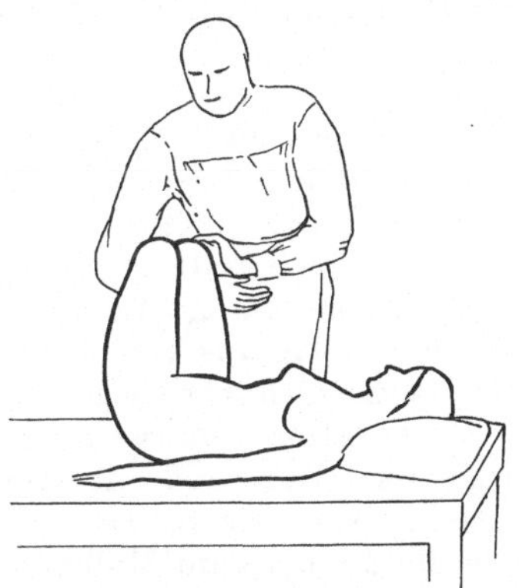

Abb. 3. Untersuchung der Lumbosacralgelenke nach MENNELL.

Ansprüche an das Lumbosacralgelenk gestellt. Bei pathologischen Prozesssen im Becken und in den Hüftgelenken kommt es, wie wir wissen, zu kompensatorischer Lordose der Lendenwirbelsäule, welche auf die Dauer die Lumbosacralgelenke, die am stärksten betroffen sind, nicht unbeeinflußt lassen kann. Deformierende Prozesse an diesen Gelenken sind daher nicht selten, und es ist nicht zu bezweifeln, daß solche auch Beschwerden verursachen können.

Funktionell wird man bei dem Lumbosacralgelenk, ebenso wie bei den Erkrankungen der Gelenke der übrigen Wirbel, ein Zurückbleiben der Beweglichkeit der befallenen Wirbelsäulenabschnitte beim Bücken und Seitwärtsbeugen nachweisen können; bei der *Ankylose* der Gelenke kommt es zur *völligen Versteifung* der Wirbelsäule (Spondylarthritis ankylopoetica). *Deformierende* Veränderungen der Wirbelgelenke führen *nie* zur *völligen* Versteifung; sie sind an den Symptomen zu erkennen, die wir bei der Untersuchung der Iliosacralgelenke bereits erwähnt haben. Als charakteristisch für die Erkrankung der *Lumbosacralgelenke* wird von MENNELL das folgende Zeichen angegeben: Bei Rückenlage werden Knie und Hüften gebeugt, der Untersucher unterfaßt die Knie und dreht den Unterleib nach der Seite, dabei werden die

Lumbosacralgelenke auf der einen Seite „geöffnet“, auf der anderen Seite komprimiert (vgl. Abb. 3). Etwaige Schmerzen bei dieser Bewegung sind daher ein Zeichen der Erkrankung der Lumbosacralgelenke.

Veränderungen der *Bandscheiben* (SCHMORLsche Knötchen, Degeneration) und die *Spondylosis deformans* sind ebenfalls an der Herabsetzung der Beweglichkeit der befallenen Wirbelsäulenabschnitte zu erkennen; umschriebene Klopfempfindlichkeit und Stauchungsschmerz sind meist Zeichen destruktiver *Spondylitis*. Bei fixierter, vermehrter Lendenlordose denke man an *Spondylolisthesis*.

Bei *Nackenbeschwerden* ist es zweckmäßig, die Bewegungen der Halswirbelsäule auch bei *Rückenlage* des Kranken zu untersuchen; der Kopf soll dabei frei schweben, die Schultern liegen am Rand des Bettes; man umgreift den Kopf am Nacken und am Kinn und bewegt den Hals nach oben, nach vorne und nach hinten; dann umfaßt man den Kopf von beiden Seiten und bewegt den Hals lateralwärts; zuletzt wendet man den Kopf nach der Seite. Die Bewegungen in dieser Stellung sind viel ausgiebiger, als beim Stehen oder Sitzen, leichte Grade der Behinderungen können besser erkannt werden.

Bei der Untersuchung der *Beine* bringen wir den Kranken in Rückenlage; es wurde bereits erwähnt, daß stark federnde Betten sich wenig für die Untersuchung eignen.

Nachdem wir uns von der symmetrischen Lage des Beckens und der Beine überzeugt haben (was am besten vom Fußende des Untersuchungstisches aus erfolgt), messen wir die *Beinlänge* bei gestrecktem Knie- und Hüftgelenk. Man mißt 1. vom Trochanter major bis zum Capitulum fibulae, 2. von der Spina iliaca ant. sup. bis zum Capitulum fibulae, 3. von der Fibula zum Malleolus lateralis, 4. vom Trochanter zum Malleolus. Einseitige Verkürzungen lassen sich auf diese Weise leicht feststellen und lokalisieren; falls z. B. bei einer rechtsseitigen Beinverkürzung das erste Maß gleich ist, das zweite Maß eine Differenz ergibt, so muß die Ursache der Verkürzung im Schenkelhals- oder -kopf oder in der Verlagerung der Hüftgelenkpfanne liegen. Die Lage des Gelenkes wird im Stehen durch Feststellung der ROSER-NÉLATONschen Linie erkannt; der Kranke soll leicht gebückt stehen, bei dieser Haltung muß unter normalen Verhältnissen der Trochanter in der Verbindungslinie zwischen Spina iliaca ant. sup. und Tuber ischii liegen. Aber nur größere Abweichungen sind diagnostisch verwertbar; besser ist die von LANGE vorgeschlagene Messung des Trochanterabstandes von der Darmbeinhorizontalen.

Außerordentlich schwierig ist die vergleichende Messung des *Umfanges* der *Oberschenkel*; da grobe Umfangsdifferenzen auch ohne Messung sichtbar sind, kleinere Unterschiede aber in der Fehlerbreite der Meßmethode liegen, sollte man in der Praxis auf diese Messung lieber ganz verzichten. Verhältnismäßig exakt ist dagegen die Messung des *Wadenumfanges* an der breitesten Stelle; nur können Varicen und Phlebitiden das Ergebnis beeinflussen, auch soll man nicht von Muskelatrophie sprechen, wenn die Differenz weniger als 1,5—2,0 cm beträgt.

Nachdem wir uns über die Beinmaße, über das Vorhandensein von Varicen, Ulcusnarben u. dgl. orientiert haben, schreiten wir zur Untersuchung der einzelnen Gelenke.

Fußgelenke. Funktionell können wir die Fußgelenke in folgende Komponenten zerlegen:

a) Das *obere Sprunggelenk,* Articulatio talocruralis. Die *Gelenkkapsel* ist selbständig, die *Knöchel* liegen *außerhalb* des Gelenkes. Die Bewegung ist am größten bei *Beugung des Knies;* bei starker Dorsalflexion des Fußes wird jede Bewegung im oberen Sprunggelenk ausgeschaltet. Der Gesamtumfang der Bewegung im Talocruralgelenk (Dorsal + Plantarflexion) beträgt etwa 70°.

b) Das *untere Sprunggelenk* (Articulatio talocalcanea und talocalcaneo-navicularis) hat zwei getrennte Gelenkkapseln. Die Bewegungen erfolgen hauptsächlich im Sinne der Pro- und Supination, stets kombiniert mit Ab- und Adduktion.

Die übrigen Gelenke des Fußes (von denen nur die Articulatio calcaneocuboidea eine abgeschlossene Kapsel besitzt) sind für sich nur wenig beweglich, wenn auch die Summation der Einzelbewegungen (die nicht ohne Beteiligung der Sprunggelenke erfolgen können), bereits erhebliche Ausschläge gibt. *Funktionell* sind alle Fußgelenke etwas *Einheitliches.* Die Summe der Dorsal- und Plantarflexion des *ganzen* Fußes beträgt 70—100°, die der Pro- und Supination 20—40°, die der Ab- und Adduktion 60—90°. Die Dorsal- und Plantarflexion wird daher hauptsächlich im *oberen* Sprunggelenk besorgt.

Die Last des Körpers ruht normalerweise am Tuber calcanei und auf den 1. und 5. Mittelfußköpfchen; die Abdrücke normaler Füße ergeben medial eine nischenartige Aushöhlung entsprechend dem *Fußgewölbe,* dessen Scheitel von dem Os naviculare gebildet wird (Längsbogen des Fußes); außerdem wird von den Mittelfußköpfchen ein *Querbogen* gebildet. Das Fußgewölbe wird in erster Reihe von den Muskelsehnen (besonders des Musculus flexor hallucis longus) gehalten, die Bänder dienen als passiver Apparat nur zur Unterstützung.

Wir untersuchen zunächst die Form des Fußes: Verschwinden des Längs- und Quergewölbes ist ein Zeichen des *Plattfußes,* Valgusstellung des Calcaneus ein Zeichen des *Knickfußes.* Den Knickfuß erkennt man am besten im Stehen am Abweichen der sagittalen Fußachse von der sagittalen Achse des Unterschenkels. Sohlenabdrücke auf berußtem Papier (nachherige Fixierung mit Schellacklösung) wird man in der Praxis nur selten anwenden. Besser ist es, den Kranken auf dem Stuhl stehend zu untersuchen, insbesondere das Verhalten des Fußgewölbes im Stehen abzutasten. Man untersucht bei Vorliegen eines Plattknickfußes die *Beweglichkeit* des Fußes; ist die Supination (Innendrehung) behindert bei freier Flexion, so ist das ein Zeichen des *kontrakten* Plattfußes; wenn dabei Ödem des Fußrückens und der Knöchelgegend besteht, sprechen wir vom *entzündeten* Plattfuß; der Endausgang ist oft der *knöchernfixierte* Plattfuß; in diesem letzten Stadium beobachten wir im Röntgenbild meist starke Deformierungen an den Fußwurzelknochen.

Von anderen Deformitäten achten wir auf die ohne weiteres erkennbare Klump- und Spitzfußbildung, auf den Hackenfuß und Hohlfuß und auf das Vorhandensein eines Hallux valgus.

Anschließend folgt die *Betastung* des Fußes; Druckempfindlichkeit des Metatarsusköpfchens der 2. Zehe oder des Os naviculare auf der

Innenseite des Fußes erweckt den Verdacht auf das Vorliegen einer KÖHLERschen Krankheit, Druckempfindlichkeit des Metatarsusköpfchens der großen Zehe bei Beschränkung der Dorsalflexion in diesem Gelenk ist verdächtig auf eine *Arthrose* des Gelenkes. Bei Schmerzen in der Mitte der Ferse muß an Calcaneussporn gedacht werden.

Bei *Gelenkentzündungen* des Fußes findet man den proximalen Teil des Fußrückens und die Knöchelgegend meist geschwollen und die Haut gerötet; eine Abgrenzung der Ergüsse ist meist nicht möglich, zumal es gar nicht die Ergüsse selbst sind, die dem Betasten zugänglich sind, sondern das entzündliche Ödem der periartikulären Gewebe. Nur wenn ein Ödem nicht besteht, wird man isolierte Ergüsse der einzelnen Gelenkabschnitte unterscheiden können. Die Bewegungen sind bei akuten Entzündungen meist nach *allen* Richtungen mehr oder weniger eingeschränkt, es kann auch zur völligen Ankylose kommen. Bei isolierten Erkrankungen der einzelnen Gelenkabschnitte, die allerdings nur selten vorkommen, kann aus der Art der Bewegungsbeschränkung auf die Lokalisierung der Erkrankung gschlossen werden: vornehmliche Behinderung der *Flexion* ist ein Zeichen der Erkrankung im *oberen,* hauptsächliche Behinderung der Pro- und Supination, sowie der Ab- und Adduktion, im *unteren* Sprunggelenk; Behinderung der Supination allein kommt bei dem kontrakten Plattfuß vor. Bei der Untersuchung der Fußbewegungen muß das Bein an den Knöcheln und am Knie festgehalten werden, um Mitbewegungen der Knie- und Hüftgelenke auszuschalten. Die Behinderung durch *Arthrosen* ist nicht hochgradig, sie führt nie zur völligen Ankylose. Die Diagnose *beginnender* Gelenk- oder Knochen*tuberkulose* ist ohne Röntgenbild meist sehr schwierig; im *fortgeschrittenen* Stadium (Fungusbildung, Fisteleiterung) dagegen oft schon auf Anhieb zu stellen.

Gröbere Abweichungen der *Zehenstellungen* (Hallux valgus, Hammerzehe) wird man ohne weiteres erkennen, ebenso größere Gelenkschwellungen, laterale Deviationen und Subluxationen der Zehen bei der chronischen Polyarthritis. Dagegen sind geringere Verdickungen und Stellungsanomalien infolge chronisch-entzündlicher Prozesse von den durch das Schuhwerk verursachten Verkrüppelungen und Kontrakturen oft nur schwer zu unterscheiden. Bei Schwellung und Rötung des Metatarsophalangealgelenkes der großen Zehe denke man an Gicht, bei Behinderung der Dorsalflexion allein (*ohne* Schwellung) an Arthrose des Gelenkes.

Von Entzündungen der Sehnenscheiden und Schleimbeutel ist am Fuß nur die *Achillotendinitis* und *Achillobursitis* von Bedeutung; erstere erkennt man an einer spindelförmigen, druckempfindlichen Verdickung der Achillessehne, letztere an einer Schwellung in der Nähe des Ansatzes derselben.

Kniegelenke. a) Wir prüfen die aktive und passive Beweglichkeit der Kniegelenke, wobei die eine Hand auf der Patella ruht, um etwaiges Reiben wahrzunehmen. Während die Streckung normalerweise nicht über 180° hinausgeht, wird die Beugung nur durch die Weichteile behindert, so daß, je nach deren Elastizität und Dicke, der Grad der Flexion etwas variieren kann.

b) Deformitäten der Kniegelenke werden schon im Stehen erkannt (Genua vara oder valga), ebenso Deformitäten der Unterschenkelknochen (Crura vara, Säbelbeine); dasselbe gilt für die *Varicen,* während Phlebitiden und Unterschenkelgeschwüre im Liegen zu untersuchen sind.

c) Bei *Meniscusrissen,* die meist die mediale Bandscheibe betreffen, kann man die luxierte oder gerissene Bandscheibe bei Beugestellung des Knies oft palpieren. Ebenso können auch freie *Gelenkkörper* durch Tasten nachgewiesen werden, besonders, wenn sie sich im oberen Recessus befinden.

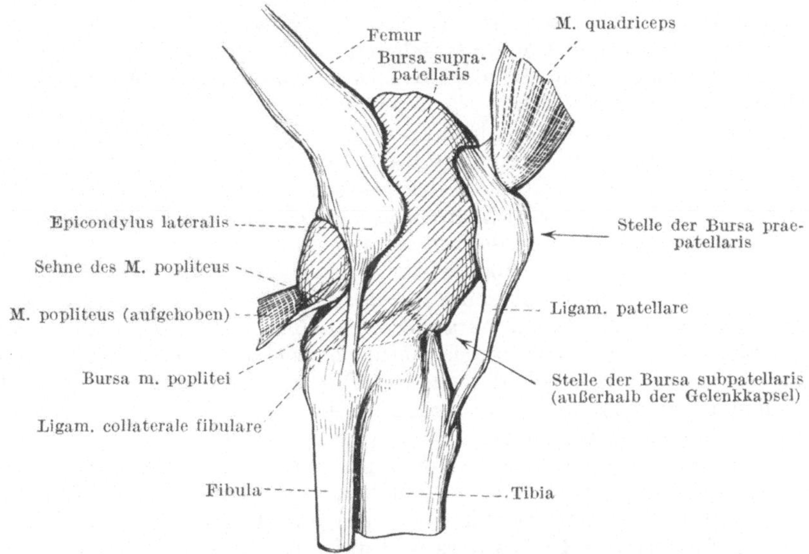

Abb. 4. Kniegelenk mit Wachs injiziert, Trockenpräparat.
(Nach BRAUS: Anatomie des Menschen, Bd. 1, 2. Aufl. Berlin: Julius Springer 1929.)

d) Wir suchen ferner nach *Exsudaten,* wobei wir uns hüten müssen, den bei Kniebeugung unterhalb und seitlich der Patella sich vorwölbenden weichen, intraartikulären *Fettkörper* für einen Erguß zu halten. Um die Form der Ergüsse zu verstehen, müssen wir die Lage der wichtigeren periartikulären *Schleimbeutel* kennen: mit dem Gelenkraum *kommunizieren* nur die Bursa suprapatellaris und Bursa M. poplitei (vgl. Abb. 4). Die erste reicht bei gestrecktem Bein etwa 4 cm über den Patellarrand hinauf, die zweite liegt in der Kniekehle verborgen. Diese beiden Schleimbeutel nehmen für gewöhnlich an der Exsudation bei der Arthritis teil. *Außerhalb* des Gelenkraumes liegt die Bursa infrapatellaris, *unterhalb* der Kniescheibe, und die Bursa praepatellaris, direkt *vor* der Kniescheibe gelegen.

e) Bei stärkeren Ergüssen wird die Patella vom Kontakt mit dem Femur abgedrängt, bei Druck „tanzt“ sie unter dem Finger des Untersuchers. Bei *tuberkulöser* Kniegelenkentzündung zeigt die Form des Ergusses die charakteristische Spindelform.

Die mit dem Kniegelenk kommunizierenden Schleimbeutel nehmen, wie erwähnt, bei entzündlichen Erkrankungen meistens an der Exsudation teil; die selbständigen Schleimbeutel erkranken meist unabhängig vom Gelenk.

Hüftgelenk. Vor der eigentlichen Untersuchung des Hüftgelenkes müssen wir uns bereits am *stehenden* Patienten von der Stellung der Trochanteren, der Haltung der Wirbelsäule und des Beckens überzeugen; das geschieht am besten, wie bereits ausgeführt, durch Markierung der Darmbeinkämme, der Trochanteren und Nachzeichnung der Dornfortsatzlinie. Daran soll sich die *Messung* anschließen (Trochanterabstand von der Darmbeinhorizontalen, Roser-Nélatonsche Linie). Hochstand des Trochanters findet sich am stärksten bei der kongenitalen Luxation, weniger stark ausgeprägt bei der Coxa vara und bei der nicht eingekeilten Schenkelhalsfraktur.

Bei Coxitiden nimmt das kranke Bein eine leicht gebeugte und abduzierte (in Spätstadien adduzierte) Stellung ein; diese wird verdeckt durch Kompensationshaltungen des Beckens und der Wirbelsäule. Das *Beugen* im Hüftgelenk wird kompensiert durch verstärkte Lendenlordose und frontale Drehung des Beckens, die Abduktion durch sagittale Drehung des Beckens und Skoliose der Wirbelsäule. Bei dieser Haltung erfolgt das Stehen und Gehen am leichtesten, ohne die Schonstellung des erkrankten Hüftgelenkes zu verändern. Auch im *Liegen* kann diese Haltung beibehalten werden; um sie auszuschalten, lasse man den *gesunden* Oberschenkel im Hüftgelenk beugen. Durch diese Bewegung wird die Lendenlordose aufgehoben, das kranke Bein hebt sich von der Unterlage und die Beugestellung in der Hüfte wird manifest.

Crepitation ist im Hüftgelenk nur selten wahrzunehmen, ebenso entgeht ein Gelenkerguß für gewöhnlich der Beobachtung. Wir sind bei der klinischen Untersuchung auf die durch Messung feststellbaren Lageverhältnisse des Trochanters und auf die *Prüfung der Beweglichkeit* angewiesen. Normalerweise läßt sich das Hüftgelenk um etwa 30° aus der Mittelstellung *über*strecken (Prüfung am besten bei Bauchlage auf harter Grundlage) und bis etwa 45° beugen; die maximale Beugung läßt sich nur bei *gebeugtem Knie* erzielen. Die Untersuchung erfolgt stets beim liegenden Patienten; auch die Prüfung der *Abduktion, Adduktion* und *Rotation* wird bei gebeugtem Kniegelenk vorgenommen; die maximale Abduktion erfolgt normalerweise bis zu einem Winkel von 40°, die Adduktion bis 30°. Die maximale Rotation beträgt etwa 150—180°.

Bei den *Arthritiden* im Hüftgelenk sind *alle* Bewegungen meist sehr stark eingeengt; bei der degenerativen *Arthrose* dagegen nur die Abduktion, Adduktion und Rotation bei meist *freier Beugung.* Sehr charakteristisch ist bei dieser Affektion die Schwierigkeit bzw. Unmöglichkeit, die Beine übereinanderzuschlagen. Bei der *Coxa vara* ist meist nur die *Abduktion* und *Innenrotation* beschränkt.

Bei der *kongenitalen Luxation* ist die Beweglichkeit anfangs nicht eingeschränkt, in späterem Verlauf können schwere Beuge- und Adduktionskontrakturen entstehen. Sehr charakteristisch bei dieser Veränderung sind der kompensatorische Beckenschiefstand und die hochgradige Lendenlordose.

Bei allen Affektionen der Hüftgelenke kann das TRENDELENBURGsche Phänomen positiv ausfallen; dieses Symptom beruht auf der Insuffizienz der Glutaealmuskeln der kranken Seite und besteht darin, daß während beim Stand auf dem *gesunden* Bein die Gesäßfalte des *Standbeines tiefer* liegt als auf der Seite des gehobenen kranken Beines, beim Stand auf dem *kranken* Bein die Gesäßfalte des *gehobenen,* gesunden Beines tiefer zu liegen kommt.

Bei entzündlichen Prozessen kann durch Stoß auf die Fußsohle bei gestrecktem Bein ein *Stauchungsschmerz* im Hüftgelenk ausgelöst werden; auch das Beklopfen des Trochanters ist schmerzhaft. Bei den *Arthrosen* sind diese Schmerzphänomene meist nicht ausgesprochen. Bei Beteiligung der Bursa iliaca (unter dem M. iliopsoas) an Entzündungen der Hüftgelenke findet sich manchmal Schwellung und Druckschmerz an der Vorderseite des horizontalen Schambeinastes, unterhalb des Leistenbandes.

Knochen, Muskel und periphere Nerven. An die Untersuchung der Beingelenke schließt sich die Untersuchung des *knöchernen Skelets* an; wir suchen nach Verdickungen der Knochen, die entweder entzündlicher Art sein können (Osteomyelitis, Tuberkulose, Syphilis) oder ein Zeichen der Ostitis fibrosa, Ostitis deformans oder Folge von Knochenneubildungen sind. In der Pubertätszeit muß auch an Rachitis tarda gedacht werden; im Puerperium an Osteomalacie. In allen Fällen von Knochenveränderungen muß die *Röntgenuntersuchung* angeschlossen werden.

Weiter richten wir unser Augenmerk auf die *Muskulatur*; diese kann atrophisch sein, sich schlaff anfühlen (Lähmungen, Ischias, entzündliche Gelenkerkrankungen). Die Atrophie suchen wir durch Messung abzuschätzen, doch haben wir bereits darauf hingewiesen, daß nur die Messung der Wadendicke hinreichend exakte Ergebnisse gibt. Wir prüfen die motorische Kraft der Muskelgruppen nach den Regeln der Neurologie, daran schließt sich unter Umständen die Prüfung der elektrischen Erregbarkeit an, die jedoch in der Praxis meist entbehrlich ist. Bei Muskelerkrankungen ist die faradische Reizung besonders schmerzhaft, was diagnostisch gelegentlich von Bedeutung sein kann.

Dann folgt die Prüfung der *Druckempfindlichkeit* der Muskulatur. Falls ein Muskel druckempfindlich ist, so suchen wir festzustellen, ob der Druckschmerz mit der *anatomischen Grenze* des Muskels begrenzt wird. In manchen Fällen gelingt es, oberflächlich gelegene Muskeln von zwei Seiten zu umfassen; man quetscht den Muskel dann ganz leicht und beobachtet, ob dabei Schmerzen auftreten. Bei tiefer gelegenen Muskeln ist eine strenge Lokalisation nicht möglich, man kann aber aus der Lage der Druckpunkte auf die Lokalisation der Schmerzen schließen. Manchmal findet sich Druckschmerz nur an einzelnen Stellen des Muskels, bevorzugt ist der Übergang ins Sehnengewebe und der Sehnenansatz; besonders bei entzündlichen Erkrankungen finden sich solche druckempfindliche Stellen als Ausdruck der Mitbeteiligung der bindegewebigen Elemente des Muskels an der Erkrankung (Sehnenknötchen bei dem Rheumatismus specificus). Aber auch bei nichtentzündlichen Erkrankungen der Gelenke und Wirbelsäule finden sich schmerzhafte Muskelstellen als Ermüdungssymptome infolge Fehlhaltungen oder reflektorischer

Schutzkontrakturen; charakteristische Druckpunkte finden sich z. B. in den Hüftbeugern bei Coxitiden, in den Wadenmuskeln beim Plattfuß.

Man untersucht durch vorsichtige „Tastmassage“ die Konsistenz des druckempfindlichen Muskels und kann, bei dem niemals zu unterlassenden Vergleich mit dem korrespondierenden Muskel der anderen Seite, manchmal Konsistenzveränderungen („Myogelosen“) oder Kontrakturen („Hartspann“) feststellen; allerdings muß bei diesen Feststellungen mit großer Kritik vorgegangen werden, um jede Autosuggestion zu vermeiden. Die Untersuchung muß am *völlig erschlafften* Muskel vorgenommen werden, es empfiehlt sich die vorherige Benetzung der Haut mit Paraffinum liquidum oder Seifenwasser. Die in der Nähe der Muskelansätze manchmal tastbaren Knötchen (Insertionsknötchen) finden sich auch bei Gesunden und haben keine diagnostische Bedeutung.

Schließlich folgt die Untersuchung der *peripheren Nerven*; wir achten auf Lähmungen, insbesondere des Nervus peronaeus, prüfen die Sehnen- und Hautreflexe, Babinski und Oppenheim, die Oberflächen- und Tiefensensibilität und vasomotorische Störungen (Kälte der Haut bei der Ischias). Sodann folgt die Untersuchung des *Druck-* und *Dehnungsschmerzes* der peripheren Nerven. Am wichtigsten ist die Untersuchung des Nervus *ischiadicus*; wir prüfen das LASÈGUEsche Phänomen durch Erheben des im Knie gestreckten Beines und registrieren den Grad, bei welchem Schmerz auftritt; wir achten auf die Art der Schmerzen, ob er peripherwärts ausstrahlt oder nur im Gesäß empfunden wird; im letzteren Fall können auch Myalgien der Hüftmuskeln den Schmerz verursachen, eventuell auch Erkrankung des Iliosacralgelenkes. Um eine Unterscheidung zu treffen, erheben wir das Bein bis zu einem Grade, wo noch *keine* erheblichen Schmerzen bestehen und führen dann eine *Dorsalflexion des Fußes* aus; dabei wird der Nervus tibialis und der Nervus ischiadicus gedehnt, bei der *Ischias* tritt daher ein starker Schmerz auf, während bei den Myalgien usw. kein Schmerz empfunden wird (GOWERS, BRAGARD).

Bei Neuralgien des *Nervus cruralis* tritt ein Dehnungsschmerz an der *Vorderseite* des Oberschenkels auf, wenn man bei Bauchlage das Kniegelenk beugt.

Schwierig ist die Unterscheidung der *Druckempfindlichkeit* des *Nerven* von dem *Muskel*druckschmerz. Die sog. VALLEIXschen Punkte können, mit Ausnahme des Peronaeuspunktes am Capitulum fibulae, alle mit Muskeldruckpunkten verwechselt werden.

Als Abschluß der Untersuchung der Beine läßt man den Kranken *gehen* und beobachtet dabei Wirbelsäule, Becken und Beingelenke. Man achte besonders auf den watschelnden, entenförmigen Gang bei der kongenitalen Hüftgelenksluxation, auf den ataktischen Gang des Tabikers, auf den spastischen Gang bei multipler Sklerose, auf den Steppergang bei Peronaeuslähmung. Beim *Hinken* achte man auf das Gelenk, das besonders geschont wird, auf die Haltung der Wirbelsäule dabei. Sehr instruktiv ist es auch, den Kranken bei dem An- und Ausziehen und beim Aufrichten aus der Rückenlage zu beobachten; der geübte Beobachter vermag Hüftgelenkerkrankung, Ischias, Erkrankung der Wirbelsäule oder der Rückenmuskeln aus der Art, wie diese Bewegungen ausfallen, voneinander zu unterscheiden.

Schultergürtel. An den Bewegungen der Schulter beteiligen sich drei Gelenke: die Articulatio sternoclavicularis, die Articulatio acromioclavicularis und das eigentliche Schultergelenk, die Articulatio humeroscapularis. Obwohl *isolierte* Bewegungen in diesen Gelenken nur selten vorkommen, müssen wir etwas näher auf Bau und Funktion dieser Gelenke eingehen.

Im eigentlichen *Schultergelenk* allein kann das Erheben des Armes *(Anteversion)* bis zur *Horizontalen* erfolgen; dabei sieht die Hand des gestreckten Armes *schräg* nach vorn-*außen.* Bei *reiner* Anteversion und bei der *Abduktion* kann der Arm im *Schultergelenk selbst* nicht einmal bis zur Horizontalen erhoben werden; das Heben des Armes über die *Horizontale hinaus* (Elevation) kann niemals im Schultergelenk erfolgen. Auch die Bewegung nach hinten, die *Retroversion,* erfolgt *nicht* im Schultergelenk. Eine *Rotation* ist im Schultergelenk selbst um etwa 90^0 möglich; dabei muß der Ellbogen gebeugt werden, um Täuschung durch Pro- oder Supination auszuschalten.

Die *Elevation* erfolgt stets in beiden Schlüsselbeingelenken; sie erfolgt niemals bis zur Vertikalen, sondern nur bis etwa 70^0 über die Horizontalebene. Die *Hauptleistung* erfolgt im *Akromioclaviculargelenk,* wenn die Elevation aus der reinen *Anteversion* und im *Sternoclaviculargelenk,* wenn die Elevation aus der reinen *Abduktion* vorgenommen wird.

Die *Retroversion* erfolgt hauptsächlich im *Akromioclaviculargelenk* und ist bis zu einem Winkel von 30—45^0 möglich. Das Achselzucken erfolgt hauptsächlich im *Sternoclaviculargelenk.*

Bei der Elevation und Abduktion der Arme erkennt man die Beteiligung des Schultergürtels an der nach vorne und oben gerichteten Bewegung des *Schulterblattes*; am stärksten sind die Ausschläge am Angulus scapulae. Falls das Humeroscapulargelenk *versteift* ist, werden auch bei der Anteversion, die sonst nur im Schultergelenk erfolgt, die Schlüsselbeingelenke beansprucht, es geht dann auch bei geringeren Armbewegungen „das Schulterblatt mit". Alle Armbewegungen erfolgen dabei nur in sehr beschränktem Umfange, besonders ist die *Rotation* stark *eingeschränkt.* Dagegen ist das Achselzucken noch unbehindert. Sind auch die Schlüsselbeingelenke ankylosiert, was bei der Infektarthritis nicht selten vorkommt, so bleibt der Arm völlig versteift.

Bei Erkrankungen der *Schlüsselbeingelenke allein* ist zunächst die *Elevation,* dann die *Retroversion* und die Adduktion des Armes vor den Rumpf eingeschränkt; den Umfang der Beschränkung in den zwei Gelenken können wir aus den vorausgehenden Bemerkungen über ihre Funktion ermessen; wir müssen uns aber vor Augen halten, daß bei Erkrankungen des *einen* Gelenkes auch Bewegungen in den anderen Gelenken reflektorisch gehemmt werden, was die Stellung der genauen Diagnose erschwert.

Die Schlüsselbeingelenke sind der *Palpation* leicht zugänglich; das *Schultergelenk* kann nur von der Achselhöhle aus getastet werden, wenn man mit der Fingerkuppe längs dem Rande der Scapula vordringt.

Die *Gelenkkapsel* läßt das Tuberculum majus und minus des Humerus frei; der Gelenkraum setzt sich distalwärts in der *Vagina mucosa intertubercularis* fort, die medial vom Tuberculum majus über den Deltamuskel hindurch tastbar ist; sie ist an ihrem distalen Ende mit der Bicepssehne verwachsen. Zwei weitere Schleimbeutel, die *Bursa subscapularis* und die *Bursa subcoracoidea,* kommunizieren ebenfalls mit der Gelenkkapsel des Schultergelenkes (vgl. Abb. 5). Große *Ergüsse* im Schultergelenk können durch Vorwölbung des Musculus deltoideus erkannt werden; bei länger dauernder Arthritis kommt es zu schweren Muskelatrophien. Die *Schonhaltung* des Schultergelenkes bei Gelenkergüssen ist nach LANGE oft durch die Stellung der Scapula zu erkennen;

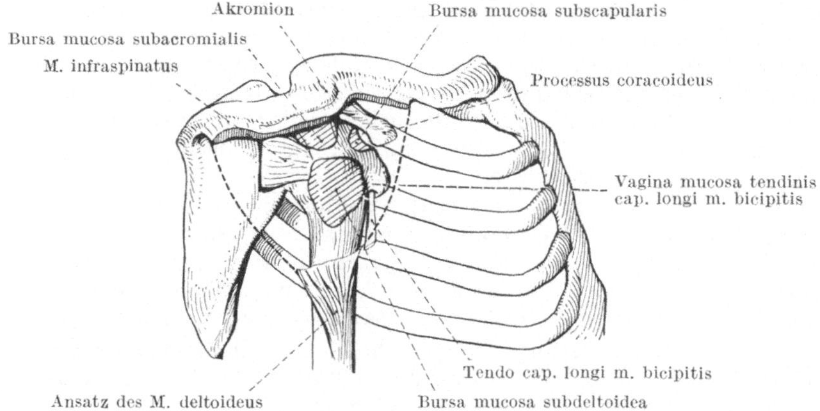

Abb. 5. Schultergelenk von außen mit Bursa subdeltoidea, subacromialis und subscapularis. (Nach CORNING: Lehrbuch der topographischen Anatomie, 16. und 17. Aufl. München: J. F. Bergmann 1930.)

der Angulus scapulae ist der Wirbelsäule genähert und gleichzeitig von dem Brustkorb abgehebelt.

Eine große klinische Bedeutung besitzen die Schleimbeutel, welche außerhalb des Schultergelenkes liegen und mit dem Gelenkraum *nicht* in Verbindung stehen. Sie befinden sich zwischen dem Schultergelenk und dem Musculus deltoideus; man unterscheidet die *Bursa subdeltoidea,* die auf dem Tuberculum majus des Humerus liegt und die *Bursa subacromialis,* unterhalb des Akromions. Erkrankungen dieser Schleimbeutel, die sog. Periarthritis humeroscapularis, sind sehr häufig und von der Arthritis des Schultergelenkes *völlig unabhängig.* Man erkennt sie durch die umschriebene Druckempfindlichkeit (vgl. Abb. 6) und durch die Bewegungsstörung, die hauptsächlich darin besteht, daß die *Abduktion* des Armes schmerzhaft ist. Im akuten Stadium können freilich alle Armbewegungen reflektorisch behindert sein; der Endausgang ist oft Versteifung in Adduktionsstellung des Armes.

Ellbogengelenke. Die Beugung und Streckung des Ellbogens erfolgt im Gelenk zwischen Humerus, Ulna und Radius, die Pro- und Supination im Gelenk zwischen Ulna und Radius; alle drei Gelenke haben eine *gemeinsame Kapsel*; die *Epikondylen* des Humerus liegen extrakapsulär. Der

Palpation ist das Gelenk zu beiden Seiten des *Olecranon* am besten zugänglich. Bei *Ergüssen* stellt sich der Ellbogen in halbe Beugestellung und leichte Pronation; die Ergüsse selbst sind zu beiden Seiten des Olecranon zu tasten. Die Pro- und Supination hat einen normalen Spielraum von 120—140°; sie wird, um Täuschungen durch Rotation im Schultergelenk zu vermeiden, bei *gebeugtem Ellbogen* geprüft. Bei *entzündlichenErkrankungen* des Ellbogens sind alle Bewegungen, also Flexion *und* Pronation, behindert; Behinderung der Pronation und Supination allein bei freier Flexion erweckt den Verdacht auf die (seltene) Erkrankung des

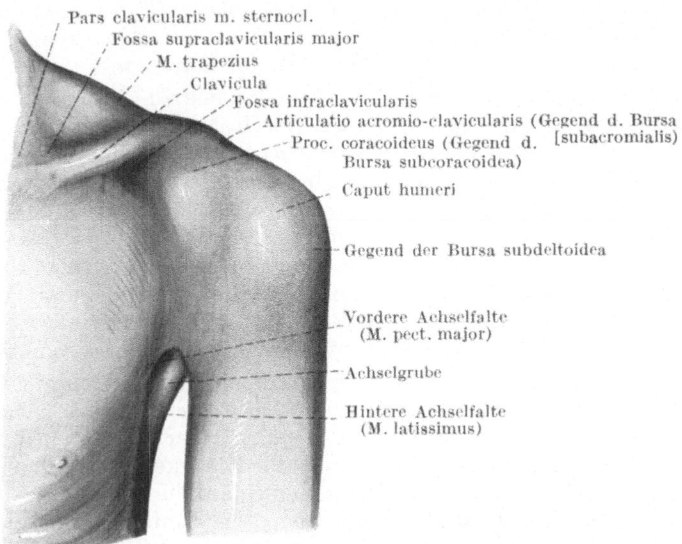

Abb. 6. Lage der Schleimbeutel in der Schultergegend.
(Aus LEHMANNS med. Atlanten, Bd. 1, Topographische Anatomie.)

distalen Radioulnargelenkes. Bei der *Arthrose* des Ellbogens pflegt die Beugung eher eingeschränkt zu sein als die Pro- und Supination.

Der über dem Olecranon liegende Schleimbeutel, die *Bursa olecrani,* steht mit dem Ellbogengelenk *nicht* in Verbindung.

Handgelenke. Wir unterscheiden an der Handwurzel drei anatomisch *getrennte* Gelenke: das distale Radioulnargelenk, das Gelenk zwischen Radius und den proximalen Karpalknochen und die Articulatio intercarpea, zwischen den beiden Reihen der Handwurzelknochen.

Das distale Radioulnargelenk dient der Pro- und Supination; in den beiden eigentlichen *Handgelenken* erfolgt die Volar- und Dorsalflexion und die Radial- und Ulnarduktion der Hand. Der Kapselraum der beiden Kammern des Handgelenkes ist getrennt; das Interkarpalgelenk kommuniziert mit den Gelenken zwischen den einzelnen Handwurzelknochen.

Die *Lage* des proximalen Handgelenkes (Articulatio radiocarpea) ist viel höher am Unterarm, als man annimmt; der Scheitel des proximalwärts konvexen Bogens liegt etwa 1 cm über der Verbindungslinie der beiden Processi styloidei. *Schwellungen* der Handgelenke sind an der *dorsalen* Seite der Hand am frühesten zu entdecken.

Die normale *Radialduktion* erfolgt bis zu einem Winkel von 15°, die *Ulnarduktion* ist viel ausgiebiger, sie beträgt etwa 40°. Der Gesamtausschlag der *Flexion* (Dorsal + Volarflexion) ist etwa 170°; die Volarflexion erfolgt mehr im Radiokarpalgelenk, die Dorsalflexion mehr im Interkarpalgelenk. Bei extremer Volarflexion ist die Abduktion völlig aufgehoben; diese letztere muß daher von der Mittelstellung aus geprüft werden. Bei *entzündlichen Prozessen* sind meist *alle* Bewegungen konzentrisch eingeengt, bei den selteneren *deformierenden* Prozessen kann es zu Behinderung in einzelnen Richtungen kommen.

Die Gelenke zwischen den Metakarpalknochen 1—4 und den Handwurzelknochen sind durch straffe Bänder festgestellt; nur in der Articulatio carpometacarpea des *Daumens* ist eine Bewegung möglich, die nach jeder Richtung etwa 40—60° beträgt.

Die maximale *Flexion* der *Fingergelenke* beträgt im Grundgelenk 90°, im Mittelgelenk etwa 120°, im Endgelenk meist unter 90°. Das *Spreizen* der Finger erfolgt durch Abduktion in den Grundgelenken, die 50—60° beträgt. Im Grundgelenk des *Daumens* findet keine Abduktion statt; auch die Flexion ist in diesem Gelenk auf 50—70° beschränkt. Abduktion und Opposition des *Daumens* erfolgen in der Articulatio carpometacarpea.

Wir untersuchen die Fingergelenke auf das Vorhandensein von *Gelenkschwellungen,* die auf der dorsalen Seite meist leicht nachweisbar sind, sodann untersuchen wir die *Bewegungen* der Finger, insbesondere die Möglichkeit des *Faustschlusses* und die Fähigkeit, die Finger soweit zu beugen, daß Grund- und Schlußphalanx parallel stehen. Bei Vorhandensein von Ergüssen empfiehlt es sich, den Umfang der Gelenke zu messen; beim Handgelenk messen wir distal von den Processi styloidei. Man achte ferner auf Subluxationen und ulnare Deviationen der Fingergelenke, auf das Vorhandensein von HEBERDENschen Knoten, Gichttophi und Trommelschlägerfingern.

Zum Abschluß der Untersuchung der Arme prüfen wir die *Knochen* (Druckschmerz am Epicondylus lateralis humeri bei dem sog. Tennisellbogen, Druckschmerz am Processus styloideus radii bei der Tendovaginitis des Extensor und Abductor pollicis) achten auf das Vorhandensein eines Ganglion an der Dorsalseite des Handgelenkes, auf Tendovaginitis der Fingermuskeln und auf eine DUPUYTRENsche Kontraktur.

Wir prüfen sodann die *peripheren Nerven* der Arme und der Schultergegend; achten auf etwaige Lähmungen, insbesondere des Nervus axillaris (Deltamuskel), des Nervus radialis (Bleivergiftung) und des Nervus ulnaris, zuletzt prüfen wir den Tricepsreflex und die Sensibilität. Sodann erfolgt die Betrachtung und Betastung der Muskulatur, wir achten auf Muskelatrophien (Messung des Umfanges in der Mitte beider Oberarme) und auf die Art und Ausdehnung der Muskeldruckpunkte.

Bei schweren Infektarthritiden untersuche man auch das *Kiefergelenk*; das Capitulum mandibulae ist unterhalb des Jochbogens oder vom äußeren Gehörgang aus tastbar. Man läßt den Mund öffnen und

Mahlbewegungen machen, um etwaige Bewegungsbeschränkungen festzustellen.

Allgemeinstatus. Neben der Untersuchung des Bewegungsapparates muß in jedem Fall ein genauer Allgemeinstatus erhoben werden.

Bei der *Infektarthritis* finden wir auffallend oft Kranke vom asthenischen Konstitutionstypus; sie sind bei langer Dauer der Krankheit oft anämisch und in schlechtem Ernährungszustand. Im Gegensatz dazu ist der *Gichtiker* meist wohlgenährt bis adipös, von pyknischem Typus. Fettsucht, besonders plötzliche Gewichtszunahme, die wir oft im Klimakterium beobachten können, disponiert durch Überbelastung zu deformierenden *Arthrosen* der *Beingelenke.*

Auch der *Haut* wird man große Aufmerksamkeit widmen; wir kennen die Zusammenhänge von Erythema nodosum und multiforme, Psoriasis und Sklerodermie mit Gelenkerkrankungen. Bei akuten Gelenkentzündungen ist die Haut über den Gelenken gerötet und fühlt sich warm an; andererseits finden wir bei chronischen Infektarthritiden nicht selten kalte, livide Hände und Füße, über den erkrankten Gelenken atrophische, glänzende Haut, die sog. „glossy skin". Besondere Aufmerksamkeit müssen wir ferner den sog. *rheumatischen Knoten* widmen, die mit Vorliebe in der Gegend des Olecranons sitzen; diese Knötchen, die bis pflaumengroß und größer sein können, sind in der Subcutis frei beweglich, von derber Konsistenz. Sie müssen von den *gichtischen Tophi* unterschieden werden. Die letzteren, welche mit Vorliebe von den Schleimbeuteln der Patella (Bursa praepatellaris) und des Olecranon ihren Ausgang nehmen, sind von verschiedener Konsistenz, manchmal derb, manchmal weich; die Haut ist über den Tophi bläulich verfärbt, oft brechen die Tophi über die Haut durch, es ergießen sich dann breiige, weiße Massen. Am charakteristischsten ist die Lokalisation der Tophi an der Helix der *Ohrmuschel.* — Die Differentialdiagnose der *rheumatischen Knötchen* gegenüber Fibromen und Lipomen der Haut ergibt sich meist allein schon aus der typischen Lokalisation. Wir prüfen sodann die Reaktion der *Pupillen* und suchen gleichzeitig nach Zeichen einer frischen oder abgelaufenen *Iritis,* die ja oft mit dem Gelenkrheumatismus vergesellschaftet ist. Weiter untersuchen wir die *Lunge*; aktive tuberkulöse Herde können als Ausgangspunkt metastatischer tuberkulöser Knochen- und Gelenkerkrankungen dienen, auch werden hartnäckige Rücken- und Nackenschmerzen oft durch pleuritische Prozesse verursacht. Besonderen Augenmerk müssen wir aufs *Herz* richten, das bei vielen entzündlichen Gelenkerkrankungen miterkrankt. Wir müssen feststellen, ob eine frische Endo- und Myokarditis vorliegt, ob ein Klappenfehler nachweisbar ist, ob irgendwelche Zeichen einer Myokardschädigung vorliegen. Falls die klinische und röntgenologische Untersuchung zu keinem eindeutigen Ergebnis führt, kann gelegentlich ein kritisch ausgewertetes *Elektrokardiogramm* sehr nützlich sein. Von sonstigen Veränderungen des Kreislaufs interessiert uns das Verhalten des *Blutdrucks*; dieser ist bei der Gicht sehr oft erhöht und kann für sich allein neuralgiforme Schmerzen in den Extremitäten durch Vasospasmen verursachen. Bei den *Venen* muß auf das Vorhandensein von Varicen und Thrombophlebitis geachtet werden; Thrombosen der *tiefen* Venen kommen nach Infektionskrankheiten, Operationen oder auch ohne erkennbare Ursache besonders am *Unterschenkel* öfter vor und sind am Schmerz und Ödem des Gliedes zu erkennen. Ihre Diagnose ist nicht immer leicht; mitunter soll die Palpation der Vena tibialis posterior an der medialen Seite des unteren Femurdrittels umschrieben druckempfindlich sein.

Alle Erkrankungen der *Abdominalorgane* können Schmerzen im Rücken und Kreuz verursachen, die fälschlich für „rheumatisch“ gehalten werden. Es müssen daher Leber, Gallenblase, Milz und Nieren untersucht werden; bei Frauen ist die gynäkologische Untersuchung anzuschließen. Bei unklaren ischiatischen Beschwerden darf die rectale Untersuchung niemals unterbleiben.

Bei entzündlichen Gelenkprozessen schließt sich das Aufsuchen etwaiger *„fokaler Herde“* an. Wir betrachten Form und Größe der *Tonsillen,* versuchen aus diesen durch Druck Follikelinhalt auszupressen und untersuchen die regionalen Lymphdrüsen am Hals und am Kieferwinkel. Wir beklopfen die Stirn- und Kieferhöhle; falls Klopfschmerz besteht oder sich anamnestisch Anhaltspunkte für Erkrankung der Nebenhöhlen ergeben haben, läßt man eine Röntgenaufnahme anfertigen. Die röntgenologische Untersuchung ist auch unerläßlich, um etwaige *Wurzelgranulome* an plombierten Zähnen zu entdecken. Am Kopf kommen als Infektionsherde noch Eiterungen im *Mittelohr* in Frage. Von mancher Seite wird auch die chronische *Prostatitis* (Payr) als Quelle von Infektionsprozessen angesehen; die Untersuchung des Prostatasekretes ist auch dann angezeigt, wenn Verdacht auf *gonorrhoische* Infektion besteht.

Man soll auch nicht versäumen, die Lymphdrüsen der Leistenbeuge und Achselhöhle zu untersuchen; sie sind bei Gelenkschwellungen manchmal leicht vergrößert und druckempfindlich. Wichtiger ist die Feststellung von Drüsenmetastasen von *malignen Tumoren*; sie können, wenn die Drüsen in der Achselhöhle ergriffen sind, die Brachialnerven komprimieren und neuralgische Schmerzen verursachen. Bei metastatischen Geschwülsten der Knochen und Wirbelsäule muß der Primärherd meist in der Prostata und der Brustdrüse gesucht werden, seltener kommen Carcinome des Rectums, des Uterus und des Magens in Frage. Bei der Untersuchung „rheumatischer“ Beschwerden von Kranken, die an einem Carcinom dieser Organe leiden, darf die Möglichkeit von Metastasen nie aus den Augen gelassen werden. Erkrankungen des *Zentralnervensystems* werden bereits bei der regelrechten Untersuchung des Bewegungsapparates entdeckt; liegen Anhaltspunkte für das Vorliegen einer Tabes, multiplen Sklerose oder Syringomyelie vor, so muß die Diagnose durch den genauen Nervenstatus gesichert werden. Manchmal werden in der Praxis selbst meningitische Prozesse übersehen und das positive Kernigsche Zeichen auf eine „Ischias“ zurückgeführt.

D. Laboratoriumsmethoden.

1. Aktivitätsreaktionen.

An erster Stelle stehen ihrer Bedeutung nach diejenigen Methoden, welche das Vorhandensein eines aktiv-entzündlichen Prozesses im Organismus anzeigen; wir bezeichnen sie als *„Aktivitätsreaktionen“*. Man kann jedoch nicht erwarten, daß schon geringfügige, lokale Entzündungen, wie z. B. ein Panaritium, zu nennenswerten Ausschlägen Veranlassung geben: Voraussetzung für das Positivwerden dieser Zeichen ist die veränderte *Immunitätslage* des Körpers infolge des Eindringens von Antigenen in die Blutbahn. Eine positive Aktivitätsreaktion zeigt daher nur *entzündliche Allgemeinerkrankungen* an. Der Entzündungsbegriff, der durch diese Reaktionen definiert wird, ist ein *klinisch-serologischer,* der nicht immer mit dem pathologisch-histologischen Entzündungsbegriff übereinstimmt. So sind diese Reaktionen bei den deformierenden Arthrosen stets *negativ,* obwohl *histologisch* Zeichen der Entzündung auch bei diesen Prozessen nachweisbar sind.

Die verschiedenen Aktivitätsreaktionen geben keineswegs immer identische Ausschläge, und gerade dieser Umstand ist es, der in der klinischen Praxis ausgenützt werden kann, um nähere Aufschlüsse über die Natur und Schwere der Erkrankung zu gewinnen. Voraussetzung ist allerdings die genaue Kenntnis ihres Verhaltens bei den zu untersuchenden Krankheiten.

Wir können das Ergebnis dieser Reaktionen für die Beantwortung folgender Fragen auswerten: 1. liegt überhaupt eine entzündliche Allgemeinerkrankung vor, 2. ist bei einer solchen Krankheit, z. B. bei einer Infektarthritis, der Prozeß noch im aktiv-entzündlichen Stadium, 3. wie wird die Krankheit durch bestimmte Behandlungsmaßnahmen beeinflußt? — Wir bekommen daher wertvolle Hinweise für Diagnose, Prognose und für die Beurteilung der Wirksamkeit der befolgten Therapie. Man muß jedoch stets an die große *Fehlerquelle* all dieser Reaktionen denken, die darin besteht, daß auch andere, nebenbei bestehende entzündliche Prozesse, die mit der Grundkrankheit nichts zu tun haben, wie z. B. eine leichte Grippe, Angina, Bronchitis, Mittelohreiterung u. dgl., positive Ausschläge vortäuschen können. Auch Operationen, z. B. die Tonsillektomie, führen zu starker Beschleunigung der Senkungsreaktion. Es müssen daher, um die Resultate dieser Reaktionen einwandfrei bewerten zu können, alle anderen Quellen durch genaue Untersuchung ausgeschaltet werden.

Die einfachste und für die Beurteilung chronisch-rheumatischer Erkrankungen geeigneteste Methode ist die *Senkungsreaktion,* die am zweckmäßigsten nach dem Verfahren von Westergren bestimmt wird. *Normalwerte* sind beim Mann 1—6 mm, bei der Frau 3—10 mm in der ersten Stunde. Die Senkungsreaktion ist ein überaus feiner Indicator für die Veränderungen der quantitativen Zusammensetzung der Serumeiweißkörper; diese Veränderungen können auch durch andere physikalische Methoden (am einfachsten durch Bestimmung der *Serumviscosität*) und durch die quantitative Bestimmung der drei Hauptfraktionen(Fibrinogen, Globulin, Albumin) und der sieben chemisch differenten Fraktionen des Serumeiweißes nachgewiesen werden; alle diese Methoden sind klinisch geprüft und diagnostisch brauchbar; keine einzige ist einfacher als die Senkungsreaktion, mit der man in der Praxis stets auskommen wird.

Eine Eigentümlichkeit der Senkungsreaktion ist ihre verhältnismäßige *Trägheit*; es dauert bei akuten Infekten mehrere Tage, bis sie pathologische Werte anzeigt. In bezug auf Promptheit der Ausschläge ist ihr das *weiße Blutbild* weit überlegen; es kommt sowohl zur Vermehrung der Gesamtzahl der weißen Blutkörperchen, wie auch zu relativer Vermehrung einzelner Zellarten (Linksverschiebung, Lymphocytose). Eine absolute Vermehrung der Leukocyten über 12—14 000 kommt nur bei fieberhaften *akuten* Gelenkerkrankungen vor, in *chronischen* Fällen hält sich auch die *Linksverschiebung* meist nur in mäßigen Grenzen; man findet bei der chronischen Polyarthritis oft nur eine mehr oder weniger ausgesprochene Lymphocytose. Das weiße Blutbild ist daher für die Beurteilung der Aktivität *chronischer* Entzündungsprozesse des Bewegungsapparates weniger geeignet, als die Senkungsreaktion; man achte aber auf eine etwaige *Eosinophilie,* die gelegentlich die Anwesenheit einer Trichinose anzeigen kann.

Kehren wir nochmals zu dem Verhalten der Senkungsreaktion bei Erkrankungen des Bewegungsapparates zurück; sie ist stets *normal* bei den deformierenden Arthropathien, bei den kongenitalen oder rachitischen Deformitäten, bei der Spondylosis deformans, bei Myalgien und Neuralgien, bei den aseptischen Epiphysennekrosen (PERTHES, KÖHLERsche Krankheit, Lunatummalacie), sowie bei der Ostitis fibrosa cystica. Die Senkungsreaktion ist stets *beschleunigt* im aktiven Stadium entzündlicher Gelenkerkrankungen und zwar ganz unabhängig von ihrer Ätiologie: also sowohl bei rheumatischer, wie auch tuberkulöser, gonorrhoischer und gichtischer Arthritis. Sie ist auch beschleunigt bei der Spondylarthritis ankylopoetica und bei allen entzündlichen Knochenerkrankungen und Spondylitiden (Osteomyelitis, Tuberkulose, Lues); bei metastatischen Geschwülsten maligner Natur ist die Senkungsreaktion stets beschleunigt. Wenn bei einer entzündlichen Gelenkerkrankung Schwellungen vorhanden sind, ist die Senkung stets beschleunigt; in seltenen Fällen können chronische Gelenkergüsse auch bei *normaler* Senkung vorkommen, dabei handelt es sich weniger um *entzündliche* Ergüsse als um die Folgen einer abnormen Permeabilität der Synovialmembran. Andererseits ist eine beschleunigte Senkungsreaktion bei einer anscheinend abgeheilten Infektarthritis ein wertvolles Zeichen, daß trotz des nur geringen klinischen Befundes der entzündliche Prozeß noch aktiv ist und von neuem aufflackern kann. Ist der entzündliche Prozeß erloschen, so kehrt die Senkungsreaktion zur Norm zurück; etwaige zurückbleibende Deformierungen und Ankylosen verursachen keine Beschleunigung mehr. Es ist daher nicht möglich, eine mit Deformierungen abgeheilte *entzündliche* Arthritis von einer genuinen deformierenden Arthrose mit Hilfe der Senkungsreaktion zu unterscheiden.

Der diagnostische Wert der Senkungsreaktion ist daher sehr groß; ein pathologischer Wert weist z. B. darauf hin, daß die Diagnose „deformierende Arthropathie", „Ischias", oder „Myalgie" nicht richtig ist, daß den Beschwerden der Kranken ein *entzündlicher Prozeß* zugrunde liegt. Die Beschleunigung der Senkung kann aber auch, wie bereits ausgeführt, die Folge einer anderen Krankheit sein (Lues, Tuberkulose), die mit dem Grundleiden gar nicht zusammenhängt. Gelegentlich findet man trotz der genauesten Untersuchung keine Erklärung für die beschleunigte Senkung; dann empfiehlt es sich, die Reaktion nach einer Woche zu wiederholen oder mit einer anderen Aktivitätsreaktion zu kontrollieren; zu letzterem Zwecke dürfte sich die Bestimmung der Serumviscosität oder die Bestimmung des Tryptophans im Serum am besten eignen. Sind die letzteren Reaktionen normal, so ist die Beschleunigung der Senkungsreaktion *nicht* durch Veränderungen der Zusammensetzung des Serumeiweißes verursacht. Bevor man aber eine beschleunigte Senkungsreaktion als klinisch unbedeutend oder unerklärbar ansieht, müssen alle diagnostischen Möglichkeiten erschöpft werden.

Bei Erkrankungen mit *beschleunigter* Senkungsreaktion können wir aus dem Ausfall der wiederholt ausgeführten Reaktionen wertvolle Anhaltspunkte für den *Verlauf* und für die *Prognose* der Krankheit gewinnen; obwohl das Ausmaß der Senkungsbeschleunigung der Schwere der klinischen Veränderungen keineswegs völlig proportional ist, lehrt doch die tägliche Erfahrung, daß bei Besserung des Krankheitsprozesses die Senkung eine fallende Tendenz hat und bei Erlöschen der Aktivität völlig normal wird.

Das Verhalten der Aktivitätsreaktion bei chronischen Erkrankungen des Bewegungsapparates veranschaulicht die beifolgende *Tabelle.*

Tabelle 1. Aktivitätsreaktionen bei chronischen Gelenkerkrankungen.

Reaktion	Normalwert	Pathologischer Wert
Zahl der Leukocyten . .	6000—8000	9000—12 000
Stabkernige	3— 5%	6—12%
Lymphocyten	20—35%	über 40%
Serumviscosität	1,6—1,8	1,9—2,4
Senkungsreaktion:		
Männer	1— 6mm	7 bis über 100 mm (1. Std.)
Frauen	3—10mm	11 bis über 100 mm (1. Std.)
Fibrinogen.	0,2—0,3%	über 0,4%
Globulin	1,5—3,5%	4,0—6,0%
Tryptophan	1,9—2,5%	2,6—4,0%

2. Andere chemische Untersuchungen.

Von den *chemischen Untersuchungen* des Blutes interessiert uns zunächst die Bestimmung der *Harnsäure*; sie erfolgt am zweckmäßigsten im *Serum* nach der colorimetrischen Methode von THANNHAUSER. Die im Serum erhaltenen Werte sind um etwa 1—$1^1/_2$ mg-% höher, als die nach FOLIN oder BENEDICT bestimmten Werte im Gesamtblut. Als *Normalwerte* können wir im Serum 3—5, im Gesamtblut 2—4 mg-% ansehen. Bei der *Harnsäuregicht* kommen wesentlich höhere Werte vor, besonders *vor* den Gichtanfällen; doch muß bei hohen Harnsäurewerten stets berücksichtigt werden, daß die Bluthàrnsäure ein Bestandteil des Reststickstoffs ist; wenn der letzterer erhöht ist (bei der Nephritis und der Schrumpfniere), ist auch die Harnsäurekonzentration erhöht, ohne daß eine Gicht vorliegt. Verwechslungen sind schon deshalb leicht möglich, weil Hypertonie und Nephrosklerose bei der Gicht nicht selten beobachtet werden. Es empfiehlt sich daher, gleichzeitig mit der Blutharnsäure auch den Rest-N zu bestimmen.

Es kommt nach Genuß reichlicher purinhaltiger Nahrung auch bei Gesunden zur Vermehrung der Harnsäure im Blut; es empfiehlt sich deshalb, 1—2 Tage vor jeder Harnsäurebestimmung möglichst purinarme Diät zu verordnen und die Blutentnahme früh morgens am nüchternen Patienten vorzunehmen.

Sehr oft findet man bei der Gicht eine verminderte Konzentrationsfähigkeit der Niere für die Harnsäure; während der Prozentgehalt der Harnsäure im *Harn* normalerweise das 15—30fache des Blutes ist, findet man bei der Gicht im Harn nur den 3—10fachen Blutwert (THANNHAUSER). Die Harnsäurebestimmung im *Harn* erfolgt am besten oxydimetrisch nach der Methode von FOLIN-SHAFFER.

Von anderen Untersuchungen des Blutes sei noch die Bestimmung des *Calciums* erwähnt, welche uns die Diagnose der Ostitis fibrosa cystica (RECKLINGHAUSEN) erleichtern kann; während im normalen Serum der Gehalt an Calcium 9—11 mg-% beträgt, finden wir bei der Ostitis cystica Werte bis 30 mg-% und höher (Methode von CLARC). Bei der PAGETschen Knochenerkrankung, der Ostitis deformans, sind die Calciumwerte im Blut stets normal.

Weniger Bedeutung hat für die Diagnostik der Erkrankungen des Bewegungsapparates die Bestimmung der Alkalireserve (VAN SLYKE), die bei aktiv-entzündlichen Polyarthritiden eine leichte Azidose ergeben kann (45—50 ccm CO_2), sowie die Bestimmung des Grundumsatzes, welche unter denselben Umständen leicht erhöhte Werte ergeben kann. Diese letzteren Untersuchungen sind in der Praxis entbehrlich.

3. Serologisch-bakteriologische Untersuchungen.

Von *serologischen* Methoden ist zunächst die Wa.R. zu erwähnen, die bei allen zweifelhaften Fällen, besonders bei nächtlichen Schmerzen in Knochen und Gelenken, sowie bei röntgenologisch nachgewiesenen *Periostitiden* angesetzt werden muß. Gelegentlich soll bei syphilitischen Gelenkerkrankungen die Wa.R. im Blut *negativ* ausfallen, während sie im Gelenkpunktat *positiv* ist (SCHLESINGER).

Bei Verdacht auf *gonorrhoische* Gelenkerkrankungen kann die *Komplementbindungsreaktion* mit Gonokokken oft mit Erfolg zur Stellung der Diagnose herangezogen werden.

Bei Verdacht auf *tuberkulöse* Knochen- oder Gelenkerkrankung kann die Komplementbindung mit dem Antigen von BESREDKA auch nützlich sein, doch wird man in der Praxis die subcutane Tuberkulinprobe und den bakteriologischen Nachweis von KOCHschen Bacillen im Gelenkpunktat bevorzugen.

Bakteriologische Blutuntersuchungen sind nur bei Verdacht auf Sepsis oder auf Endocarditis lenta angezeigt; weit wichtiger ist die bakteriologische Untersuchung der *Gelenkpunktate.*

Während vor einigen Jahrzehnten die Punktion der Gelenke noch als gefährlicher Eingriff angesehen war, können wir heute die Gelenkpunktionen bei peinlicher Einhaltung der Asepsis selbst am Krankenbett ohne Gefahr durchführen. Am leichtesten ist wohl die Punktion der *Kniegelenke,* welche am besten medial und oberhalb der Patella vorgenommen wird, doch bereiten Fuß-, Hand- und Ellbogengelenke (oberhalb des Olecranons) auch keine großen Schwierigkeiten. Man wählt eine Stelle, an welcher der Erguß am besten palpabel ist und reinigt die Haut mit Alkohol und Jodtinktur.

Das Instrumentarium besteht aus einer Rekordspritze zu 2 und einer anderen zu 10 oder 20 ccm, aus einer feinen (subcutanen) und einer breiteren, je nach dem Gelenk verschieden langen (für Kniepunktionen etwa 7 cm) Kanüle. Man anästhesiert zunächst die Haut (Quaddel) und den Stichkanal mit einer 2% Novocainlösung aus der kleinen Spritze, wartet 2—3 Minuten, dann punktiert man mit der großen Kanüle und der großen Spritze. Alle Instrumente und die Novocainlösung müssen peinlich steril sein, auch halte man sich ein steriles, mit Watte verschlossenes Reagensglas zur Verwahrung des Punktates bereit. Die Stichstelle wird mit Traumoplast verklebt.

Die *Gelenkpunktate* sind bei rheumatischen Erkrankungen gelblich, meist klar, durch den Gehalt an Mucin stark fadenziehend. Sie haben niemals *eitrigen* Charakter, wie die septischen und (oft) die tuberkulösen Arthritiden. Die Untersuchung der Punktate kann sehr aufschlußreich sein: zunächst erfolgt die *bakteriologische* Untersuchung. *Strepto- und Staphylokokken* suchen wir durch Überimpfung von 1—2 ccm Punktat in Hirnbouillon nach ROSENOW nachzuweisen. Der einfachste Nachweis von *Gonokokken* ist von SCHOTTMÜLLER beschrieben worden: 5 ccm Punktat wird mit derselben Menge steriler physiologischer Kochsalzlösung verdünnt; nach 48 Stunden Aufenthalt im Brutschrank sind in dem suspendierten Fibrin- und Mucinnetz die Gonokokkenkolonien als weiße Pünktchen zu sehen.

Wichtig ist die Untersuchung auf das Vorhandensein von *Tuberkelbacillen*. Zunächst verimpfen wir einige Kubikzentimeter auf den Nährboden von LÖWENSTEIN; weitere 5—10 ccm werden Meerschweinchen intraperitoneal injiziert, der Rest wird mit Antiformin angereichert, zentrifugiert und der Bodensatz mikroskopisch (Färbung von ZIEHL-NIELSEN) untersucht.

An weiteren Mikroorganismen sind in Gelenkpunktaten Meningokokken und Typhusbacillen nachgewiesen worden. Bei Verdacht auf luische Gelenkerkrankung soll im Punktat die Wa.R. ausgeführt werden.

Die *cellulären Bestandteile* der Punktate sind manchmal ein guter Indicator für die Schwere der Entzündung. Die Gesamtzahl der Leukocyten schwankt bei der chronischen Infektarthritis zwischen 10 000 bis 50 000 im Kubikmillimeter. Der Hauptbestandteil der Zellen sind neutrophile Leukocyten (15—85%) und Lymphocyten (15—85%); je mehr Leukocyten gezählt werden, um so größer ist die Aktivität des entzündlichen Prozesses, während eine stärkere Beteiligung der Lymphocyten für einen abheilenden, wenig aktiven Prozeß spricht. Ähnlich kann auch das Verhalten der *aktuellen Reaktion* der Punktate beurteilt werden. Normalerweise ist die Reaktion der Synovialflüssigkeit stark alkalisch ($p_H = 8{,}2$), bei jeder Arthritis erfolgt eine Verschiebung nach der sauren Seite, um so mehr, je stärker die Entzündung ist; bei der chronischen Infektarthritis schwanken die Werte um $p_H = 7{,}5$—$7{,}6$, bei akuten, eitrigen Arthritiden kann die Reaktion den Neutralpunkt erreichen. Bei stark veränderter p_H (etwa von 7,4 ab) besteht die Gefahr von Mucinniederschlägen; es sind in solchen Fällen, um die Organisierung des ausgefallenen Mucins zu verhindern, Gelenkspülungen mit alkalischen Flüssigkeiten (am besten einer 4% Lösung von Natriumbicarbonat) angezeigt. Die Bestimmung der H-Ionenkonzentration ist mit der Indicatorenmethode nach HÄBLER bereits in einigen Tropfen Punktat auszuführen; falls 4 ccm Punktat zur Verfügung stehen, ist die Bestimmung nach MICHAELIS vorzuziehen. Die potentiometrische Bestimmung ist genauer, erfordert aber ein verhältnismäßig teures Instrumentarium.

Obwohl nicht zu den eigentlichen Laboratoriumsuntersuchungen gehörig, seien zum Schluß zwei wichtige immunbiologische Reaktionen erwähnt: die subcutane *Tuberkulinprobe* und die diagnostische Injektion von *Gonokokkenvaccine*. Das Wichtigste, worauf es bei beiden Reaktionen ankommt, ist der Nachweis von *Allgemeinreaktionen* in Form von Temperatursteigerung und der Nachweis der *Herdreaktion* in den erkrankten Gelenken. Eine genau geführte Temperaturkurve ist bei diesen Reaktionen unerläßlich, ebenso die exakte Untersuchung der Gelenke vor und nach der Reaktion. Für die *Tuberkulinprobe* soll man, falls keine Lungenerkrankung vorliegt, gleich 1,0 mg Tuberkulin nehmen; nur bei Verdacht auf Lungentuberkulose beginnt man vorsichtshalber mit 0,2 mg. Höhere Dosen von Tuberkulin sind wegen der Möglichkeit unspezifischer Reaktionen möglichst zu vermeiden.

E. Röntgendiagnostik.

Die Röntgendiagnostik bedeutet für die Erkennung der Erkrankungen des Bewegungsapparates einen ganz außerordentlichen Fortschritt; sie hat, wie LANGE betont, dieselbe Wichtigkeit, wie der Augenspiegel für die Ophthalmologie. Sie kann und soll andererseits die *klinische* Untersuchung nicht ersetzen; so wertvoll auch die Aufschlüsse sind, die wir aus der kritischen Bewertung des Röntgenbildes gewinnen können, *entscheidend* für die Diagnose ist doch der klinische Befund, für welchen das Röntgenbild nur einen meist wertvollen, oft sogar unentbehrlichen Beitrag liefert.

Voraussetzung für die richtige Bewertung der Aufnahmen ist eine exakte Aufnahmetechnik, die eine gut eingerichtete Röntgenabteilung und ausreichende Erfahrung in Gelenk- und Wirbelsäulenaufnahmen voraussetzt. Hier sollen nur einige Punkte hervorgehoben werden, im übrigen sei auf die Lehrbücher der Röntgenkunde verwiesen. Aufnahmen der Gelenke und Wirbelsäule erfolgen am BUCKY-*Tisch,* wobei sich uns der Brennfleck-Filmabstand von 110 cm am besten bewährt hat; nur für die (seitlichen) Aufnahmen der *Hals*wirbelsäule (am *sitzenden* Kranken) empfiehlt sich ein Abstand von 150 cm. Für die *interne* Diagnostik ist die Verwendung von Aufnahmen auf Röntgen*papier* weniger zu empfehlen, da gewisse Details der Knochenstruktur dabei nicht so gut zur Geltung kommen als auf dem Film. Die Deutung der Platten soll womöglich im Schaukasten mit indirektem Licht erfolgen; es ist wünschenswert, daß der behandelnde Arzt nicht nur den Befund des Röntgenologen liest, sondern auch die *Aufnahme selbst* betrachtet, da der Vergleich des klinischen Befundes mit dem Röntgenbild viele Anregungen gibt, welche diagnostisch verwertet werden können.

Wir können an den Aufnahmen der Gelenke im allgemeinen folgendes beurteilen: 1. die Form des Knochens, 2. Kontur und Breite der Compacta, 3. Struktur der Spongiosa (Architektur des Knochens), 4. die

Gelenkflächen, 5. Breite des Gelenkknorpels; da der Knorpel im Röntgenbild nicht von den Weichteilen differenziert werden kann, entspricht der Knorpelbreite im Röntgenbild der sog. *Gelenkspalt.* Die *normale* Breite des „Gelenkspaltes", der also nur Ausdruck der Breite des Gelenkknorpels ist, beträgt (nach MARKOVITS):

Hüftgelenk	4—5 mm	Iliosacralgelenk	3 mm
Kniegelenk	4—8 mm	Radiokarpalgelenk	$2—2^1/_2$ mm
Sprunggelenk	3—4 mm	Metacarpophalangealgelenk	$1^1/_2$ mm
Schultergelenk	4 mm	Wirbelgelenke	$1^1/_2—2$ mm
Ellbogengelenk	3 mm		

Unter *pathologischen* Verhältnissen sehen wir periostale Auflagerungen (normales Periost ist nicht darstellbar), Kalkeinlagerungen in die Gelenkkapsel oder Schleimbeutel, knöcherne Gelenkkörper. Am wichtigsten für die Diagnose der Gelenkkrankheiten sind Veränderungen der knöchernen Epiphysen (Randwulstbildung), Verschmälerungen des „Gelenkspaltes" infolge Knorpelschwund, Aufrauhung der Gelenkflächen, sowie allgemeine oder umschriebene Knochenatrophie und Sklerose. *Nicht nachweisbar* sind dagegen: 1. Veränderungen der Synovialmembran (doch gelingt es gelegentlich bei weichen Aufnahmen, die verdickte Gelenkkapsel darzustellen), 2. Gelenkergüsse (nur bei größeren Ergüssen finden wir einen verbreiterten Gelenkspalt, im Kniegelenk abgehobene Patella), 3. *knorpelige* Gelenkkörper sind oft röntgenologisch ebenfalls nicht darzustellen.

Für gewöhnlich ergibt daher das Röntgenbild bei Gelenkerkrankungen nur dann einen pathologischen Befund, wenn Periost, Knochen oder Knorpel verändert sind; allerdings ist das im Verlauf der meisten Gelenkerkrankungen der Fall und dann sind die röntgenologisch nachweisbaren Veränderungen für Prognose, Indikationsstellung und Therapie oft von ausschlaggebender Bedeutung.

Periostale Auflagerungen kommen zwar bei vielen entzündlichen Gelenkerkrankungen vor, wenn sie aber sehr ausgesprochen sind, besonders an der Tibia, am Femur und am Humerus, so erwecken sie den Verdacht auf *syphilitische* Erkrankung. *Kalkeinlagerungen* in das periartikuläre Bindegewebe sind am häufigsten in der Schultergegend (Bursitis subacromialis). Veränderungen der knöchernen Epiphysen bewirken die *Deformierung* der Gelenke; es handelt sich um die typischen *Randwulstbildungen* an den Gelenkspalträndern, die nicht periostaler Genese sind, sondern durch Verknöcherung von gewuchertem Gelenkknorpel zustande kommen. Bei *Knorpelschwund* kommt es zunächst zur Verschmälerung des Gelenkspaltes; ist der Knorpel infolge *entzündlicher Prozesse* (Arthritis) völlig zerstört, so kommt es zur fibrösen und zuletzt zur knöchernen Ankylose, welche im Röntgenbild gut darstellbar ist. Man hüte sich jedoch, eine Ankylose anzunehmen, wenn die Röntgenaufnahme bei *nicht ganz gestreckten* Kniegelenken angefertigt worden ist, wie das bei Kniegelenkentzündungen oft unvermeidlich ist. *Aufrauhung* der normalerweise stets glatten Gelenkflächen ist ebenfalls ein Zeichen der Knorpelschädigung. Allgemeine *Knochenatrophie* begleitet alle entzündlichen Gelenkerkrankungen (SUDECKsche Atrophie); die Corticalis wird dünner, die Spongiosa zeigt verschwommene Zeichnung mit gelegentlichen cystischen

Aufhellungen; die Atrophie ist an der Epiphyse am stärksten und nimmt proximalwärts in der Richtung der Diaphyse allmählich ab. Die stärksten Atrophien sehen wir bei *gonorrhoischen* Gelenkerkrankungen; falls verschwommene *herdförmige* Knochenatrophien vorliegen, denke man zunächst an Tuberkulose. Falls neben herdförmigen Atrophien auch starker Knochen*anbau* erfolgt, denke man an Osteomyelitis. Die Knochenatrophie bei entzündlichen Gelenkerkrankungen tritt erst in der 2.—3. Krankheitswoche auf; früher angefertigte Röntgenaufnahmen ergeben meist keinen pathologischen Befund.

Generalisierte Knochenatrophie finden wir physiologischerweise im Senium, als pathologischen Zustand bei der *Osteomalacie*. *Herdförmige*, scharf begrenzte Aufhellungen an den Epiphysen findet man bei vielen entzündlichen Gelenkerkrankungen, am stärksten als „Lochdefekte" bei der *Gicht*.

Mehr oder weniger charakteristische große herdförmige Aufhellungen im Skelet finden wir bei der Ostitis cystica und den osteoklastischen Knochengeschwülsten.

Osteosklerose, Verdichtung des Knochenschattens infolge Verdickung der Corticalis, findet sich lokal bei osteoplastischen Neoplasmen und bei der Lymphogranulomatose, generalisiert bei der Marmorkrankheit. Bei deformierenden Prozessen ist der subchondrale Knochen meist in typischer Weise sklerosiert.

Besonders wichtig ist das Röntgenbild für die Beurteilung der *deformierenden* Gelenkveränderungen. Es ist jedoch zu beachten, daß die Schwere der im Röntgenbild sichtbaren Veränderungen den Beschwerden der Kranken und den funktionellen Verhältnissen keineswegs immer entspricht; anscheinend hochgradige Veränderungen können verhältnismäßig wenig Beschwerden machen und umgekehrt. Außerordentlich viel Kritik erfordert die Beurteilung der pathologischen Bedeutung von *Skeletvarietäten*; man soll ihnen eine solche nur dann zuerkennen, wenn zwingende *klinische* Gründe dafür sprechen.

Man gewöhne sich bei jeder Gelenkaufnahme ein *methodisches Betrachten* an: Zunächst orientiere man sich über die Stellung der Knochen (Deformitäten), dann über ihre Form, insbesondere der Epiphyse, sodann betrachte man die Knochenstruktur, wobei Vergleichsaufnahmen gesunder Gelenke (womöglich auf derselben Platte) sehr nützlich sein können. Man betrachte dann den Gelenkspalt, die Gelenkflächen und den Gelenkspaltrand und zuletzt die periartikulären Weichteile.

Sehr oft erhebt sich die Frage, ob die im Röntgenbild sichtbaren deformierenden Gelenkveränderungen Folge entzündlicher Arthritiden sind oder bloß ein Ausdruck degenerativer Vorgänge (Arthrosen). Randwülste kommen bei *beiden* Formen vor, sie sind bei den *Arthrosen* allerdings *stärker* ausgesprochen; der Gelenkspalt ist bei den Arthrosen oft verschmälert, aber immer noch erhalten, während derselbe bei den Endausgängen entzündlicher *Arthritiden* entweder ganz aufgehoben oder (durch pannöse Umwandlung des Knorpels) verschattet ist. Erhebliche Knochenatrophie ist stets ein Zeichen *entzündlicher* Prozesse und wird bei den Arthrosen niemals beobachtet. Im Zweifelsfalle entscheidet der klinische Befund und die Senkungsreaktion.

Anschließend folgen einige Bemerkungen für die *spezielle* Röntgendiagnostik der einzelnen Gelenke.

Über die Verhältnisse der *Hand- und Fingergelenke* orientiert am besten die *dorsovolare* Aufnahme; man achte auf die Knochenstruktur (Lunatummalacie), auf HEBERDENsche Knoten und auf die Folgen arthritischer Prozesse.

Vom *Ellbogen* macht man am besten 2 Aufnahmen: seitlich (radioulnar) und sagittal (ventrodorsal). Man achte besonders auf freie Gelenkkörper und auf deformierende Veränderungen; der *Olecranonsporn* hat keine pathologische Bedeutung.

Das *Schultergelenk* stellt man für gewöhnlich in kranioventrodorsaler Strahlenrichtung dar (bei mittelrotiertem Oberarm); man achte insbesondere auf deformierende Veränderungen im Humeroscapulargelenk und im Akromioclaviculargelenk, ferner auf periartikuläre Kalkeinlagerungen.

Besondere Wichtigkeit kommt der Röntgendiagnostik der *Wirbelsäule* zu: Es sind, je nach der Lage des Falles, die folgenden Aufnahmen erforderlich:

Halswirbelsäule seitlich;

Brustwirbelsäule ventrodorsal und seitlich;

Lendenwirbelsäule ventrodorsal mit angezogenen und gespreizten Beinen (besonders geeignet auch zur Darstellung des 5. Lendenwirbels);

Lendenwirbelsäule seitlich (bei Verdacht auf Spondylitis oder Spondylolisthesis);

Lendenwirbelsäule *halbseitlich* (zur Darstellung der Wirbelgelenke nach DITTMAR).

Man achte:

1. auf die Form der Wirbelsäule (Skoliose, Kyphose, Lordose),
2. auf die Form der einzelnen Wirbel (keilförmige Zuspitzung, Fischwirbel),
3. auf die Knochenstruktur der Wirbel (diffuse oder herdförmige Atrophie — Knorpelknötchen),
4. auf die Bandscheiben (Synostosen der Wirbel, Verengerung, Calcinosis),
5. auf das Verhalten der Ligamente (Spondylarthritis ankylopoetica),
6. auf spondylotische Veränderungen (Spitzen- und Spangenbildung),
7. auf den Lumbosacralwinkel (Spondylolisthesis),
8. auf die Wirbelgelenke (Ankylose oder Arthrose) und auf die Rippenwirbelgelenke.
9. auf Skeletvarietäten (Lumbalisation, Sakralisation, Spina bifida),
10. auf die Iliosacralgelenke (Ankylose).

Weniger als bei anderen Körperteilen ist bei Erkrankungen der Wirbelsäule eine falsche Sparsamkeit bei den Röntgenaufnahmen angebracht; beginnende spondylitische Prozesse erfordern oft Aufnahmen in 2—3 Ebenen.

Bei Erkrankungen der *Hüftgelenke* empfiehlt es sich, immer eine *Beckenübersichtsaufnahme* (ventrodorsal) bei parallel gestellten, in mittlerer Rotationsstellung befindlichen Beinen (Füße senkrecht auf der Unterlage) anzufertigen. Man übersieht dann das ganze Becken mit den unteren zwei Lendenwirbeln und den Femur bis zum Trochanter minor und hat bei einseitiger Hüftgelenkerkrankung das Vergleichsbild der gesunden Hälfte.

Die Beckenaufnahme ermöglicht die exakte Erkennung der Lageverhältnisse des Hüftgelenks, die wir bei der klinischen Untersuchung nicht immer feststellen können. Zunächst betrachten wir den Winkel zwischen Schenkelhals und Schaft, der normalerweise etwa 125° beträgt; bei der *Coxa vara* stehen die Trochanteren höher, der Hals erscheint gedrungen, der Winkel ist *geringer*. Bei der *Coxa valga* stehen die Trochanteren abnorm tief, der Winkel ist *gestreckt*. Wir betrachten ferner die Stellung des Schenkelkopfes zu der Pfanne; normalerweise liegt nur knapp die Hälfte des Schenkelkopfes in der knöchernen Pfanne; manchmal ist die Pfanne ins Innere des Beckens vorgewölbt, der Schenkelkopf ist dabei bis zum Hals in die Pfanne gestemmt; wir sprechen dann von *Protrusio acetabuli*.

Wir erkennen an der Beckenaufnahme die Pfannenwanderung bei der kongenitalen Luxation, ferner Folgen der Epiphysennekrose (PERTHES), tuberkulöse Prozesse und deformierende Veränderungen.

Das *Kniegelenk* wird 1. ventrodorsal und 2. seitlich bei gestrecktem Knie aufgenommen. Die bei seitlichen Aufnahmen gelegentlich hinter dem lateralen Femurcondylus sichtbare *Fabella* ist ein Sesambein (normale Varietät); freie Gelenkkörper sitzen meist am medialen Condylus.

Der *Fuß* wird dorsoplantar und seitlich (fibulotibial) dargestellt; man erkennt bei der *seitichen* Aufnahme die verschiedenen Deformitäten, Calcaneussporn,

Arthrose der Talonaviculargelenke. Bei der *dorsoplantaren* Aufnahme erkennt man die KÖHLERsche Malacie des Metatarsus II, ferner den Hallux valgus und Arthrosen der Zehengelenke.

Eine große Gefahr selbst der einwandfreisten Röntgendiagnostik besteht darin, daß bei Vorliegen eines pathologischen Befundes an einem Körperteil, z. B. einer Spondylose der Lendenwirbelsäule, die Hauptkrankheit, welche anderswo ihren Sitz hat (z. B. eine Coxitis) übersehen wird. Solche Fälle kommen in der Praxis nicht selten vor und sollen eine eindringliche Warnung sein, sich nicht allein auf das Röntgenbild zu verlassen. Schmerzen in den Schultern können sowohl von Erkrankungen der Halswirbelsäule wie auch von den Schultergelenken herrühren, Schmerzen in den Knien sowohl von der Lendenwirbelsäule, wie vom Hüft- oder Kniegelenk. Erst auf Grund der genauen klinischen Untersuchung können wir unterscheiden, welcher Körperteil geröntgt werden muß, und es liegt in der Hand des behandelnden Arztes, auf Grund des klinischen Befundes eine richtige und sparsame Indikation für die anzufertigenden Röntgenaufnahmen zu stellen.

Literatur.

Monographien.

BAUER, J.: Der sog. Rheumatismus. Dresden 1929.
FREUND, E.: Gelenkerkrankungen. Berlin u. Wien 1929.
LANGE: Lehrbuch der Orthopädie. Jena 1928.
LLEWELLYN JONES: Aspects of Rheumatism. London 1927.
LOMMEL: Erkrankungen der Bewegungsorgane. Handbuch der inneren Medizin, Bd. 4. Berlin 1926.
MÜLLER, W.: Biologie der Gelenke. Leipzig 1929.
PEMBERTON: Arthritis and rheumatoid conditions. Philadelphia 1929.
POYNTON u. SCHLESINGER: Study of Rheumatism. London 1931.
— Rheumaprobleme, Bd. 1. Leipzig 1929; Bd. 2. Leipzig 1931.
STOCKMANN: Rheumatism and Arthritis. Edinburgh 1920.
WIDAL, TEISSIER, ROQUE et MAY: Rhumatismes. Paris 1925.

Laboratoriumsmethoden.

FISCHER: Gelenkergüsse bei der Infektarthritis. Klin. Wschr. **1931**, 1385.
— Blutbefunde bei rheumatischen Erkrankungen. Rheumaprobleme, Bd. 1.
— Eiweißdifferenzierung im Blutserum. Klin. Wschr. **1929**, 2328.

Röntgendiagnostik.

ASSMANN: Klinische Röntgendiagnostik. Leipzig 1928.
KÖHLER: Grenzen des Normalen im Röntgenbild. Hamburg 1924.
MARKOVITS: Röntgendiagnostik der Knochen- und Gelenkerkrankungen. Leipzig 1928.

II. Allgemeine Pathologie und Einteilung der Gelenkkrankheiten.

Die drei anatomischen Konstituenten der Gelenke: knöcherne Epiphyse, Gelenkknorpel und Synovialmembran sind nur selten *isoliert* der Sitz krankhafter Veränderungen. Obwohl bei den verschiedenen pathologischen Prozessen meist der eine Gewebsanteil *primär* befallen ist, werden die anderen Gewebsteile nahezu immer *sekundär* an der Erkrankung beteiligt. Oft kommt es außerdem zu einer Miterkrankung des periartikulären Bindegewebes und infolge der durch Ruhigstellung bedingten Inaktivität, vielleicht auch auf nervös-trophischem Wege, zu Muskel- und Knochenatrophie. Diese komplizierten Verhältnisse brachten es mit sich, daß lange Zeit hindurch alle chronischen Gelenkerkrankungen unter dem Sammelnamen „Arthritis deformans" zusammengefaßt worden sind und die pathologische Anatomie eine Einteilung nach *morphologischen* Gesichtspunkten nicht vornehmen konnte. Die Systematik der Gelenkerkrankungen erfolgte von der *Klinik* her, und auf der Basis dieser klinischen Einteilung war es erst möglich, Klarheit in die komplizierten pathologisch-anatomischen Veränderungen bei den Gelenkkrankheiten zu bringen.

1. Zunächst hat die Klinik die *primär-entzündlichen Gelenkerkrankungen* als selbständige Hauptgruppe abgetrennt. Die Grundlage dieser Prozesse ist eine Entzündung der gefäß- und nervenreichen *Synovialmembran*. Sie ist in akuten Fällen gerötet und geschwollen, bei chronischem Verlauf kommt es zur Vergrößerung der Zotten, zuletzt zur Narbenbildung, Schrumpfung und Verwachsung der Kapsel.

Die *Exsudation* ist in manchen Fällen sehr stark ausgesprochen, bei anderen Fällen nur gering, es kommt dann mehr zu fibrinösen Auflagerungen. Die Ergüsse füllen oft auch die mit dem Gelenk kommunizierenden Schleimbeutel aus, auch das *periartikuläre Bindegewebe* wird hyperämisch und ödematös; zum Teil ist das die Folge des Durchsickerns toxischer Produkte aus dem Gelenk, zum Teil beruht die „Periarthritis" auf primärer entzündlicher Erkrankung des periartikulären Bindegewebes.

Die *Ergüsse* sind zum Teil als Sekretionsprodukt, zum Teil als Filtrat der Synovialmembran anzusehen; über ihre chemischen und cytologischen Eigenschaften war bereits früher die Rede. Die normale *Resorptionsfähigkeit* der Synovialmembran ist sehr beträchtlich, es können große Mengen Flüssigkeit aus dem Gelenk in kurzer Zeit resorbiert werden. Auch der Stoffaustausch zwischen Blut und Gelenk ist, wie wir heute wissen, prompt und ausgiebig. Die *physiologische* Bedeutung der normalen Gelenkflüssigkeit besteht nicht allein aus dem (mechanisch sehr wichtigen) Schlüpfrigmachen der Gelenkflächen, sondern auch in der Aufgabe, den Gelenkknorpel (wenigstens im zentralen Anteil) zu ernähren. Die normalerweise stark alkalische aktuelle Reaktion der Gelenkflüssigkeit beweist, daß der Gelenkraum funktionell als *geschlcssener Raum* anzusehen ist; wir haben bereits darauf hingewiesen, daß stärkere Verschiebungen der aktuellen Reaktion der Ergüsse in saurer Richtung vorkommen und zu Mucinniederschlägen und Verwachsungen führen können. — Nach abgelaufenen Entzündungen bleibt manchmal ein Erguß noch lange Zeit bestehen; diese Ergüsse zeichnen sich durch geringe Azidose und niedrige Zellzahl bei starker relativer Lymphocytose aus. Wahrscheinlich handelt es sich dann um Permeabilitätsstörungen der geschädigten Synovialmembran. *Mikroskopisch* sehen wir bei der Synovitis an den Zotten fibrinoide Umwandlung und Mehrschichtung des Oberflächenepithels, Bildung von Granulationsgewebe mit Anhäufung von Lymphocyten und Wucherung von Bindegewebszellen: bei einer Gruppe von Gelenkerkrankungen finden sich, wie soeben erwähnt, auch herdförmige entzündliche Veränderungen im *periartikulären* Bindegewebe.

Bei längerem Verlauf der Erkrankung kommt es zu Schädigungen des *Gelenkknorpels*, der durch einen bindegewebigen Pannus ersetzt wird, wodurch zuerst fibrinöse, später knöcherne *Ankylose* resultiert. In anderen Fällen bleibt die Pannusbildung aus, das Gelenk wird nach der abgelaufenen Entzündung wieder beweglich, die mechanische oder toxische Schädigung des Gelenkknorpels bleibt aber nicht ohne Folgen: es kommt zu Verschmälerung des Gelenkspaltes, Randwulstbildung — wir haben dann als Spätstadium der entzündlichen Arthritis das Bild der sog. *sekundären Arthritis deformans* vor uns.

2. Die primäre oder genuine Arthritis deformans ist dagegen im *klinischen* Sinne *nicht* entzündlicher Genese, wir bezeichnen sie daher als deformierende *Arthrose* oder *Arthropathie*. Sie ist die Folge von degenerativen Vorgängen am *Gelenkknorpel*.

Der Gelenkknorpel ist gefäßlos, er wird in seinen zentralen Partien von der Gelenkflüssigkeit, peripher vom Circulus articuli vasculosus aus ernährt; die Ernährung von der Knochenseite her hat offenbar nur geringe Bedeutung. Der Mangel an Blutgefäßen macht es verständlich, daß der Knorpel primär-entzündlich nicht erkranken kann.

Abnutzungserscheinungen (Usuren, Auffaserungen) an dem Gelenkknorpel sind mit zunehmendem Alter so häufig, daß es fraglich ist, inwieweit ihnen eine klinische Bedeutung zuzumessen ist; vielleicht ist das Gelenkreiben bei frei beweglichen, beschwerdefreien Gelenken ein Zeichen der Knorpeldegeneration. — Der Gelenkknorpel hat keine Nerven und es wäre durchaus möglich, daß Veränderungen, die *allein* auf den *Knorpel* beschränkt sind, schmerzfrei bleiben. Nur in einem Teil der Fälle von Knorpeldegeneration kommt es zur Entstehung einer *deformierenden* Arthropathie; diese letztere Veränderung besteht aus reaktiven Prozessen an der knöchernen Epiphyse, Vascularisation des Knorpels von der subchondralen Knochenzone aus und Bildung von periartikulären *Randwülsten* durch Verknöcherung des vascularisierten Knorpels. Gelegentlich kommt auch Randwustbildung bei *intaktem* Gelenkknorpel vor. Der Mechanismus der Randwulstbildung ist noch nicht restlos geklärt; vielleicht ist die Wucherung des Knorpels an den Gelenkrändern durch die bessere Durchblutung in diesem Bereich zu erklären (T. FISHER). Die *Ursache* der deformierenden Arthropathie ist in statischen und funktionellen Mißverhältnissen zu suchen (POMMER), doch ist für die meisten Fälle eine besondere, klinisch noch nicht faßbare *konstitutionelle Disposition* die Voraussetzung (HEINE).

Die Synovialmembran kann bei den deformierenden Arthropathien gelegentlich Zeichen einer leichten entzündlichen Reizung aufweisen, es kann ausnahmsweise zu flüchtigen Gelenkergüssen kommen. Durch Abstoßung nekrotischer Knorpelteile kommt es gelegentlich zur Bildung *freier Gelenkkörper*, die nun ihrerseits wieder Veranlassung zu entzündlicher Reizung der Synovialis geben können.

3. Bei der primären Erkrankung der *knöchernen Epiphysen* sind Synovialis und Gelenkknorpel zunächst nicht beteiligt; es handelt sich um nekrotische Knochenzerstörungen im Schenkelkopf (PERTHES), im

Os naviculare pedis und Metatarsus II (KÖHLER), sowie im Os lunatum (KIENBÖCK). Als Ursache werden neben Traumen auch durch innersekretorische Einflüsse verminderte Widerstandsfähigkeit der Epiphysen angenommen; *sekundär* kommt es in manchen Fällen zu Knorpelschädigung und zu deformierenden Veränderungen, besonders am Hüftgelenk.

Wir haben daher drei prinzipiell verschiedene pathologische Prozesse an den Gelenken: eine *primär* synoviale, eine *primär* cartilaginöse und eine *primär* epiphysär-ossale Form. Diesen Veränderungen entspricht klinisch die *entzündliche Arthritis,* die degenerative *Arthrosis deformans* und die Erkrankungen von PERTHES, KÖHLER und KIENBÖCK (Epiphysenmalacien). Wir haben bereits gesehen, daß *sekundär* auch die anderen, nicht primär erkrankten Gelenkbestandteile an dem pathologischen Prozeß teilnehmen können, daß die Synovitis mit deformierenden Prozessen kombiniert sein kann und umgekehrt. Obwohl das pathologisch-anatomische Bild in manchen Fällen eine Entscheidung nicht zuläßt — besonders läßt die *histologische* Untersuchung der Gelenke oft im Stich — so müssen wir an der *klinischen Einteilung* der Gelenkerkrankungen, welche sich auf ätiologische und pathogenetische Erwägungen stützt, unbedingt *festhalten.* Nur eine Einteilung nach ätiologischen und pathogenetischen Gesichtspunkten vermag ein Bild über die Natur und Entstehungsweise der Krankheit zu geben, nur eine solche Einteilung ermöglicht eine Prognosestellung und eine kausale Therapie. — Andererseits wäre es aber falsch, die pathologisch-anatomischen Veränderungen am erkrankten Gelenk zu vernachlässigen. Sowohl die klinische Untersuchung, wie vor allem das Röntgenbild ermöglichen meist einen hinreichend genauen Einblick in die morphologischen Verhältnisse, was vor allem für die Indikationsstellung für chirurgisch-orthopädische Maßnahmen unentbehrlich ist. Wir können daher die Gelenkerkrankungen im allgemeinen einteilen in

1. *entzündliche Arthritiden* (Infektarthritiden),
2. *deformierende Arthropathien,*
3. *Epiphysenerkrankungen.*

Je nach dem morphologischen Verhalten des Gelenkes unterscheiden wir bei den Infektarthritiden

eine *exsudative Form* (je nach der Natur der Ergüsse serös bis purulent),
eine *fibrinös-adhäsive Form* (Kapselschrumpfung),
eine *villöse Form* (Hypertrophie der Zotten),
eine *ulceröse Form* (Knorpelzerstörung),
eine *deformierende Form* (Randwulstbildung) und
eine *ankylosierende Form* (fibröse oder knöcherne Ankylose).

Diese morphologischen Formen gehen oft als verschiedene Stadien der Krankheit ineinander über, oft finden sich gleichzeitig mehrere Stadien nebeneinander. Es darf auch nicht vergessen werden, das manchmal an ein und demselben Gelenk zwei *Prozesse verschiedener Ätiologie* nebeneinander bestehen können, daß also nicht jede Deformierung bei einer Polyarthritis die Folge der Gelenkentzündung sein muß.

Ferner gibt es Gelenkerkrankungen besonderer Art, die von Anfang an sowohl entzündliche wie degenerative Zeichen aufweisen. An erster

Stelle sind die *Gicht* und die *Arthritis alkaptonurica* zu erwähnen, wobei die *primäre* Schädigung zwar den *Gelenkknorpel* betrifft, jedoch frühzeitig auch entzündliche Erscheinungen an der Synovialis beobachtet werden. Eine Sonderstellung nimmt auch die Gelenkerkrankung bei der *Hämophilie* ein; durch die wiederholten Blutergüsse in die Gelenke kommt es zur Hypertrophie der Synovialis, im späteren Verlauf zu Knorpelnekrose, Knochenzerstörung und Randwulstbildung. Auch Ankylose durch Pannusbildung kann vorkommen.

Zu den Gelenkerkrankungen, die sowohl entzündliche wie auch degenerative Züge gleichmäßig aufweisen, gehören die *neuropathischen* Gelenkveränderungen bei der Tabes und Syringomyelie, die durch starke Ergüsse, mächtige Knochen- und Knorpelzerstörung und gleichzeitige Regenerationserscheinungen charakterisiert sind.

Die neuropathischen Gelenkveränderungen sind zweifellos auf Störungen der *trophischen Funktion* des Nervensystems zurückzuführen; in diesem Zusammenhang erhebt sich die Frage, wieweit auch bei anderen Gelenkerkrankungen trophisch-nervöse Ausfallserscheinungen eine Rolle spielen. Bei *primär cartilaginösen* Erkrankungen kommt ein Einfluß des Nervensystems *nicht* in Frage, da der Knorpel weder Gefäße noch Nerven besitzt. Eine trophoneurotische Gelenkschädigung kann daher nur vom Knochen oder von der Kapsel aus erfolgen.

Obwohl Nerven mit ausschließlicher trophischer Funktion mit Sicherheit nicht nachgewiesen werden konnten, ist eine Beeinflussung der Gewebe durch die nervöse Regelung der Blutversorgung sehr gut möglich. Auf vasomotorisch-trophische Störungen sind die Knocheneinschmelzungen bei der RAYNAUDschen Krankheit und bei der *Sklerodermie* zurückzuführen.

Umstritten ist noch die Bedeutung der trophischen Nerveneinflüsse bei der Entstehung der *Knochen-* und *Muskelatrophie* bei entzündlichen Gelenkerkrankungen. Es ist zweifellos, daß solche Atrophien auch unabhängig von Gelenkerkrankungen bei peripheren und zentralen Nervenerkrankungen vorkommen; andererseits lassen sich sowohl die Knochenwie auch die Muskelatrophie auch als Folge der *Inaktivität* erklären. Es ist jedoch auffallend, daß die Atrophie meist *selektiv* eine bestimmte Muskelgruppe befällt, an Hand und Fuß meistens die *Strecker*; als Folge davon entstehen bei den chronischen Infektarthritiden der Hand- und Fußgelenke die Beugekontrakturen, ulnare Deviationen und Subluxationen der Finger- und Zehengelenke, die durch Annahme der Kapselschrumpfung allein ebenso schwer zu erklären sind als durch die Annahme der Inaktivität.

Ein Beispiel für die vasomotorisch-trophische Beeinflussung der Synovialis ist der *Hydrops articulorum intermittens,* bei dem übrigens im Anfall oft eine akute Muskelatrophie vorhanden sein soll.

Endokrine Einflüsse wurden sehr oft als Ursache von Gelenkerkrankungen angesehen. Für die meisten, angeblich endokrin bedingten Gelenkerkrankungen fehlt jeglicher Beweis für die endokrine Ätiologie, die bei den entzündlichen Formen auch theoretisch schwer zu begründen wäre (J. BAUER). Auch ist die Beschreibung der für gewisse endokrine Störungen (z. B. Klimakterium) charakteristischen Gelenkerkrankungen so divergierend, daß sich ein Eingehen auf dieses Gebiet an dieser Stelle erübrigt.

Dagegen kann man nicht bestreiten, daß Geschlecht, konstitutionelle Momente, Alter und Genitalfunktion zu bestimmten Gelenkerkrankungen eine erhöhte *Disposition* schaffen und auch den Verlauf der Krankheit wesentlich beeinflussen. Das gilt allerdings nicht allein für die *Gelenkpathologie,* sondern für nahezu alle pathologischen Vorgänge im Organismus.

Die innigen Beziehungen der innersekretorischen Drüsen zum *Knochensystem* sind durch experimentelle und klinische Befunde gesichert. Die hauptsächlich wirksamen Drüsen sind die Hypophyse, die Schilddrüse und die Epithelkörper. Die *Akromegalie* und die auf Dysfunktion der Schilddrüse zurückgeführte Becksche Krankheit können durch Umbau der Epiphyse auch die Gelenkknorpel schädigen und zu deformierenden Veränderungen führen; die *Ostitis fibrosa cystica* hat zwar mit den Gelenken selbst nichts zu tun, sie interessiert uns als Knochenkrankheit. In diese Gruppe gehört auch die *Osteomalacie* als Folge pluriglandulärer Störungen.

Erkrankungen der *peripheren Blutgefäße* finden sich oft mit Gelenkerkrankungen kombiniert; die Raynaudsche Krankheit wurde bereits bei den trophoneurotischen Prozessen erwähnt. Auffallend häufig ist die Arthrose der Kniegelenke mit *Krampfaderbildung* vergesellschaftet (Zimmer); es ist aber anzunehmen, daß es sich nicht um *Folgeerscheinungen* sondern um *nebengeordnete* Veränderungen auf Grund einer konstitutionellen Mesenchymschwäche handelt.

Wenn wir die besprochenen ätiologischen und pathogenetischen Momente zusammenfassen, so kommen wir als Ergänzung der bereits besprochenen drei Hauptgruppen von Gelenkerkrankungen zu folgenden weiteren Krankheitsgruppen:

4. Gelenkerkrankungen durch Stoffwechselprodukte (Gicht, Ochronose),
5. Gelenkerkrankungen bei der Hämophilie,
6. neuropathische Gelenkerkrankungen,
7. trophische Gelenkerkrankungen (Raynaudsche Krankheit, Sklerodermie, Osteophytose),
8. endokrine Gelenkerkrankungen (Becksche Krankheit, Akromegalie).

III. Erkrankungen der Gelenke.

A. Entzündliche Gelenkerkrankungen (Infektarthritiden).

In den letzten Jahren hat sich die Bezeichnung „Infektarthritis“ für die primär-entzündlichen Gelenkerkrankungen allgemein eingebürgert; soweit durch diese Bezeichnung der Gegensatz zu den *vorwiegend* oder *primär* degenerativen und trophoneurotischen Gelenkerkrankungen hervorgehoben wird, ist dagegen nichts einzuwenden; dennoch sind zwei wichtige Einschränkungen zu machen: erstens wissen wir, daß es *rein anaphylaktische* Gelenkentzündungen bei der Serumkrankheit gibt, ohne irgendwelche *Infekte* durch Mikroorganismen. Auch im Tierversuch ist es leicht möglich, eine unspezifische hyperergische Arthritis experimentell mit Eiweißkörpern zu erzeugen. Bei einer Reihe von Arthritiden, sowohl bei solchen, die im Verlauf einer Infektionskrankheit (Scharlach) auftreten, wie vor allem bei den *rheumatischen* Polyarthritiden ist ein Erreger nicht gefunden worden, und die Gelenkerscheinungen werden vielfach als (nichtinfektiöse) allergische Manifestationen angesehen. Obwohl die Entscheidung über diese Fragen noch nicht gefallen ist, kann an der Existenz von nichtinfektiösen anaphylaktischen Gelenkentzündungen nicht gezweifelt werden. Es wird vielleicht in einiger Zeit möglich sein, die entzündlichen Arthritiden in eine Gruppe von infektiösen und eine zweite Gruppe von unspezifisch-hyperergischen Gelenkentzündungen aufzuteilen.

Der zweite Einwand gegen die Bezeichnung „Infektarthritis", wenigstens soweit es sich um *rheumatische* Prozesse handelt, ist der, daß mit diesem Wort nur *ein Teil* des krankhaften Geschehens gekennzeichnet wird und die bei dem „Gelenkrheumatismus" oft überwiegende Erkrankung des Herzens usw. nicht zum Ausdruck kommt. Eigentlich müßte es dann, ebenso wie bei den anderen spezifischen Infektarthritiden, genauer „Polyarthritis bei spezifisch-rheumatischer Infektion" heißen.

Die große, pathohistologisch und wahrscheinlich auch ätiologisch einheitliche Krankheit, der *spezifische Rheumatismus,* nimmt unter den entzündlichen Gelenkerkrankungen die erste Stelle ein; er ist allerdings über das eigentliche Gebiet des Bewegungsapparates längst hinausgewachsen und gehört neben der Tuberkulose und Syphilis zu den großen spezifischen Erkrankungen des Gesamtorganismus. Nur der Umstand, daß die Gelenkerscheinungen beim Rheumatismus specificus am markantesten sind und am frühesten bekannt waren, rechtfertigt die Abhandlung des Rheumatismus specificus im Rahmen der Gelenkkrankheiten, so wie z. B. die Syphilis immer noch im Rahmen der Dermatologie abgehandelt wird, obwohl die Folgen der luischen Infektion für das Nerven- und Gefäßsytem ungleich wichtiger sind, als die Hauterscheinungen. Der Umstand, daß der „Rheumatismus specificus" bisher nur durch pathohistologische Merkmale charakterisiert ist, daß weder ein Erreger, noch eine immunbiologische Reaktion spezifischer Art bekannt sind, läßt die Grenzen dieser Krankheit etwas verwaschen erscheinen; es sind überwiegend *klinische* Erwägungen, welche die Zugehörigkeit bestimmter Gelenkkrankheiten zu dem spezifischen Rheumatismus wahrscheinlich machen. Dabei ist die Gefahr sehr groß, daß auch Prozesse zum Rheumatismus specificus gerechnet werden, die mit ihm — außer einer gewissen Ähnlichkeit der klinischen Manifestation — nur das eine gemeinsam haben, daß eine Ursache für die Krankheit nicht gefunden werden konnte. Weitere Fortschritte der Pathologie werden voraussichtlich in absehbarer Zeit eine exaktere Differenzierung innerhalb der Gruppe von Gelenkkrankheiten, die wir hier als die *„spezifisch-rheumatische"* bezeichnen, durchführen lassen.

1. Der Rheumatismus specificus (Spezifisch-infektiöser Rheumatismus).

Der spezifisch-infektiöse Rheumatismus (GRÄFF) ist eine durch typische histologische Gewebsveränderungen charakterisierte Allgemeinerkrankung, deren Verlauf ebenso verschieden ist, wie die hauptsächliche Lokalisation der Veränderungen. Nach dem Verlauf können wir akut-foudroyante Prozesse neben eminent chronischen unterscheiden, die Lokalisation kann entweder große Teile des kardiovasculären Apparates, oder den synovialen und periartikulären Teil der Gelenke, oder beides zusammen umfassen, während in anderen Fällen Erscheinungen an der Haut und der Iris beobachtet werden. Das *Gemeinsame* dieser klinisch verschiedenartigen Prozesse ist die Natur der histologischen Veränderungen; bei Krankheitszuständen, wo beweisende histologische Befunde noch nicht zur Verfügung stehen, ermöglicht die klinische Beobachtung (Auftreten der Veränderungen im Verlauf eines spezifischen Rheumatismus oder klinische Ähnlichkeit mit Symptomen, die auch bei dem spezifischen Rheumatismus beobachtet werden) die Zuteilung zu dem spezifischen Rheumatismus.

Auf Grund der Verlaufsart und der hauptsächlichen Lokalisation können wir die spezifisch-rheumatischen Erkrankungen in mehrere Gruppen einteilen; dabei müssen wir uns darüber im klaren sein, daß Übergänge zwischen den einzelnen Gruppen sehr häufig sind und es in vielen Fällen nicht möglich ist, die Zugehörigkeit zu einer dieser Gruppen exakt festzustellen.

Wir unterscheiden folgende 3 hauptsächliche Krankheitsformen:

1. *Der akute fieberhafte Rheumatismus.* Diese Gruppe deckt sich größtenteils mit dem klassischen, „akuten Gelenkrheumatismus“, eine Bezeichnung, die wir nicht mehr für ausreichend halten, da sie die nahezu obligate Beteiligung des Herzens und der Gefäße nicht zum Ausdruck bringt. Besser ist die englische Bezeichnung „rheumatic fever“.

2. *Der kardiovasculäre Rheumatismus.* Dazu gehören die Endo- und Myokarditiden rheumatischer Ätiologie, im akuten sowohl wie im chronischen Stadium, falls die *Gelenke nicht* beteiligt waren.

3. *Der chronische Gelenkrheumatismus.* Je nach der Beteiligung des Herzens können wir eine *sekundäre* oder, bei schleichendem Beginn *ohne* Herzbeteiligung, eine *primäre* chronische Form unterscheiden.

Neben diesen „typischen“ Krankheitsformen können — auch unabhängig von Gelenk- und Herzveränderungen — Erkrankungen der *Haut* (Erythema exsudativum und nodosum, Purpura), der *Iris* und des *Gehirns* (Chorea) vorkommen. Diese werden wir im Anschluß an die typischen Verlaufsformen des Rheumatismus besprechen.

Pathologische Histologie.

Die spezifisch-rheumatischen Veränderungen spielen sich im *Bindegewebe* ab: der Rheumatismus ist eine *Erkrankung des Mesenchyms.*

Die von KLINGE genauer beschriebene erste Veränderung, das *Frühinfiltrat,* besteht aus einer herdförmigen serösen Auflockerung der Grundsubstanz, einer Aufquellung der Faserbündel und Durchsetzung mit einer fibrinoiden Masse (Desorganisation nach Talalajew). Es handelt sich dabei um eine Schädigung, die nicht immer *Nekrose* zur Folge hat, wenn auch eine solche in typischer Weise bei älteren Herden vorhanden zu sein pflegt. Es kommt ferner zur Einwanderung von Leukocyten: wir haben das *exsudative Stadium* vor uns.

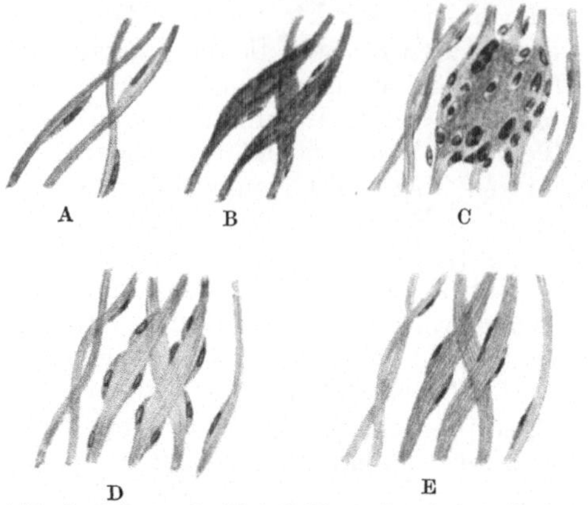

Aus diesem Anfangsstadium entwickelt sich durch Zellproliferation das *granulomatöse Stadium,* dessen typischer Repräsentant das von Aschoff 1904 entdeckte *Myokardknötchen* ist. Diese submiliaren, meist unterhalb des Endokards, in der Nähe der Blutgefäße liegenden Knötchen bestehen aus radiär um eine zentrale Nekrose angeordneten Zellen, darunter Riesenzellen mit mehreren bläschenförmigen Kernen und basophilem Protoplasma; die Zellen entstehen durch Vermehrung und Hypertrophie der Fibrocyten und der adventitiellen (histiocytären) Zellen; durch ihre Unfähigkeit zur Phagocytose unterscheiden sie sich von den Zellen der Tuberkel oder Gummen.

Abb. 7. Schema der Entwicklung des rheumatischen Granuloms nach Klinge. Bei A normale Bindegewebsfibrillen, B zeigt die Aufquellung der Faserbündel (Frühinfiltrat), bei C typisches Granulom, bei D beginnende Vernarbung, bei E vollendetes Narbenstadium.

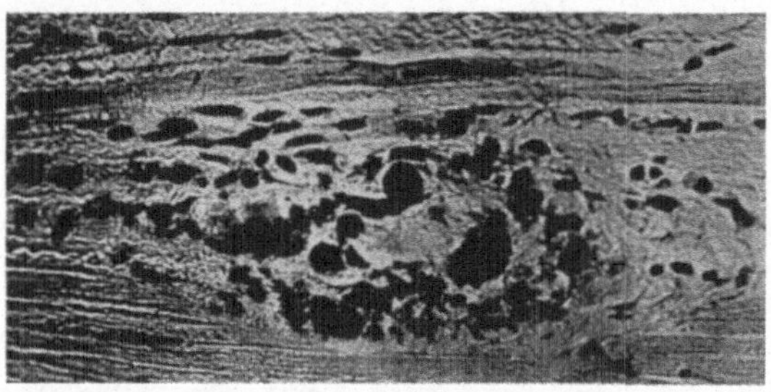

Abb. 8. Typisches Aschoffsches Knötchen im Myokard; radiär angeordnete Zellen, dazwischen Riesenzellen mit mehreren Kernen. (Nach H. Swift: Rheumatic fever.)

Im letzten, *narbigen Stadium* wird die Verquellungsmasse resorbiert, die Zellen werden kleiner an Zahl geringer; die Bindegewebsbündel bleiben verdickt, nehmen aber Kollagen auf, womit die Umwandlung in Narbengewebe vollendet ist (vgl. Abb. 7).

Diese 3 Stadien des rheumatischen Gewebsschadens findet man bei der Sektion oft gleichzeitig nebeneinander; doch scheint das *proliferative* Stadium erst etwa 3 Wochen nach Beginn der Krankheit nachweisbar zu sein, während das *narbige* Stadium zu seiner Entwicklung etwa 1 Jahr bedarf.

Die *Form* des ASCHOFFschen Knötchens im Myokard (vgl. Abb. 8) ist rund bis spindelförmig; je nach den örtlichen Verhältnissen wechselt in den verschiedenen Organen und Geweben ihre Form, wobei zum Teil sehr charakteristische, zum Teil jedoch nur wenig spezifische Bilder entstehen. Zu den ersteren gehören die Granulome, welche GRÄFF an dem Übergang des Sehnengewebes zur Muskulatur nachgewiesen hat; sie bestehen aus veränderter kollagener Substanz und neugebildeten fixen Zellen. — GRÄFF hält diese „Sehnenknötchen“ für die spezifisch-rheumatische Reaktion des *kollagenen* Bindegewebes, im Gegensatz zum ASCHOFFschen Knötchen, welches die Reaktion des *lockeren* Bindegewebes darstellen soll.

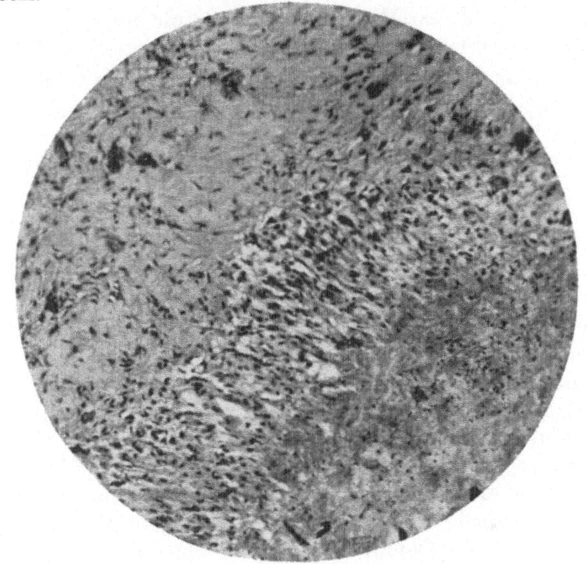

Abb. 9. Subcutaner Knoten bei chronischem Gelenkrheumatismus; rechts unten nekrotische Partie, umgeben von einem Wall radiär gestellter Zellen.

Zu den weniger charakteristischen Befunden zählen die histologischen Veränderungen an den Herzklappen (die Endokarditis verrucosa), an den serösen Häuten und an der Synovialis. Dagegen finden sich reichlich typische ASCHOFFsche Knötchen im periartikulären Gewebe (FAHR), im peritonsillären Gewebe und im perivasculären Gewebe; sie können auch eine *Endokarditis,* besonders im linken Vorhof, verursachen (MAC CALLUM). Schwere rheumatische Veränderungen sind in der *Aorta* und Arteria pulmonalis nachgewiesen worden, sie kommen aber auch in kleineren Arterien und in den Arteriolen vor (VON GLAHN und PAPPENHEIMER). Lange bekannt und pathognostisch wichtig sind die typischen Granulome, die sowohl bei dem akut-fieberhaften Rheumatismus, wie auch bei dem chronischen Gelenkrheumatismus in den hirsekorn- bis taubeneigroßen *subcutanen Knoten* vorkommen; die großen Knoten bei dem chronischen Gelenkrheumatismus zeichnen sich durch eine zentrale Nekrose aus, welche von radiär gestellten Zellen umgeben ist (vgl. Abb. 9).

Mit dieser Aufzählung ist die Lokalisation der rheumatischen Veränderungen nicht erschöpft; sie finden sich eigentlich überall, wo Bindegewebe vorkommt und ganz besonders in der Nachbarschaft von Blutgefäßen. Ob Granulome auch im eigentlichen *Muskelgewebe* vorkommen (Klinge, Brogsitter), ist noch strittig; in den parenchymatösen Organen (Leber, Milz, Niere, Lunge) hat man sie nicht mit Sicherheit nachgewiesen.

Die *histologische Diagnose* ist am leichtesten im *proliferativen* Stadium, insbesondere bei typischen Aschoffschen Knötchen und Sehnenknötchen zu stellen. Weniger sicher ist das *exsudative* Stadium und das *Narbenstadium* als „spezifisch rheumatisch" zu erkennen. Bei den typischen *Myokardknötchen* kommt differentialdiagnostisch hauptsächlich *Scharlach* in Frage; alle anderen Myokarditiden (Diphtherie, Sepsis, Endokarditis lenta) weisen ein ganz abweichendes histologisches Bild auf.

Wir können das *rheumatische Granulom* als durchaus spezifische entzündliche Reaktion ansehen, welche in die Gruppe der infektiösen Granulomatosen gehört und vor allem mit der *Tuberkulose* und der *Syphilis* zu vergleichen ist. Von dem *Tuberkel* unterscheidet sich das Rheumaknötchen durch das Fehlen der Verkäsung, durch den fehlenden Leukocytenwall, durch die innige Beziehung zu den Blutgefäßen. Das *Gumma* unterscheidet sich durch die hauptsächlich lymphocytäre Natur seiner Zellen und die starke Nekrose von den Rheumaknötchen. Die Abgrenzung gegen die durch Kokken erzeugten *Abscesse* ist durch ihre Zusammensetzung aus hauptsächlich neutrophilen Leukocyten nicht schwierig, wenn auch bei allen erwähnten Bildungen differentialdiagnostische Schwierigkeiten auftauchen können. Am schwierigsten ist die Abgrenzung gegenüber den Granulomen, die in Tierversuchen bei Infektion mit Kokken von geringer Virulenz vorkommen oder bei Schaffung anaphylaktischer Zustände (Klinge) beobachtet werden: Wieweit aus der Beurteilung dieser experimentell erzeugten Granulome Schlüsse auf die Ätiologie des spezifischen Rheumatismus gezogen werden können, soll noch erörtert werden. Leicht und sicher ist meist die histologische Diagnose bei den *subcutanen Knoten,* wovon in der klinischen Praxis nach Probeexcisionen Gebrauch gemacht werden kann.

Ätiologie und Pathogenese.

Der spezifische Rheumatismus ist in jeder Verlaufsart eine entzündliche Allgemeinerkrankung des *ganzen* Organismus; selbst wenn klinisch nur die Gelenklokalisation nachweisbar ist, beweist die im aktiven Stadium obligat erhöhte Senkungsreaktion das Vorliegen besonderer Immunitätsverhältnisse.

Bei dieser Sachlage können wir *ätiologisch* nur zwei Faktoren ernstlich in Betracht ziehen: mikrobiotische Infektion und anaphylaktische Reaktionen auf körperfremde Proteine.

Gräff, der auf dem Standpunkt der unbedingten Spezifizität des rheumatischen Granuloms steht und die Identität des *experimentell* erzeugten Zellknötchens mit dem Aschoffschen Knötchen bestreitet, postuliert von diesem Standpunkt aus die Existenz eines noch *unbekannten Krankheitserregers.* So verlockend diese Annahme auch ist, sie steht doch im Widerspruch mit der Tatsache, daß trotz ausgedehntester Untersuchungen es bis heute nicht gelungen ist, das Vorhandensein eines spezifischen Erregers, etwa eines filtrierbaren Virus, nachzuweisen. Insbesondere spricht der Umstand gegen diese Annahme, daß es auch durch Übertragung von Krankenblut (oder Gelenkpunktat) nicht gelingt, den spezifischen Rheumatismus im Tierversuch zu reproduzieren.

Wie bereits erwähnt, haben verschiedene Forscher durch Infektion mit Streptokokken von abgeschwächter Virulenz im Tierversuch Granulome erzeugen können, die in mancher Hinsicht den ASCHOFFschen Knötchen nahestehen (JACKSON, COOMBS, BRACHT und WÄCHTER, ROSENOW, CLAWSON, MOON und STEWART); wie aber CECIL, MILLER, GROSZ, sowie THALHIMER und ROTHSCHILD meinen, handelt es sich dabei mehr um *septische* Granulome als um spezifisch-rheumatische Gewebsveränderungen. Es mag immerhin zugegeben werden, daß die Abgrenzung dieser Gebilde in vielen Fällen recht schwierig sein kann; die Beurteilung wird außerdem noch erschwert durch den Umstand, daß wir die spezifisch-rheumatische Gewebsreaktion der *Versuchstiere* nicht kennen und daher auch nicht zum Vergleich heranziehen können.

Derselbe Einwand ist auch gegen die Spezifität der von KLINGE beschriebenen Granulome erhoben worden, welche KLINGE durch lokale hyperergische Entzündung an Kaninchen erzeugt hat, die mit Eiweiß sensibilisiert waren. Daß es durch intraartikuläre Eiweißinjektionen möglich ist, bei vorher sensibilisierten Kaninchen eine Arthritis zu erzeugen, hat bereits 1913 FRIEDBERGER nachgewiesen; diese Arthritis ist als ARTHUSsches Phänomen (lokale anaphylaktische Reaktion) der Gelenke aufzufassen. Auf Grund der erweiterten Konzeption der „hyperergischen Entzündung“ (RÖSSLE, GERLACH) ist es KLINGE gelungen, nachzuweisen, daß außer den *lokalen* entzündlichen Erscheinungen auch in entfernten Organen, so auch im *Herzmuskel,* histologische Veränderungen nachweisbar sind, die große Ähnlichkeit mit dem spezifisch-rheumatischen Gewebsschaden aufweisen.

Für die klinische Pathologie hat der Mechanismus der experimentellen hyperergischen Arthritis eine größere Bedeutung gewonnen, als es CHINI und VAUBEL gelungen ist, auch durch *unspezifische* Schädigungen der Gelenke des sensibilisierten Versuchstieres (Injektionen von Äther und Harnsäure, künstliche Abkühlung) eine Arthritis zu erzeugen; diese Ergebnisse konnte ich — gemeinsam mit WEHRSIG — mittels intraartikulärer Injektionen von Äther und Phenolcampher reproduzieren, nicht aber durch Abkühlung der Gelenke. Auch war es uns möglich, eine allergische Arthritis durch Injektion von *Streptokokkenvaccine* zu erzeugen. Früher hatte schon ZINSSER durch intraartikuläre Injektionen von Autolysaten von *Pneumokokken* bei subcutan sensibilisierten Meerschweinchen Arthritis erzeugt; FREIBERG erzeugte bei sensibilisierten Kaninchen Arthritis mit Kulturfiltraten von Dysenteriebacillen.

Das Verhalten des *reticuloendothelialen Systems* bei den Gelenkerkrankungen ist noch nicht genügend erforscht, obwohl viele Beobachtungen dafür sprechen, daß es bei der Arthritisgenese eine große Rolle spielt. Histiocytäre Elemente sind in der Synovialis von der RONDONIschen Schule nachgewiesen worden, und sowohl wir wie KLINGE haben eine Hemmung der hyperergischen Arthritis beobachtet, wenn *nach* erfolgter Sensibilisierung eine Speicherung mit Vitalfarben vorgenommen wurde.

Für eine andere Manifestation des spezifischen Rheumatismus, die *Endokarditis,* wird ebenfalls vielfach ein allergischer Entstehungsmechanismus angenommen. SIEGMUND und DIETRICH fanden, daß einmalige Infektion nicht imstande ist, Endokarditis zu erzeugen, wohl aber *wiederholte* Injektionen, auch mit *abgetöteten* Mikroorganismen. Nach SIEGMUND gewinnt das Endokard durch die vorausgehende Sensibilisierung die Funktion des „aktiven Mesenchyms“ und erst dann wird es zum Haften von Mikroorganismen geeignet. (Wir haben bei eigenen Versuchen allerdings auch nach *erstmaliger* Infektion mit Streptokokken Endokarditiden gesehen.)

Das Verhalten der Gelenke bei der experimentellen Gewebshyperergie ist ein ausgezeichneter Modellversuch für die Gelenkerscheinungen im Verlauf der *Serumkrankheit* des Menschen; dagegen vermag es uns keine Anhaltspunkte für die Ätiologie des *spezifischen Rheumatismus* zu geben, da bei dieser Krankheit die Bedingungen des Experimentes nicht gegeben sind. Wir haben lediglich wertvolle Anhaltspunkte für die *Pathogenese* der Gelenkerkrankungen gewonnen, und es ist wohl mit großer Wahrscheinlichkeit damit zu rechnen, daß allergische Vorgänge bei dem

Rheumatismus — genau wie bei der Tuberkulose und vielen anderen Infektionskrankheiten — eine große, vielleicht sogar dominierende Rolle spielen. Ein klares Bild über die Immunitätsverhältnisse werden wir aber erst dann gewinnen können, wenn das Allergen — also der Erreger der Krankheit — bekannt ist.

Von mikrobiotischen Erregern wurde bis jetzt besonders die Rolle der *Streptokokken* diskutiert. Es war jedoch von vornherein schwierig, den Umstand zu erklären, daß die Streptokokken einerseits in der Mundhöhle Gesunder nahezu immer vorkommen, andererseits dieselben Mikroben Erreger von klinisch und morphologisch distinkten Erkrankungen sein sollen. Um diese Schwierigkeit zu umgehen, wurden verschiedene Hilfshypothesen aufgestellt.

1. Man versuchte, bestimmte kulturelle und serologische Eigenarten bei dem beschuldigten Stamm hervorzuheben und hat einen *spezifischen* Streptococcus für den Erreger des Rheumatismus angenommen (SMALL, BIRKHAUG, zum Teil auch POYNTON und PAINE, CECIL, CLAWSON und BURBANK).

2. Man versuchte die Pathogenität gewisser Stämme durch die biologische Eigenschaft der *elektiven Lokalisation* zu erklären (ROSENOW).

In derselben Richtung liegt die Annahme, wonach der Rheumatismuserreger mit dem *Streptococcus viridans* identisch sei (REYE, LOEWENHARDT); man hielt also die Infektarthritis, ebenso wie die Endocarditis lenta, für eine abgeschwächte Streptokokkensepsis (UMBER), den Streptococcus viridans für einen Stamm mit abgeschwächter Virulenz.

3. Die meisten Anhänger hat heute die Ansicht, wonach der Rheumatismus die Folge einer *Hypersensibilität* gegen Streptokokken oder deren Toxine ist (H. SWIFT, ZINSSER). Diese Ansicht stützt sich auf die Beobachtung, daß durch besondere Vorbehandlung von Versuchstieren, am besten durch Anlegung eines mit Streptokokken infizierten subcutanen Agardepots, eine *Sensibilisierung* gegen Streptokokken erzeugt werden kann; diese äußert sich in positiven Hautreaktionen bei intracutaner Injektion von Streptokokkenvaccinen. Tiere, die mit *intravenösen* Streptokokkeninjektionen vorbehandelt worden sind, lassen diese Hypersensibilität vermissen. Die Agardepots können als Modell der „fokalen Infektionsherde“ angesehen werden, wodurch die Analogie mit den klinischen Erscheinungen hergestellt wird. Als weitere Stütze dieser Anschauung können die positiven Ausfälle der *Cutanproben* mit Streptokokkenprodukten bei Rheumatismuskranken angesehen werden, wovon BIRKHAUG, SWIFT, DERICK, KAISER und COBURN berichten und die wir auch bis zu einem gewissen Grad bestätigen konnten; die Reaktion ist allerdings nicht streng spezifisch. Von SWIFT wird auch über tuberkulinähnliche Allgemeinreaktionen nach intravenöser Injektion von Streptokokkenvaccinen bei Rheumatikern brichtet; wir haben solche niemals beobachtet.

Was die sonstigen, für die Streptokokkenätiologie herangeführten Befunde betrifft, so läßt sich dazu folgendes sagen: 1. Seit 3 Jahrzehnten finden sich in der Literatur Angaben über das Vorkommen von Streptokokken im *Blut* bei dem akuten Rheumatismus; während wir heute sicher sagen können, daß mit einfachen Züchtungsmethoden (Blutagarplatte) Streptokokken so gut wie niemals nachweisbar sind, scheint bei Anwendung komplizierter Verfahren die Ausbeute an positiven Resultaten besser zu sein: von solchen berichten insbesondere amerikanische Autoren (CLAWSON, CECIL, BURBANK, FORKNER und GRAY). Wir selbst konnten allerdings *niemals*, auch nicht bei Anwendung aller modernen Verfahren, Streptokokken in Blut- und ebenso wenig in den *Gelenkpunktaten* nachweisen und befinden uns damit in Übereinstimmung mit vielen anderen Nachuntersuchern (z. B. NYE und SEEGAL, DAWSON u. a.). 2. Über den *immunbiologischen* Nachweis der Streptokokkeninfektion finden sich in der englisch-amerikanischen Literatur vereinzelte Angaben: Über positive Komplementbindungen berichtet BURBANK, über spezifische Agglutination berichten NICHOLLS und STAINSBY. Wir selber konnten im Serum unserer Kranken niemals komplementbindende Antikörper gegen Streptokokkenantigene nachweisen, ebenso wenig Agglutinine gegen nichthämolytische Streptokokken; wir befinden uns damit in voller Übereinstimmung mit H. SWIFT. 3. Die bakteriologische Untersuchung der *Tonsille*, die zweifellos oft die Eintrittspforte des Rheumatismus ist, hat neuerdings COBURN (in New York) interessante Ergebnisse gebracht. COBURN untersuchte bei einer großen Anzahl von Rheumatismuskranken die Rachenflora und fand, daß gleichzeitig mit dem Auftreten von Gelenkrezidiven hämolytische Streptokokken im Rachen auftraten; wurden die

Kranken in tropische Gegend versetzt, so blieben sie rezidivfrei, im Rachen fanden sich keine hämolytische Streptokokken. Dieser auffallende Befund wäre einerseits so zu erklären, daß eine Infektion mit hämolytischen Streptokokken von außen her erfolgt — andererseits ist es möglich, daß unter Einwirkung irgendwelcher Einflüsse — vielleicht einer Erkältung — die vorher *nicht*hämolysierenden Stämme (die auch im Rachen gesunder Personen stets nachweisbar sind) durch Mutation in hämolysierende Streptokokken verwandelt werden. Die Möglichkeit einer solchen Mutation — die sich nicht allein auf die Fähigkeit zum Hämolysieren, sondern auch auf Änderung der Virulenz beziehen könnte — wurde von NEUFELD, MORGENROTH und LUBARSCH nachgewiesen, von SCHOTTMÜLLER allerdings bestritten. Für die Ätiologie des Rheumatismus ist diese Frage nur von untergeordneter Bedeutung — zunächst bleibt festzustellen, ob die hämolytischen Streptokokken, seien sie welchen Ursprungs immer, ätiologisch eine Rolle spielen oder nicht. COBURN und DERICK fanden bei der Cutanimpfung mit Nucleoproteinen von hämolytischen Streptokokken bei Rheumatikern öfter positive Resultate, als bei den Kontrollfällen — allerdings ist diese Reaktion nicht spezifisch genug, um Schlüsse daraus ziehen zu können. Wichtiger scheinen die Versuche über Agglutination mit hämolytischen Streptokokken zu sein, über welche DAWSON berichtet und die auffallenderweise bei den *primär* chronischen Polyarthritiden positiv ausgefallen sind. 4. Daß man mittels intravenöser Streptokokkeninfektion im Tierversuch Arthritiden und Endokarditiden erzeugen kann, ist seit über 30 Jahren bekannt. In ausgedehnten Untersuchungen haben WEHRSIG, WEIL und *Verfasser* zeigen können, daß weder durch direkte Infektion noch durch Abschwächung der Virulenz der Streptokokken, noch auch durch Vorimmunisierung der Tiere das Gewebsbild des spezifischen Rheumatismus erzeugt werden kann; die beobachteten Veränderungen entsprechen einer akuten bis chronischen Kokkensepsis, wobei in vielen Fällen eine besondere „Arthrotropie" der Streptokokken aufgefallen ist. Eine „elektive Lokalisation" von Streptokokken, die aus fokalen Herden von Rheumatikern stammen, ließ sich *nicht* nachweisen. Dagegen ist es auffallend, daß diese Kokkensepsis manchmal — besonders bei aktiv vorimmunisierten Tieren und bei Verwendung wenig virulenter Stämme — auffallend milde verlief und das Krankheitsbild (*nicht* aber das *histologische* Bild!) der Versuchstiere manche Ähnlichkeit mit der chronischen Polyarthritis des Menschen aufgewiesen hat. Ähnliche Beobachtungen hatte BIELING bei der Immunisierung von großen Tieren zwecks Serumgewinnung gemacht, wobei — bei Übergang zur intravenösen Infektion — Gelenkschwellungen und Endokarditis auftraten.

Versuchen wir nun, aus den angeführten Ergebnissen der experimentellen Forschung uns ein Bild über den heutigen Stand der Frage der Ätiologie und Pathogenese des Rheumatismus infectiosus zu machen. Wir haben bereits erwähnt, daß die *allergische Theorie*, zuerst von CHWOSTEK und WEINTRAUD vertreten, zwar wertvolle Hinweise für den *Mechanismus* des Krankheitsvorganges, der *Pathogenese* des rheumatischen Geschehens beigetragen hat, über die *Ätiologie* aber zunächst nichts aussagt. Es wäre ja möglich, daß wir es mit einem „Autonomwerden" der allergischen Reaktion, ausgelöst durch verschiedene, nicht spezifische Reize, vielleicht endogener, nichtinfektiöser Natur (GUDZENT) zu tun haben. Ein Beweis für diese Anschauung ist jedoch noch nicht erbracht.

Wahrscheinlicher ist es, daß die Allergene mikrobiotischer Natur sind, wobei weniger eine Bakteriämie oder Ansiedlung von Bakterien in den Geweben in Frage kommt, als vielmehr anaphylaktische Vorgänge auf Grund von Toxinwirkungen von Bakterien. Es ist sehr wahrscheinlich, daß Streptokokken, insbesondere *hämolytische Streptokokken*, dabei eine große Rolle spielen; dafür spricht allein schon die klinische Beobachtung, daß hämolytische Streptokokken die Erreger der akuten Tonsillitis sind und die Angina außerordentlich oft Vorläufer eines akuten Rheumatismus ist. Warum es nur bei einem Teil der Anginafälle zu rheumatischen

Erkrankungen kommt, ist natürlich noch ungeklärt; entweder spielen besondere allergische Verhältnisse oder die klinisch nicht faßbare, aber bestimmt vorhandene, „konstitutionelle Disposition“ dabei eine Rolle. — Für die *chronischen* Formen der rheumatischen Infektion ist die Rolle der Tonsillen weniger einleuchtend; vielleicht spielen bei diesen Prozessen auch noch andere Infektionsherde eine Rolle, wobei auch an eine besondere Krankheitsbereitschaft, eben an das erwähnte „Autonomwerden“ der hyperergischen Reaktion zu denken wäre. Zwei Einschränkungen sind jedoch zu machen: zunächst ist es möglich, daß es doch noch gelingen wird, einen für den Rheumatismus spezifischen Erreger (Gräff, Schottmüller) zu entdecken. Weiter müssen wir die Möglichkeit zugeben, daß es unter den klinisch als „spezifisch rheumatisch“ angesehenen Krankheiten auch Fälle von milde verlaufender Sepsis (*Sepsis lenta* von Umber und Loewenhardt, Kokkenrheumatismus von Gräff) gibt; bei diesen Fällen wird man gelegentlich Streptokokken im Blut finden, sie können aber auch sehr oft fehlen und die Diagnose wäre dann, genau wie bei den vorhin erwähnten Tierversuchen, nur durch histologische Untersuchung möglich. Solange wir keine serologischen Zeichen der rheumatischen Infektion kennen, wird die *klinische* Abgrenzung dieser Fälle sehr schwierig sein, um so mehr, als Streptokokken sowohl bei der Sepsis wie auch bei dem spezifischen Rheumatismus ätiologisch eine Rolle spielen können und der Unterschied vielleicht nur in dem Immunitätszustand des Kranken liegt (Hyperergie bei dem Rheumatismus, Anergie bei der Sepsis — Rössle, Veil).

Das Problem der Ätiologie des infektiösen Rheumatismus ist, wie wir gesehen haben, sehr komplex; es ist zu hoffen, daß weitere Forschung mehr Klarheit in dieser Frage schaffen wird, und daß es auf Grund neuer Erkenntnisse möglich sein wird, von dem heute als pathogenetische Einheit geschilderten „spezifischen Rheumatismus“ bestimmte Krankheiten von abweichender Ätiologie abzugrenzen. Insbesondere gilt das für einen Teil der *chronisch* verlaufenden Gelenkprozesse, bei welchen spezifisch-rheumatische Gewebsveränderungen zwar auch nachgewiesen werden konnten (Klinge und Grzimek), aber viel spärlicher und unsicherer als bei dem akuten fieberhaften Rheumatismus; die Beteiligung des *periartikulären* Gewebes tritt bei diesen Prozessen gegenüber der rein *synovialen* Arthritis ganz in den Hintergrund. Die bei diesen Fällen gelegentlich vorhandenen subcutanen rheumatischen Knoten sowie die Ähnlichkeit der Gelenksymptome mit der bestimmt „spezifisch-rheumatischen“ *sekundär* chronischen Polyarthritis, rechtfertigen indessen die Einreihung auch dieser, *primär* chonischen Fälle unter den „spezifischen Rheumatismus“; wir nehmen an, daß es sich um eine besondere Verlaufsart der rheumatischen Infektion handelt, deren Verschiedenheit vom akut-fieberhaften Rheumatismus eine Folge des Vorliegens besonderer Immunitätsverhältnisse ist. Zum Schluß sei noch erwähnt, daß in der Literatur eine Reihe verläßlicher und eindrucksvoller Berichte über *epidemieartiges Auftreten* von akutem Rheumatismus verzeichnet ist; wir können diese gehäuften Infektionen zwanglos erklären durch die Annahme einer kontagiösen *Angina,* welche bei einem Teil der dazu disponierten Kranken zum Auftreten des akuten Rheumatismus führte. Nach Wirth ist das Vorkommen hämolytischer Streptokokken im Rachen stets als pathologisch anzusehen; solche „Bacillenträger" können Vermittler der Angina und der rheumatischen Infektion sein.

a) Der akute fieberhafte Rheumatismus (akuter Gelenkrheumatismus, rheumatic fever).

Zu dieser Gruppe rechnen wir alle Fälle der rheumatischen Infektion, welche akut, fieberhaft einsetzen und mit deutlichen Gelenkerscheinungen einhergehen; dazu gehören die typischen Fälle des „akuten Gelenkrheumatismus", und wenn wir diese viel gebrauchte Bezeichnung vermeiden, so geschieht das deshalb, weil sie die nahezu obligate Miterkrankung des *Herzens* nicht zum Ausdruck bringt.

Prodrome. Die Erkrankung beginnt oft mit einer fieberhaften *Angina*; diese ist meist katarrhalischer Natur, ohne Lacunen und ohne Abszedierung. Der Rachen ist meist stark gerötet, die regionalen Drüsen sind nur selten vergrößert. Einige Tage bis 2 Wochen nach Beginn der Angina tritt unter neuerlichem Anstieg der Temperatur der eigentliche fieberhafte Rheumatismus in Erscheinung. Schüttelfrost wird so gut wie niemals beobachtet; die Temperatur überschreitet selten 39,5—40°. Über die *Häufigkeit* der vorausgegangenen *Anginen* sind die Angaben sehr abweichend; wir haben solche in 63 von 201 Fällen (31%) anamnestisch festgestellt. Es ist aber nicht daran zu zweifeln, daß der Rachenring in einem erheblich größeren Prozentsatz der Fälle die Eintrittspforte der Erkrankung ist, ohne daß der „Primärinfekt" (GRÄFF) sich durch nennenswerte Beschwerden bemerkbar machte. In diesen Fällen bestehen mehr allgemein gehaltene Beschwerden in Form einer „Erkältung" oder „Grippe". Manchmal besteht dabei Schnupfen und Laryngitis, und vielleicht liegt die Eintrittspforte in diesen Fällen im Nasenpharynx oder im kaudalen Rachenabschnitt, wo GRÄFF (durch kontinuierliche Verbreitung von der Tonsille aus) spezifisch-rheumatische Granulome nachweisen konnte. Eine Pharyngitis wird auch in den Fällen die Eintrittspforte sein, bei welchen erst *nach erfolgter Tonsillektomie* der Rheumatismus auftrat.

Dagegen wird man es aus prinzipiellen Gründen *ablehnen* müssen, *chronische* Entzündungsherde in den Tonsillen, Zahnwurzelgranulomen u. dgl., wie es jetzt oft geschieht, als Eintrittspforte des akuten, fieberhaften Rheumatismus anzusehen. Es wäre schon aus klinischen Gründen unerklärlich, wieso aus solchen ruhenden und meist inaktiven Herden (die auch während des Rheumatismus nicht aktiv werden) plötzlich eine akut einsetzende fieberhafte Erkrankung entstehen soll! — Wieweit solche fokalen Herde bei den *chronischen* Formen des Rheumatismus ätiologisch eine Rolle spielen können, sei damit nicht präjudiziert.

Weniger klar liegen die Verhältnisse in den Fällen, wo dem akuten Rheumatismus eine andere akute Entzündung vorausgeht, z. B. eine Otitis media, ein Erysipel oder eine akute Gastroenteritis. Es ist möglich, daß es sich dabei um den rheumatischen „Primäraffekt" handelt, ebenso ist es aber auch möglich, daß die Eintrittspforte sich im Rachenring befindet und es sich nur um ein zufälliges Zusammentreffen differenter

Prozesse handelt. Drittens muß an die Möglichkeit gedacht werden, daß nicht ein spezifischer Rheumatismus, sondern ein *Rheumatoid* mit bekanntem Erreger (Sepsis, Dysenterie u. dgl.) vorliegt.

In den *Tonsillen* selbst finden sich nach Ablauf der akuten Erscheinungen bei einem Teil der Fälle grob sichtbare Veränderungen (Hypertrophie, Zerklüftung, Follikel), in einem noch größeren Prozentsatz lassen sich Pfröpfe exprimieren, die neben Epithelien meist auch viele Leukocyten enthalten. Die histologische Untersuchung operativ entfernter Tonsillen läßt spezifisch-rheumatische Veränderungen für gewöhnlich nicht erkennen; wir wissen, daß die spezifischen Prozesse im peritonsillären Gewebe zu finden sind, welches bei der Operation größtenteils intakt bleibt. Bakteriologisch finden wir im Stadium der Angina hämolytische Streptokokken, im inaktiven Stadium, auch wenn reichlich Pfröpfe vorhanden sind, lediglich nichthämolysierende Streptokokken, daneben die sonstige reichhaltige Mundflora. Wir können daher sagen, daß die Tonsille des Rheumatikers weder klinisch, noch histologisch oder bakteriologisch irgend etwas Charakteristisches aufweist.

Gelenke. Von den *Gelenken* werden meist zunächst die Knie- und Sprunggelenke befallen; dann folgen der Häufigkeit nach die Hand-, Schulter- und Ellbogengelenke; die Finger- und Zehengelenke folgen, ebenso wie die Hüftgelenke, im weiten Abstand. Die Ursache der Gelenkprädilektion beim akuten Rheumatismus ist, ebenso wie bei den infektiösen Rheumatoiden (vgl. S. 193), nicht bekannt; der früher behauptete Faktor der beruflichen Beanspruchung spielt sicher *keine* Rolle.

Meist beginnt die Krankheit polyartikulär, wenn auch nur selten alle Gelenke gleichzeitig befallen werden; in den typischen Fällen verläuft die Krankheit schubweise, indem in Abständen von einigen Tagen immer andere Gelenke erkranken; mit jedem Schub war vor der Einführung der Salicylbehandlung ein neuer Anstieg der Temperatur verbunden, was heute nur andeutungsweise zu erkennen ist. Die Reihenfolge der Gelenkerkrankung ist manchmal regelmäßig ascendierend, wobei oft die Gelenke beiderseits symmetrisch befallen werden; in vielen anderen Fällen ist die Verbreitung ganz unregelmäßig. Die Erkrankung des einzelnen Gelenkes dauert 2—7 Tage; die zuerst befallenen Gelenke sind meist abgeheilt, während andere Gelenke frisch erkranken.

Die Gelenke selbst zeigen ein periartikuläres Ödem und einen intraartikulären Erguß; bei dem Sprunggelenk und Handgelenk ist das Ödem deutlicher, in den Kniegelenken und Ellbogen der Erguss. Die Haut über den Gelenken ist oft leicht gerötet und fühlt sich wärmer an; das Gelenk selbst ist ausgesprochen druckempfindlich und bleibt es auch einige Zeit nach Abklingen der objektiven Erscheinungen. Der Kranke nimmt im Bett eine Stellung ein, welche der reflektorischen Schonstellung der erkrankten Gelenke entspricht; die erkrankten Gelenke werden aktiv nicht bewegt und steif gehalten. LASÈGUE hat jedoch zeigen können, daß eine *passive* Bewegung oft möglich ist, wenn man den Kranken zur völligen Entspannung der Muskulatur veranlassen kann. Dieses Symptom spricht für die Annahme, daß die hauptsächlichen Schmerzen nicht von der Synovitis herrühren, sondern von der Erkrankung der Sehnen („Sehnenknötchen" von GRÄFF). — Neben den typischen polyartikulären Fällen gibt es auch solche von oligartikulärer und selbst monartikulärer Lokalisation. Auch die *Intensität* der Gelenkerscheinungen unterliegt großen Schwankungen; es gibt sehr milde verlaufende Fälle mit nur leichten Temperaturerhöhungen, andererseits, wenn auch selten, hyperpyretische Formen. Bei diesen letzteren steigt das Fieber in der 2. oder 3. Krankheitswoche plötzlich über 40° an, es treten Delirien auf, der Ausgang ist oft letal.

Von den *Allgemeinerscheinungen* sei zunächst der eigenartig säuerlich riechende *Schweiß* erwähnt, der oft noch in der Rekonvaleszenz, bei subfebrilen Temperaturen wahrnehmbar ist. Der große Wasserverlust verursacht starken Durst, der Harn wird konzentriert. Oft besteht febrile Albuminurie, und es treten im Sediment Erythrocyten und hyaline Zylinder auf. Der *Puls* ist entsprechend der Temperaturerhöhung beschleunigt und weich; eine Diskrepanz zwischen Temperatur und Pulsfrequenz erweckt den Verdacht auf Erkrankung des *Myokards.*

Das Herz beim akuten Rheumatismus. Die *Miterkrankung des Herzens* gehört bei dem akuten Rheumatismus zur Regel; freilich kann die Herzerkrankung so leicht verlaufen, daß sie klinisch latent bleibt und nicht erkannt wird; aus diesem Grunde wurde die Herzbeteiligung früher als „Komplikation" des Gelenkrheumatismus angesehen. Nachdem 1923 KROGIUS und einige Jahre später BÉZANÇON und WEIL sowie H. SWIFT das *obligate* Befallensein des Herzens bei dem akuten Rheumatismus vom *klinischen* Standpunkt aus betont haben, und nachdem wir wissen, daß spezifisch-histologische Läsionen im Herzmuskel beim akuten Rheumatismus nahezu immer nachweisbar sind, können wir heute die Ansicht, daß es *keinen Fall von akutem Rheumatismus ohne Herzbeteiligung gibt,* als gesichert annehmen.

Die hauptsächliche Lokalisation der rheumatischen Herzerkrankung ist das *Myokard*; in diesem kommen sowohl die ASCHOFFschen Knötchen, wie auch Gewebsveränderungen von mehr *exsudativem* Charakter vor, daneben Veränderungen an den Gefäßen; die rheumatische *Endokarditis* ist makroskopisch durch die verrukösen Auflagerungen charakterisiert, histologisch findet sich eine entzündliche Infiltration des subendokardialen Bindegewebes mit konsekutiver Vascularisierung; wahrscheinlich ist die tiefe Valvulitis das *Primäre,* erst sekundär kommt es zu Schädigung des Endokards, welche die thrombotischen Auflagerungen zur Folge hat. Es ist ein in der Praxis oft gemachter Fehler, daß bereits in der Rekonvaleszenz des Rheumatismus ein „Herzfehler" diagnostiziert wird: die narbige Schrumpfung der Klappen, welche zur Entstehung der Klappenfehler führt, braucht mehrere Monate zur Entwicklung. Die Endokarditis mag oft verhältnismäßig leicht zu diagnostizieren sein, im *akuten* Stadium spielt sie nur eine untergeordnete Rolle; die hauptsächlichen Beschwerden und auch die objektiven Symptome am Zirkulationsapparat sind die Folge der *Myokard*veränderungen. Die akute Insuffizienz des Herzmuskels — die freilich nur selten bedrohliche Formen annimmt — kann nach SWIFT auf folgende Momente zurückzuführen sein: 1. die Granulome können rein mechanisch die Muskelkontraktion behindern, 2. in der Nähe der Granulome können Muskelfasern toxisch geschädigt sein, 3. Granulome können das Herzleitungssystem mechanisch schädigen, 4. durch die entzündlichen Veränderungen der Blutgefäße kann die Blutversorgung des Herzmuskels geschädigt sein.

Als Folgen dieser Schädigungen — die pathologisch-anatomisch durchaus begründet sind — können wir die meisten subjektiven und objektiven Symptome leicht erklären, welche im Verlauf des akuten Rheumatismus am Herzen beobachtet werden. Ein erheblicher Prozentsatz aller Kranken (nach SWIFT 37%) klagt über unangenehme Sensationen in der Herzgegend, manchmal über ausstrahlende Schmerzen in die linke Schultergegend; das Liegen auf der linken Körperseite sei unerträglich, die Haut über der Herzgegend zeigt hyperästhetische HEADsche Zonen. Diese Schmerzen dürften zum Teil von den perivasculären Prozessen der Kranzgefäße herrühren, eventuell von der Miterkrankung der Aorta.

Objektiv findet man zunächst Veränderungen der Pulsfrequenz und des Pulsrhythmus: die Pulsbeschleunigung in der Rekonvaleszenz, bei normalen Temperaturen, erweckt stets den Verdacht auf Myokarderkrankung. Der *Pulsrhythmus* ist oft gestört: neben einfachen Extrasystolien können sowohl partieller Herzblock wie auch Vorhofflimmern vorkommen. Pulsus alternans ist ebenfalls verdächtig auf Myokardschädigung.

Die *Vergrößerung* des Herzens ist im akuten Stadium nicht sehr ausgesprochen; im Röntgenbild fällt die unscharfe Kontur des Herzens auf. Die *Auskultation* ist für die Beurteilung des Myokards nur gering zu bewerten; um so wichtiger ist sie für die Diagnose und Prognose der *Klappenendokarditis*. Leise systolische Geräusche, die an der Herzspitze oder über der Pulmonalis lokalisiert sind, können sich zurückbilden, während nach der Basis zu fortgeleitete systolische Geräusche, sowie die meisten diastolischen Geräusche oft eine bleibende, zu Vitien führende Klappenentzündung anzeigen. Freilich dauert es mindestens 2—3 Monate, bis die narbige Schrumpfung der Klappen so weit fortgeschritten ist, daß die hämodynamischen Verhältnisse des „Klappenfehlers" voll entwickelt sind. Leichte Temperaturerhöhungen, hartnäckig beschleunigte Senkungsreaktion nach Ablauf der Gelenkerscheinungen sind oft das Zeichen einer noch nicht abgeheilten, entzündlich-aktiven Endokarditis.

Die Angaben über das *Vorkommen von Endokarditis* bei dem akuten Rheumatismus schwanken zwischen 20—60%; bei unseren 200 Fällen haben wir in 65% einen bleibenden Herzfehler festgestellt (WEINTRAUD kommt sogar zu der hohen Zahl von 80%). Über die Häufigkeit der *Myokarditis* fehlen genaue Angaben, da ihre Abgrenzung von der Endokarditis meist nicht durchgeführt wurde. Einen gewissen Anhaltspunkt geben *elektrokardiographische Untersuchungen* amerikanischer Autoren. Veränderungen des Elektrokardiogramms sind bei dem rheumatischen Herzen offenbar viel häufiger und konstanter, als bei anderen Infekten. So fanden ROTHSCHILD, SACKS und LIBMANN bei Rheumatismus in 35% verlängerte Überleitungszeit und in 80% Veränderungen des Ventrikelkomplexes, während die entsprechenden Zahlen für die Endocarditis lenta 16 bzw. 6% betrugen. Das Elektrokardiogramm eignet sich natürlich auch sehr gut zur Aufklärung der Natur der häufig vorhandenen Arrhythmien; SWIFT fand bei insgesamt 93% der Kranken Veränderungen des Elektrokardiogramms, die auf Myokardschädigung schließen lassen. In ähnlicher Höhe (85—95%) bewegen sich die Zahlen anderer Autoren (GROTEL, LEVY, HOCHREIN).

Perikarditis wird in etwa 3—4% aller Fälle beobachtet; wahrscheinlich kommen fibrinöse Auflagerungen ungleich häufiger vor, da bei der Sektion sehr oft (nach COOMBS bei 50%) Adhäsionen gefunden werden, ohne daß klinisch eine Perikarditis diagnostiziert worden wäre. HOCHREIN konnte mit Hilfe der Pneumotachographie in 10% der Frühfälle von akutem Rheumatismus klinisch latente perikardiale Adhäsionen feststellen.

Aus diesem Überblick mag ersichtlich sein, wie groß die Bedeutung der Herzbeteiligung bei dem akuten Rheumatismus ist; ergänzend sei erwähnt, daß von allen Klappenfehlern etwa 60% auf eine rheumatische Endokarditis zurückzuführen sind; im weiten Abstand folgt die Syphilis, dann die septischen Endokarditiden (Strepto-, Staphylo-, Pneumo- und Gonokokken) und die Endocarditis lenta; die letztere kommt in der Mehrzahl der Fälle bei solchen Kranken vor, die früher einen akuten Rheumatismus mit Endokarditis durchgemacht haben. Die Herzbeteiligung beschränkt sich nur selten auf einen Herzabschnitt; meist liegt eine *Pankarditis* vor, wenn auch die Schwere der Erkrankung in weiten Grenzen variiert. Von den nur elektrokardiographisch nachweisbaren leichten Myokardalterationen bis zu den schweren, zu Vitien führenden Endokarditiden, gibt es alle Übergänge.

Rheumatismus nodosus. Häufig bei Kindern, seltener bei Jugendlichen und ausnahmsweise bei Erwachsenen finden sich subcutan gelegene Knötchen von Hanfkorn- bis Erbsengröße; sie fühlen sich anfangs weich, später hart an, sind unter der Haut verschieblich; die Haut ist nur selten gerötet, bei Beugung der Gelenke sind die Knoten als weiße Flecken in der gespannten Haut sichtbar. Die Verteilung ist oft symmetrisch, über den Ellbogen, Händen, Knien, entlang der Wirbelsäule finden sie sich am häufigsten. Sie sind so gut wie immer mit Endokarditis vergesellschaftet; histologisch bestehen sie aus Anhäufungen von ASCHOFFschen Knötchen; sie sitzen oft im Sehnengewebe, in der Nähe der Muskelansätze.

Haut. An der Haut sind es vor allem zwei Efflorescenzen, die mit dem akuten Rheumatismus ätiologisch eng zusammenhängen: das Erythema multiforme und das Erythema nodosum. Beide Erytheme kennzeichnet das akute Auftreten, oft nach Angina, die typische Lokalisation (das Erythema multiforme bevorzugt die Handrücken und Vorderarme. das Erythema nodosum die Unterschenkel und Kniegegend) und das Vorhandensein anderer rheumatischer Symptome (Endokarditis, Polyarthritis).

Weniger sicher ist die spezifisch-rheumatische Natur der *Purpura rheumatica*; die meist an den Beinen lokalisierten kleinen Hämorrhagien kommen oft bei der Sepsis, Leukämie und Skorbut vor, sind jedoch auch gelegentlich mit einer Polyarthritis und Endokarditis vergesellschaftet. Ob es sich dabei um *spezifische* Prozesse handelt, ist sehr fraglich; J. BAUER vermutet, daß es sich um eine unspezifische allergische Manifestation handelt.

Nieren. Die im Verlauf des akuten Rheumatismus auftretende *Albuminurie* ist schon erwähnt worden; gleichzeitiges Vorkommen von *diffuser Glomerulonephritis* ist sehr selten.

FAHR und KLINGE haben in der Niere bei frischen Fällen von Rheumatismus perivasale Lymphzellenentzündung, ausnahmsweise auch adventitielle Granulome beobachtet; es ist daher durchaus möglich, daß in einzelnen Fällen die Niere am Rheumatismus specificus beteiligt ist; wieweit ein Teil der Fälle von *maligner Sklerose* der Nierenarterien auf rheumatische Veränderungen zurückzuführen ist (wie von FAHR vermutet wird), läßt sich heute noch nicht entscheiden.

VEIL hat auf das Vorkommen von Nephritis bei Personen hingewiesen, die vor- oder nach der Nierenentzündung an spezifisch-rheumatischen Erkrankungen gelitten haben: nach unseren eigenen Erfahrungen ist das allerdings nicht gerade oft der Fall. Es ist aber nicht zu bestreiten, daß *pathogenetisch* eine große Ähnlichkeit zwischen der Glomerulonephritis und dem akuten Rheumatismus besteht. Bei beiden Erkrankungen ist der Rachenring die Eintrittspforte; für beide Erkrankungen werden allergische Verhältnisse vorausgesetzt und ätiologisch wird für beide Erkrankungen die Rolle der Streptokokken diskutiert. Dennoch glauben wir, daß es sich um wesensverschiedene Prozesse handelt: entweder ist der Erreger derselbe, dann liegen differente Immunitätsverhältnisse vor, oder es handelt sich um verschiedene, noch unbekannte Erreger. Schließlich ist der Rachenring auch Eintrittspforte für Krankheitserreger, die mit dem Rheumatismus sicher nichts gemein haben (epidemische Genickstarre, Diphtherie, Sepsis).

Nervensystem. Von amerikanischer Seite sind wiederholt *Encephalitisfälle* als Komplikation des akuten Rheumatismus beschrieben worden; auch der Ausgang in Parkinsonismus ist erwähnt. Der — heute sehr seltene — *hyperpyretische* Gelenkrheumatismus wird ebenfalls als encephalitische Komplikation aufgefaßt. — Ob es sich dabei um spezifisch-rheumatische Prozesse handelt, läßt sich noch nicht entscheiden. Dagegen ist die spezifisch-rheumatische Natur der *Chorea* wohl über jeden Zweifel erhaben; diese ist eine überaus häufige Verlaufsart der rheumatischen Infektion im Kindesalter, welche wahrscheinlich durch rheumatische Veränderungen der Hirngefäße und sekundäre Schädigung der Ganglienzellen im Corpus striatum zustande kommt und meist mit Endokarditis vergesellschaftet ist.

Auge. Während Episkleritis und Conjunctivitis nur selten als spezifisch-rheumatische Erkrankungen erkannt werden können, ist die *Iritis* auf Grund der täglichen klinischen Erfahrung als spezifische Manifestation der rheumatischen Infektion anzusehen. Dafür spricht nicht allein ihr Vorkommen gleichzeitig mit anderen Symptomen des Rheumatismus, sondern auch die prompte Wirkung des Pyramidons, wenn dieses Mittel gleich bei Beginn der ciliaren Gefäßinjektion verabreicht werden kann. *Differentialdiagnostisch* ist bei der Iritis stets an Gonorrhöe und Gicht zu denken, bei letzterer besteht oft eine Iridocyclitis. Die herdförmigen, *tiefen* Iritiden bei der Lues und Tuberkulose bereiten dem Spezialisten keine diagnostischen Schwierigkeiten.

Lunge und Pleura. *Pneumonien* werden gelegentlich beobachtet; sie haben den Charakter einer lobulären Bronchopneumonie und sollen durch besondere Flüchtigkeit und ralative Gutartigkeit gekennzeichnet sein. Wieweit es sich um spezifisch-rheumatische Prozesse oder um Sekundärinfektionen handelt, ist noch strittig.

Dagegen ist die relativ häufige *Pleuritis* (3—10% der Fälle) wahrscheinlich *spezifischer* Natur; sie ist in der großen Mehrzahl der Fälle mit Endokarditis und meist auch mit *Perikarditis* vergesellschaftet; im letzteren Fall sprechen wir von einer *Polyserositis rheumatica.* Bevorzugt wird die *linke* Brustseite, manchmal ist der Prozeß aber doppelseitig. Es kommen sowohl trockene, fibrinöse Formen wie auch größere seröse Exsudate vor; die Lunge ist meist nicht erkrankt. Bei Schmerzen beim Atemholen ohne objektiven Befund an Lunge und Pleura kann auch an die Erkrankung des *Zwerchfells* gedacht werden, in welchem sich oft ASCHOFFsche Knötchen finden.

Von den *übrigen Organen* ist zu erwähnen, daß *Milzschwellungen* nicht vorkommen, ebensowenig erheblichere Lymphdrüsenschwellungen. Auch die *Leber* ist nur selten verändert, der *Magendarmkanal* bietet keine Besonderheiten. Von französischen Autoren wird über eine schmerzhafte Schwellung der *Schilddrüse* berichtet, die mit Zeichen des Hyperthyreoidismus einhergehen soll; wir haben diese Komplikation nicht beobachtet.

Im *Blut* findet man eine absolute Leukocytose von 12 000—20 000 mit leichter Linksverschiebung. Die *Senkungsreaktion* ist stark beschleunigt, meist besteht eine mäßige sekundäre *Anämie.* Neuerdings hat VEIL bei dem akuten Rheumatismus einen vorübergehenden *Schwund* des *Komplementes* im Blut beobachtet; diese Erscheinung soll nach VEIL außer bei dem akuten Rheumatismus nur bei der Glomerulonephritis vorkommen.

Der Rheumatismus im Kindesalter. Der akute Rheumatismus kommt in jedem Lebensalter vor; es unterliegt aber keinem Zweifel, daß im Kindesalter eine *erhöhte Disposition* besteht. Die Erkrankungsziffer erreicht im Alter von etwa 9 Jahren bis zur Pubertät das Maximum, um dann allmählich zu sinken; von 150 Fällen von ROLLY erkrankten 80% vor dem 30. Lebensjahre, von unseren eigenen Fällen etwa 60%. Während bei vorgerücktem Lebensalter die Gelenkerscheinungen im Mittelpunkt der Krankheit stehen, treten im Kindesalter die visceralen Manifestationen des Rheumatismus in den Vordergrund. Oft beginnt die Krankheit mit einem Katarrh der Nase und des Rachens, die Gelenke machen oft nur geringe Beschwerden, wenn auch vielfach richtige Arthritiden beobachtet werden können. In einem viel höheren Prozentsatz, als bei den Erwachsenen, kommt es zur manifesten Miterkrankung des *Herzens* in Form der Endo- und Perikarditis; nahezu alle im Kindesalter erworbenen Klappenfehler sind rheumatischen Ursprunges. Die *Chorea* ist, mit wenigen Ausnahmen, eine Erkrankung des Kindesalters, ebenso die subcutanen rheumatischen Knötchen. Sehr oft werden Erscheinungen seitens der *Haut* beim Kind beobachtet; vor allem das *Erythema annulare* (LEHNDORFF und LEINER), eine Abart des Erythema multiforme. Seltener sind Purpuraformen; im Kindesalter kommt nur sehr selten Erythema nodosum vor. Auch der Fieberverlauf ist im Kindesalter abweichend, oft bestehen nur leicht erhöhte Temperaturen, die sich dann längere Zeit hinziehen. Rezidive sind sehr häufig, wobei Endokarditis, Chorea und Hautsymptome mit und ohne Gelenkbeteiligung abwechseln.

Verlauf des akuten Rheumatismus. Die durchschnittliche *Krankheitsdauer* beträgt (bei Erwachsenen) 3—7 Wochen, der Krankenhausaufenthalt 5—6 Wochen; das Fieber pflegt in unkomplizierten und intensiv behandelten Fällen in etwa 3 Wochen abzuklingen. Das sind jedoch nur grobe Durchschnittszahlen, da der Krankheitsverlauf des akuten Rheumatismus sehr verschieden ist; UHLENBRUCK fand bei der Bearbeitung von 730 Fällen, daß in den letzten 15 Jahren die Krankheitsdauer trotz intensiver Therapie ständig zunimmt.

Wir haben bereits darauf hingewiesen, daß die Schwere der Allgemeinsymptome und der lokalen Prozesse in weiten Grenzen schwanken kann. Es gibt abortive Fälle, wo das Fieber nach einigen Tagen abklingt und andererseits, wenn auch selten, die hyperpyretische Form. Die Gelenkschwellungen können sehr hochgradig und hartnäckig sein, es kann sich eine röntgenologisch erkennbare Knochenatrophie und eine Atrophie der Muskulatur entwickeln, die besonders am Musculus deltoideus ausgeprägt zu sein pflegt. Wir haben dann das Bild des *sekundären chronischen Gelenkrheumatismus* vor uns. In anderen Fällen heilen die Gelenkentzündungen aus und die subfebrilen Temperaturen bleiben trotzdem noch bestehen: dann handelt es sich meist um eine noch aktive Endo- und Myokarditis. Manchmal deuten nur Symptome seitens des Herzens, vor allem die Tachykardie und Arrhythmien, auf ein Fortbestehen der Krankheit. Die Endokarditis ist in typischen Fällen erst 8—10 Tage nach Beginn des Rheumatismus erkennbar, und es dauert im Durchschnitt etwa 2 Monate, bis die aktive Entzündung abklingt. Keinesfalls darf ein Kranker als geheilt gelten, bevor die Leukocytenzahl normal ist und die Senkungsreaktion zu normalen Werten zurückkehrt.

In manchen Fällen ist die Erkrankung der Gelenke sehr geringfügig, es wird bloß über Schmerzen bei Bewegungen geklagt, das Gelenk ist vielleicht druckempfindlich, die Haut fühlt sich etwas wärmer an. Falls gleichzeitig eine Endo- oder Myokarditis vorliegt, so sind es Übergangsfälle zu dem kardialen Typus des Rheumatismus. In anderen Fällen kann unter leichtem Fieber eine polyartikuläre Erkrankung einsetzen, die einen chronischen Verlauf nimmt und die distalen, kleinen Gelenke bevorzugt; das Herz bleibt verschont. Das sind Übergangsfälle zum primär chronischen Gelenkrheumatismus. Feste Grenzen gibt es eigentlich nicht, und es ist oft schwer zu entscheiden, zu welchem Typus der rheumatischen Infektion ein bestimmter Krankheitsfall gehört.

Noch komplizierter werden die Verhältnisse dadurch, daß die rheumatische Infektion keine Immunität zurückläßt und in jeder Form, in jedem Alter zu *Rezidiven* neigt. Von unseren Fällen waren etwa 35% bereits wiederholt erkrankt; ähnliche Zahlen gibt auch ROLLY an. Die Rezidive folgen in unregelmäßigen Abständen; es können sowohl viele Jahre, wie auch nur wenige Monate zwischen den einzelnen Anfällen liegen. Besonders scheinen die mit *Endokarditis* komplizierten Fälle gefährdet zu sein, da es sowohl zu rekurrierenden Endokarditiden mit Klappenulceration und Emboliegefahr, wie auch zum Übergang in Endocarditis lenta kommen kann. Charakter und Verlauf des Rezidivs weichen in vielen Fällen von der ersten Attacke nicht unwesentlich ab: es kann ein Übergang zu chronisch verlaufenden Gelenkveränderungen kommen, es kann sich eine Endokarditis erst im Rezidiv entwickeln u. dgl. m. Recht häufig werden im Rezidiv Iritis oder Erythema nodosum isoliert oder zusammen mit Gelenk- und Herzerscheinungen beobachtet. Oft schließt sich das Rezidiv jedesmal an eine Angina an, was darauf schließen läßt, daß ein latenter Sepsisherd im Organismus, etwa im Endokard, *nicht* vorhanden war und das Rezidiv lediglich die Folge erneuter exogener Infektion ist. In vielen anderen Fällen wieder hat man den Eindruck, daß die Wiedererkrankung von einem noch nicht völlig abgeheilten Prozeß der vorausgehenden Attacke aus erfolgt ist. Das sind vor allem die subakut und chronisch verlaufenden Formen. Auch dabei gibt es aber wieder Übergänge und die Entscheidung, ob es sich um die Aktivierung eines latenten Herdes oder um Reinfektion handelt, ist mitunter nur schwer zu treffen.

Prognose. Die Prognose des akuten Rheumatismus hat vor allem folgende Momente zu berücksichtigen: 1. den Verlauf der Gelenkentzündungen, 2. die Rezidivgefahr, 3. die Beteiligung des Herzens.

Die Gelenkentzündungen heilen in der großen Mehrzahl der Fälle völlig aus; nur bei einem kleinen Teil kommt es entweder im ersten Anfall oder im Rezidiv zu chronischen Entzündungen, deren Prognose bei dem sekundär chronischen Gelenkrheumatismus besprochen wird.

Die Rezidivgefahr ist in allen Fällen sehr groß; besonders ist das kindliche Alter gefährdet, in welchem Rezidive bei über 50% beobachtet werden; mit zunehmendem Alter wird die Neigung zu Rezidiven geringer. Besonders gefährdet sind die mit Endokarditis komplizierten Fälle.

Das wichtigste Moment bei der Beurteilung der Prognose ist das Verhalten des *Herzens*. Da der hyperpyretische Gelenkrheumatismus heute sehr selten ist, sind nahezu alle *Todesfälle* an akutem Rheumatismus auf die Miterkrankung des Herzens zurückzuführen: Die Mortalität ist bei Kindern über 10%, bei Erwachsenen viel niedriger, etwa 1—4%. Doch muß berücksichtigt werden, daß die Folgen der rheumatischen Infektion des Herzens auch beim Erwachsenen sehr schwerwiegend sind. Wenn auch die Mortalität im akuten Stadium des Rheumatismus nur gering ist, so wirken sich die Klappenfehler, die Myokardschädigung, die Perikardverwachsungen um so unheilvoller aus.

Von grundlegender Bedeutung für die Prognose und Behandlung ist die richtige Beurteilung der *Aktivität* des entzündlichen Prozesses; wie bereits gesagt, darf kein Kranker als geheilt angesehen werden, bei welchem die Senkungsreaktion noch pathologische Werte ergibt.

Diagnose. Die Diagnose des fieberhaften, akuten Rheumatismus ist bei Vorhandensein einer typischen Polyarthritis leicht zu stellen. Von den Rheumatoiden mit bekanntem Erreger unterscheidet sich der Gelenkrheumatismus durch die meist *flüchtigen* Gelenkschwellungen, durch die meist prompte Wirkung des Salicyls und durch das gleichzeitige Befallensein des Herzens, das bei den Rheumatoiden erheblich seltener ist. Weitere Zeichen der rheumatischen Infektion (Dermatosen, Iritis, subcutane rheumatische Knötchen, Chorea) können die Diagnose erleichtern.

Einige differentialdiagnostische Hinweise sind auf S. 193 gegeben. Schwierig ist die Diagnose in vielen atypischen Fällen des akuten Rheumatismus. Zunächst gibt es Fälle, bei welchen die Gelenkentzündung sehr leichter Natur ist und nur auf einige wenige Gelenke oder gar auf ein *einziges* Gelenk (nach Freund besonders auf ein Schulter- oder Sprunggelenk) beschränkt ist. — Die Diagnose kann in diesen Fällen auf Grund der Anamnese (Angina), der eventuellen Herzbeteiligung und der günstigen Salicylwirkung gestellt werden. Fieberfrei verlaufende Fälle, sowie Fälle ohne Gelenkbeteiligung rechnen wir nicht zum *akuten* Rheumatismus, doch wurde bereits erwähnt, daß es in vielen Fällen schwer ist, die vorliegenden Symptome in eine der Verlaufstypen der rheumatischen Infektion einzuordnen.

b) Der kardiovaskuläre Rheumatismus.

Es ist in der klinischen Praxis eine alltägliche Beobachtung, daß bei der Untersuchung ein Herzklappenfehler gefunden wird, ohne daß in der Anamnese ein Gelenkrheumatismus oder eine andere Krankheit, die mit Endokarditis kompliziert sein konnte *(Scharlach, Pneumonie, Sepsis)* angegeben werden kann. Wohl kann man gelegentlich Angaben über durchgemachte „Grippe" und Anginen erhalten; so gibt z. B. *Katz* an, daß bei 41 % aller Klappenfehler, die er behandelt hat, die Krankheit auf „Grippe und Angina" zurückzuführen war.

Es ist mit großer Wahrscheinlichkeit anzunehmen, daß ein großer Teil der Endokarditiden, die bei „Grippe" oder nach Anginen auftreten und nicht septischer Natur sind, auf Grund einer *spezifisch-rheumatischen Infektion* entstehen. In einzelnen Fällen klagen die Kranken über „Gliederreißen", Gelenkschmerzen u. dgl., Klagen, welche mangels eines sicheren objektiven Gelenkbefundes als „grippös" aufgefaßt werden. Gelegentlich findet sich eine umschriebene *Druckempfindlichkeit der Muskulatur,* insbesondere im Übergang von Muskel- in Sehnengewebe. Dieser sog. „Muskelrheumatismus" ist der Ausdruck spezifisch-rheumatischer Infektion, bei welcher die Gelenke frei bleiben und es nur zur Entwicklung von „Sehnenknötchen" kommt. In anderen Fällen treten die Beschwerden seitens des Bewegungsapparates völlig in den Hintergrund, es besteht bloß eine „allgemeine Grippe" mit länger anhaltenden febrilen oder subfebrilen Temperaturen. Sind dabei *subjektive* Zeichen einer Herzerkrankung vorhanden, so muß stets an eine *rheumatische* Endo- oder Myokarditis *gedacht* werden, wenn auch natürlich eine solche nicht vorliegen *muß,* da ja Herzbeschwerden bei jeder fieberhaften Erkrankung vorhanden sein können. Man wird trotzdem in einer Anzahl von Fällen die Diagnose des akuten kardialen Rheumatismus stellen können; prompte Wirkung des Salicyls auf die Muskelbeschwerden, Beginn der Erkrankung mit Angina sind wertvolle Hinweise dafür. In anderen Fällen wird man die Diagnose nur per exclusionem stellen können. Voraussetzung für die Diagnose der *akuten* rheumatischen Herzerkrankung ist allerdings erhöhte Körpertemperatur oder zumindest beschleunigte Senkungsreaktion.

Schwieriger wird die Diagnose, wenn über Herzbeschwerden gar nicht geklagt wird. Das lang dauernde, nicht durch andere Organerkrankung bedingte Fieber wird den Arzt auf alle Fälle veranlassen, das Herz wiederholt genau zu untersuchen, wobei eine Endo- oder Myokarditis entdeckt werden kann. Die Frage, ob es auch subakut bis chronisch entstandene rheumatische Herzerkrankungen gibt (ambulatorische Typen nach TALALAJEW), läßt sich mangels genauer Untersuchungen noch nicht entscheiden. Wie bereits gesagt, müssen wir auch bei dieser Diagnose eine *beschleunigte Senkungsreaktion* voraussetzen. Liegt eine solche vor und lassen sich am Herzen die Symptome einer Endo- oder Myokarditis feststellen, so kann die Diagnose einer subakuten oder chronischen rheumatischen Endo- oder Myokarditis als *Wahrscheinlichkeitsdiagnose* gestellt werden; differentialdiagnostisch muß vor allem die *Endocarditis lenta* ausgeschlossen werden, was jedoch, in Anbetracht der bei dieser Krankheit meist positiven Blutkultur, der häufigen Embolien und der Milzschwellung nicht schwierig ist.

Sind die entzündlichen Erscheinungen abgeklungen, liegt bereits ein voll ausgebildeter Klappenfehler vor, so ist die Diagnose der rheumatischen Ätiologie in Anbetracht der wenig charakteristischen Anamnese auch nur als Wahrscheinlichkeitsdiagnose zu stellen.

Noch schwieriger ist die Entscheidung über die rheumatische Natur von *Gefäßerkrankungen*. Wie bereits bei der Pathologie erwähnt, wissen wir, daß bei dem spezifischen Rheumatismus sowohl die Aorta, wie auch die Arteria pulmonalis (KLOTZ, VON GLAHN und PAPPENHEIMER, KUGEL und EPSTEIN, CHIARI und besonders KLINGE) entzündlich verändert sind. Es kommt zu diffuser Erkrankung aller Wandschichten und im Endstadium zu großen Narben in der Media, welche von den Ausgängen der syphilitischen Mesaortitis nicht zu unterscheiden sind. Eine *Mesaortitis* nach akutem Rheumatismus wurde von WIESEL beschrieben; CHIARI beobachtete einen Fall von „Mesopulmonitis rheumatica" mit Vitium des Pulmonalostiums.

Auch die kleineren Arterien sind bei dem akuten Rheumatismus erkrankt; besondere Bedeutung kommt vielleicht den Erkrankungen der Coronararterien (GEIPEL, COOMBS) und der Nierenarteriolen (FAHR, KLINGE) zu, da diese durch Zirkulationsstörungen zu Myodegeneratio cordis bzw. zu maligner Nierensklerose führen können.

Wieweit diesen Gefäßveränderungen eine *klinische Bedeutung* zukommt, läßt sich heute mangels ausreichender Untersuchungen noch nicht entscheiden. Immerhin läßt sich sagen, daß im *akuten Stadium* des Rheumatismus diese Gefäßveränderungen *keine* große Bedeutung haben. Auch die *Folgen* dieser Gefäßerkrankungen, die von *Klinge* beschriebenen *Sklerosen*, dürften klinisch nicht sehr ins Gewicht fallen, da es bisher nicht aufgefallen ist, daß sich bei Rheumatikern Aorten- und Nierensklerose in einem auffallend hohen Prozentsatz klinisch nachweisen lassen. Dasselbe gilt für die *maligne Nierensklerose*, welche bei Rheumatikern keineswegs so häufig ist, wie man es nach den histologischen Befunden von FAHR erwarten könnte.

Die Frage, wieweit ein Teil der klinisch als Aorten- oder Nephrosklerose imponierenden Fälle die Folge einer etwaigen chronisch-rheumatischen Infektion sein könnte, kann heute ebenfalls noch nicht beantwortet werden. Die Forderung von KLINGE, daß bei den Erkrankungen der Gefäße die „rheumatische" Sklerose von den „primär degenerativen" Erkrankungen abgesondert werden muß, wird klinisch nur selten durchführbar sein. Es muß jedenfalls, in Übereinstimmung mit MORAWITZ, davor gewarnt werden, bei einer Arteriosklerose auch nur die Wahrscheinlichkeitsdiagnose „rheumatische Sklerose" zu stellen, wenn keine entzündlichen Zeichen (Senkungsbeschleunigung) vorliegen.

Therapie des akuten Rheumatismus. Wir haben bei der Besprechung der Pathogenese des Rheumatismus die Gründe angeführt, welche uns veranlassen, den Rheumatismus als *hyperergische Reaktion* aufzufassen. Diese Betrachtungsweise muß auch die Richtung unseres therapeutischen Handelns beeinflussen. Von neuem wirft sich die Frage nach der *biologischen Bedeutung* der hyperergischen Entzündung auf: handelt es sich um eine *zweckmäßig* gesteigerte Abwehr oder ist sie eine *unerwünschte Reaktion*, eine *Krankheit* an sich? Vieles spricht dafür, daß wir in der hyperergischen Arthritis keine Abwehrreaktion sondern einen höchst unerwünschten anaphylaktischen Prozeß sehen müssen. Die *Aktivität* des spezifischen Rheumatismus wäre nach dieser Anschauung kein Symptom der Infektabwehr, sondern eine krankhaft gesteigerte Reaktion auf einen Reiz, der bei anderen, *nicht* sensibilisierten Individuen wahrscheinlich überhaupt keine Reaktion auslösen würde.

Während es auf Grund dieser Betrachtung sinnlos erscheint, beim akuten Rheumatismus antibakterielle chemotherapeutische Versuche vorzunehmen und auch die passive Immunisierung mittels Sera aussichtslos erscheint, gewinnt die von STRICKER eingeführte medikamentöse Therapie mittels *Salicyl* und *Antipyrinderivaten* eine neue Bedeutung. Wir wissen heute, daß eine antibakterielle Wirkung des Salicyls, etwa auf dem Wege der Speicherung in den Gelenken, *nicht* stattfindet. Dagegen hat H. SWIFT gezeigt, daß Salicyl und Pyramidon das Auftreten der Arthritis bei der Serumkrankheit verhindern und bereits bestehende Gelenkerscheinungen bei diesem Zustand günstig beeinflussen. Wir konnten (gemeinsam mit WEHRSIG) das Auftreten der hyperergischen Arthritis im Tierversuch durch Salicyldarreichung verzögern und den anaphylaktischen Shock beim Meerschweinchen abschwächen. Die Wirkung des Salicyls ist daher als *desensibilisierend* aufzufassen, wobei wir noch weit entfernt sind, den genauen Mechanismus der Einwirkung des Salicyls auf die Immunitätslage zu begreifen.

Das Salicyl ist bei dem akuten Rheumatismus nicht allein *symptomatisch* wirksam. Die Beeinflussung der Temperatur, der Gelenksymptome und des Allgemeinbefindens ist so frappant, daß eine *spezifische* Wirkung auf den Krankheitsprozeß nicht gut bezweifelt werden kann; die Ansprechbarkeit auf Salicyl ist nicht mit Unrecht als differentialdiagnostisch brauchbares Symptom des akuten Rheumatismus bezeichnet worden. Wir wissen allerdings auch, daß nur ein Teil der Erscheinungen des akuten Rheumatismus durch Salicyl beeinflußbar ist. Nach H. SWIFT sind es vor allem die überwiegend *exsudativen* Prozesse, also die Arthritis, die Pleuritis und Perikarditis, welche auf Salicyl gut ansprechen, während die mehr *proliferativen* Prozesse, vor allem die Myo- und Endokarditis, kaum beeinflußt werden. Da wir gesehen haben, wie groß die Bedeutung der Herzbeteiligung bei dem akuten Rheumatismus ist, müssen wir zu dem Schluß kommen, daß eine *wirkliche Heilung* des Rheumatismus durch die Salicyltherapie *nicht möglich* ist.

Die Anwendung der Salicylate muß lange Zeit hindurch in hinlänglich großen Dosen erfolgen. Man beginnt im akuten Stadium mit 5—10 Dosen von 1,0 g Natrium salicylicum täglich; ist die Wirkung auf Temperatur und Gelenke befriedigend, so kann die Dosis allmählich verringert werden. Man kann auch einen „Salicylstoß" mit 10—12 g pro die geben, den man nach einer Pause von 24 Stunden mit kleineren Dosen wiederholt.

Treten toxische Erscheinungen auf (Übelkeit, Erbrechen, Ohrensausen. Schwerhörigkeit) oder besteht eine Idiosynkrasie gegen Salicyl, so muß mit dem Präparat gewechselt werden. In vielen Fällen wird das *Aspirin* (Acidum acetylosalicylicum) in Tagesdosen von 5—6 g besser vertragen. Das *Antipyrin* wirkt in Dosen von 5—6 g pro die ebenfalls ausgezeichnet, ebenso das *Pyramidon* (2,5—3 g täglich). Von den zahlreichen Kombinationspräparaten sei nur das injizierbare *Melubrin* erwähnt. In zweiter Reihe kommt die Kombination von Atophan und Salicyl, das injizierbare *Atophanyl* in Frage.

In der Regel versuche man, mit Natrium salicylicum wenigstens über das akute Stadium hinauszukommen. Dyspeptische Erscheinungen werden durch gleichzeitige Verabreichung von Natrium bicarbonicum günstig beeinflußt. Sind Zeichen der *Nierenschädigung* wahrzunehmen (stärkere Albuminurie und Zylindrurie) so empfiehlt sich Übergang zu Pyramidon.

Die perorale Darreichung dieser Mittel ist den Injektionen vorzuziehen; dagegen empfiehlt es sich, einen Teil der Tagesdosis (etwa 5 g Natrium salicylicum bzw. 1,5 g Pyramidon) *per Klysmam,* das Pyramidon auch als Suppositorium zu verabreichen. Die *Dauer* der medikamentösen Behandlung richtet sich nach der *Aktivität* des Prozesses; man soll nicht eher mit ihr aufhören, als bis die Senkungsreaktion wieder normale Werte ergibt. Dagegen empfiehlt es sich, nach erfolgter Entfieberung zu den leichter verträglichen Mitteln überzugehen: zu Aspirin, Melubrin und vor allem zu *Pyramidon,* das viele Monate hindurch in täglichen Dosen von 2—2,5 g gut vertragen wird.

Vor jeder *Reiztherapie* muß im *akuten* Stadium des Rheumatismus *gewarnt* werden; bei subakutem Verlauf, wenn noch leichte subfebrile Temperaturen bestehen, kann ein vorsichtiger Versuch mit parenteralen Injektionen milde wirkender Präparate (Caseosan, Yatren-Casein, Apicosan u. dgl.) versucht werden, doch muß jede stärkere Allgemeinreaktion tunlichst vermieden werden, also genaue Kontrolle mittels Temperaturkurve und vorsichtige, tastende Dosierung! Dasselbe gilt von der Verwendung der Goldpräparate, vor allem des Solganals. Alle Mittel, welche starke Allgemein- und Herdreaktionen hervorrufen, sind bei dem akuten Rheumatismus kontraindiziert.

Bei hartnäckigen subfebrilen Temperaturen, die gegen Salicyl resistent sind, so vor allem bei dem akuten kardiovasculären Rheumatismus, kann der Versuch einer *aktiven Immunisierung* mittels Vaccineinjektionen gemacht werden. Man kann sowohl *autogene* Vaccinen benützen, indem man aus dem Exprimat der Tonsille gezüchtete Streptokokken zur Vaccine verarbeiten läßt, oder man benützt *heterogene Streptokokkenvaccinen*;

nach unseren Erfahrungen ist die Wirkung der heterogenen Vaccinen nicht schlechter, als die der autogenen, weshalb es sich bei dieser Behandlung — zum Teil wenigstens — wohl um *unspezifische* Wirkungen handelt. H. SWIFT und andere amerikanische Autoren bevorzugen die *intravenöse* Behandlungsart, die im Tierversuch immunisatorisch wirksamer ist, als die subcutane Injektion, welche eher *sensibilisierend* wirkt. Auf Grund der *klinischen* Erfahrung ist eine sensibilisierende Wirkung subcutan verabreichter Vaccine ebensowenig zu befürchten, wie der immunisierende Effekt der intravenösen Vaccinebehandlung noch völlig unbewiesen ist; serologisch hat sich eine Zunahme der Antikörper nach der Vaccinebehandlung nicht nachweisen lassen.

Bei subcutaner Vaccination beginnt man mit 10 Millionen Keimen und verdoppelt die nächsten Injektionen, solange keine Reaktion auftritt. Bei der *intravenösen* Anwendung beginnt man mit 100 000 Keimen und steigt bis 10—25 Millionen; die genaue Kontrolle der Temperaturkurve ist unerläßlich.

Die *Allgemeinbehandlung* besteht in strenger Bettruhe, bequemer Lagerung, guter, kräftiger Ernährung und sorgfältiger Körperpflege. Da die Kranken durch Schwitzen viel Wasser verlieren, soll durch ausreichende Flüssigkeitszufuhr der Verlust gedeckt werden. Die *lokale Behandlung* der Gelenke beschränkt sich auf Wattepackungen; physikalische Therapie in Form von lokalen Wärmeanwendungen kommt höchstens beim Übergang von Gelenkentzündungen ins chronische Stadium in Frage; falls die Entzündung einzelner Gelenke in etwa 7 Tagen nicht abgeklungen ist, so beginnt man vorsichtig mit lokalen Fangopackungen, lokalen Licht- oder Heißluftbädern. Im aktiven Stadium des akuten Rheumatismus sind *Bäder* nicht nur überflüssig, sondern auch *schädlich*; die begleitende Endo- oder Myokarditis erfordert stärkste Schonung des Gefäßsystems. Die ärztliche Behandlung während der *Rekonvaleszenz* ist nicht eher abgeschlossen, als bis die *Senkungsreaktion* wieder normale Werte ergibt; darüber hinaus kann die Schädigung des Herzens eine weitere Schonung erforderlich machen.

Stark umstritten ist der Wert der therapeutischen und prophylaktischen *Tonsillektomie*. Im *akut-fieberhaften Stadium* des Rheumatismus ist die operative Entfernung der Tonsillen keineswegs ratsam und auch überflüssig, da wir ja auch mit anderen Behandlungsmethoden zum Ziele kommen. Etwas anderes ist die *prophylaktische Tonsillektomie* nach Abheilung des akuten Rheumatismus. Nach großen statistischen Untersuchungen, die namentlich in England und Amerika durchgeführt worden sind (HUNT, WILSON), ist die Rezidivhäufigkeit bei tonsillektomierten Kranken nicht viel geringer, als bei solchen, deren Mandeln nicht entfernt worden sind; zu ähnlichen Ergebnissen kam auch VON CONTA in Deutschland. Auch wir haben eine große Anzahl von Kranken beobachtet, die nach einwandfrei erfolgter Tonsillektomie Rückfälle bekommen haben. Nach den histologischen Untersuchungen von GRÄFF und KLINGE ist das weiter nicht auffällig, da die primäre Affektion auch *außerhalb* des Tonsillengewebes, im Rachen usw., sitzen kann. Trotzdem wird man bei *jugendlichen* Kranken, die ja besonders leicht zu Rezidiven neigen, und in den Fällen, wo anamnestisch den Rezidiven des Rheumatismus regelmäßig eine Angina vorausging, die Entfernung der Tonsillen dringend befürworten, um nichts zu versäumen, was einen Rückfall verhüten könnte. Auch bei den *kardialen* Formen des Rheumatismus wird man eine Tonsillektomie in Erwägung ziehen, falls die Mandeln Zeichen einer Entzündung aufweisen und über öfter durchgemachte Anginen berichtet wird. Eine prophylaktische Entfernung von *Zähnen* u. dgl. müssen wir nach dem, was wir über die Bedeutung der Fokalinfektion für den *akuten* Rheumatismus früher gesagt haben, mit Entschiedenheit *ablehnen*.

Literatur.

Ann. Pickett-Thomson Res. Labor. **4** (1928).
BIELING: Rheumaprobleme, Bd. 2.
CHINI: Patologia dell'artrite deformante. Rass. clin. Sci. **1932**.
COBURN: The factor of infection in the rheumatic state. Baltimore 1931.
FISCHER u. WEHRSIG: Experimentelle Untersuchungen über Rheumatismus und Arthritis. Z. exper. Med. **84**, 659.
GRÄFF: Rheumaprobleme, Bd. 1 u. 2.
HEGLER: Der akute Gelenkrheumatismus. Handbuch der inneren Medizin, Bd. 2. Berlin 1925.
KLINGE: Gewebsbild des fieberhaften Rheumatismus. Virchows Arch. **279—286**.
— Eiweißüberempfindlichkeit der Gelenke. Beitr. path. Anat. **83**, 185.
KREBS u. FISCHER: Ätiologie der Infektarthritis. Immunität usw. **2**, 258.
MANTEUFEL: Rheumaprobleme, Bd. 2.
ROLLY: Der akute Gelenkrheumatismus. Berlin 1920.
SWIFT, H.: Rheumatic fever. Nelson Loose Leaf Medicine, New York 1931.
— Rheumatic fever. J. amer. med. Assoc. **92**, 2071.
— Cardiac pain in Rheumatic fever. J. amer. med. Assoc. **90**, 678.
VEIL: Rheumatische Infektion. Dtsch. med. Wschr. **1929**.
WEHRSIG u. WEIL: Experimentelle Streptokokkenarthritis. Beitr. path. Anat. **89**, 311.
WEINTRAUD: Akuter Gelenkrheumatismus. KRAUS-BRUGSCH, Spezielle Pathologie und Therapie, Bd. 2, Teil 2. Berlin 1919.

c) Der chronische Gelenkrheumatismus.

Während die Erkrankung der Gelenke bei dem akuten Rheumatismus ein zwar auffälliges Symptom, keinesfalls aber die einzige und auch nicht die wesentlichste Manifestation der Krankheit ist, beherrscht die Gelenkentzündung bei dem *chronischen Gelenkrheumatismus* völlig das Krankheitsbild.

Pathogenese und Einteilung. Wir unterscheiden seit PRIBRAM zwei Verlaufsarten des chronischen Gelenkrheumatismus: ein Teil der Fälle geht aus einem akuten, fieberhaften Rheumatismus hervor, indem nicht alle Gelenke völlig ausheilen, die Entzündung sich in einzelnen Gelenken festsetzt, in späteren Schüben neue, ebenfalls chronisch verlaufende Arthritiden hinzutreten. Auch kann sich diese *sekundär chronische* Polyarthritis aus einem mehr subakut verlaufenden Rezidiv des akuten Rheumatismus entwickeln.

Im Gegensatz dazu beginnt die *primär chronische* Polyarthritis schleichend, ohne irgendwelche Beziehungen zum akuten Rheumatismus. Schubweise werden immer neue Gelenke befallen, das Krankheitsbild unterscheidet sich in den späteren Stadien — wenigstens was die Gelenke betrifft — in nichts von der sekundär chronischen Form.

Über die Beziehungen des chronischen Gelenkrheumatismus zum *spezifischen Rheumatismus* besteht noch keineswegs Übereinstimmung; neben einer großen Reihe von überwiegend deutschen Autoren, welche den chronischen Gelenkrheumatismus als *besondere Verlaufsart* des spezifischen Rheumatismus betrachten (J. Bauer, Assmann, Klinge), gibt es andere, besonders in Frankreich und England, die jeden Zusammenhang zwischen akutem und chronischem Gelenkrheumatismus bestreiten. Insbesondere in *England* steht man auf dem Standpunkt, daß der akute Gelenkrheumatismus (rheumatic fever) in allen Fällen völlig abheilt und *niemals* chronisch wird; der chronische Gelenkrheumatismus *(rheumatoid arthritis)* könne gelegentlich akut einsetzen und in diesem Stadium mit dem akuten Rheumatismus verwechselt werden; in Wirklichkeit hätten beide Krankheiten nichts miteinander zu tun. Welche Gründe sind es, die uns veranlassen, im chronischen Gelenkrheumatismus lediglich eine Verlaufsform der spezifischen rheumatischen Infektion zu sehen? — Wir wollen sie einzeln besprechen.

1. Zunächst ist auf Grund der klinischen Beobachtung nicht daran zu zweifeln, daß der akute Rheumatismus in einzelnen Fällen zu chronischen Gelenkentzündungen Veranlassung gibt, daß es eine *sekundär* chronische Polyarthritis tatsächlich gibt. Eine vorausgehende, nach Angina entstandene hochfieberhafte Polyarthritis mit flüchtigen, auf Salicyl gut reagierenden Gelenkschwellungen und mit sicherer Endokarditis kann doch schwer als akutes Stadium einer primär chronischen Polyarthritis aufgefaßt werden. Andererseits ist die Ähnlichkeit des voll entwickelten klinischen Bildes der *primären* Form mit der sekundären Polyarthritis so groß, daß eine Unterscheidung auf Grund der lokalen Erscheinungen ganz unmöglich ist; daraus kann schon auf eine Wesensverwandtschaft der beiden Formen des chronischen Gelenkrheumatismus geschlossen werden.

2. Zwischen primärer und sekundärer Polyarthritis gibt es zahlreiche *Übergänge,* bei welchen es fraglich erscheint, zu welcher Form sie zu zählen sind. Das bezieht sich nicht allein auf den *Beginn,* der auch bei der primären Form mehr akut oder subakut, selbst mit leichtem Fieber erfolgen kann, während andererseits der akute Rheumatismus oder sein Rezidiv auch auffallend milde verlaufen können. Wichtiger ist das (wenn auch seltene) Vorkommen von *Herzklappenfehlern* offenbar rheumatischen Ursprungs bei der typischen *primären* Polyarthritis, ebenso das Vorkommen anderer Symptome der rheumatischen Infektion (Iritis, Erytheme).

3. Von entscheidender Wichtigkeit erscheinen uns die *histologischen Befunde.* Wie wir bereits gesehen haben (vgl. S. 49), entspricht die histologische Struktur der bei der *primär* chronischen Polyarthritis vorkommenden großen subcutanen Knoten ganz der *spezifisch-rheumatischen* Gewebsveränderung, ja diese Knoten werden gewissermaßen als „Prototyp" des rheumatischen Granuloms aufgefaßt (Coombs). Einen weiteren Fortschritt brachten die Untersuchungen von Klinge und Grzimek. Sie fanden bei einer großen Zahl von Fällen von chronischem Gelenkrheumatismus spezifische histologische Veränderungen im periartikulären Gewebe sowie Sklerosen im Endo- und Myokard, besonders spindelförmige perivasculäre Narben im Herzmuskel, welche als Zeichen abgelaufener rheumatischer Infektion, gewissermaßen als „rheumatische Stigmata" gelten können.

Bei dem *akuten* Rheumatismus ist das *periartikuläre* Gewebe (Kapsel, Sehnen) der Hauptsitz der Gelenkerkrankung, die Synovitis tritt dagegen mehr in den Hintergrund. Im Gegensatz dazu ist bei dem *chronischen* Rheumatismus das periartikuläre Gewebe nicht nennenswert befallen; die Krankheit wird auf die Synovialis „verschoben", welche diffus entzündlich infiltriert und in ein Granulationsgewebe umgewandelt ist (chronische ulceröse Synovitis). Im weiteren Verlauf der Erkrankung kann, wie wir gesehen haben (vgl. S. 42), durch Pannusbildung eine *Ankylose* entstehen, oder, bei erhaltener Funktion, kommt es zur Bildung einer sekundären Arthritis deformans, die von den deformierenden Arthropathien ätiologisch und klinisch streng zu trennen ist, wenn in einzelnen Fällen die Unterscheidung röntgenologisch und histologisch auch schwierig sein mag.

Neben den Argumenten, welche die Zugehörigkeit des chronischen Gelenkrheumatismus zu dem Rheumatismus specificus stützen, sind allerdings auch Gründe vorhanden, welche für eine pathogenetische Selbständigkeit dieser Prozesse zu sprechen scheinen. Dazu gehört vor allem die seit langem bekannte und oft betonte Tatsache, daß die Salicylate bei dem chronischen Gelenkrheumatismus nicht die spezifische Wirksamkeit entfalten, welche für den *akuten* Rheumatismus charakteristisch ist. Allerdings wissen wir heute, daß es auch Fälle von akutem Gelenkrheumatismus gibt, die mehr oder weniger „salicylresistent" sind (vgl.

Uhlenbruch), andererseits haben wir in den letzten Jahren mit der Pyramidonbehandlung auch der *chronischen* Polyarthritis überraschende Erfolge erzielt. — Auf die Unterschiede des pathologisch-histologischen Bildes haben wir schon hingewiesen, wenn es zwar auch darin — ebenso wie im klinischen Bild — zahlreiche Übergänge gibt. Entscheidend scheint uns der Umstand zu sein, daß irgendwelche neue, vom spezifischen Rheumatismus abweichende *ätiologische Momente* für den chronischen Gelenkrheumatismus bis heute *nicht* erbracht worden sind. Wir müssen darauf verweisen, was wir darüber (vgl. S. 54) gesagt haben. Nur auf einen Punkt müssen wir noch näher eingehen. Wie kommt es, daß die rheumatische Infektion sich einmal in der stürmisch verlaufenden, akuten Form, ein andermal in der schleichenden, primär chronischen Form manifestiert? Klinge beantwortet diese Frage mit der Hypothese, der akute Rheumatismus sei die hyperergische (anaphylaktische), der *chronische* Gelenkrheumatismus dagegen die anergische (septische) Form derselben Infektion. Wir können aus klinischen Gründen diese Auffassung nicht teilen; für das Vorliegen einer „Sepsis" bei dem chronischen Gelenkrheumatismus fehlen alle Anhaltspunkte, Angaben über positive Streptokokkenbefunde im Blut (Umber) stehen ebenso viele negative Angaben gegenüber. Es scheint mir wahrscheinlicher, daß bei dem chronischen Gelenkrheumatismus besonders Immunitätsverhältnisse vorliegen, daß der allergische Mechanismus anders abläuft, als bei dem akuten Rheumatismus. Schon die *Eintrittspforte* der Erkrankung ist verschieden: bei dem primär chronischen Gelenkrheumatismus *fehlt* die vorausgehende *Angina,* fehlen die hämolytischen Streptokokken in der Tonsille. Als Eintrittspforte des Allergens kommen wahrscheinlich die „fokalen Herde" im Mund, Rachen, Prostata, Darm in Frage, von welchen aus eine Resorption von toxischen Bakterienprodukten erfolgen kann. Daneben spielt die Reaktionsbereitschaft des Organismus eine wichtige Rolle: Es handelt sich vielleicht um ein „Autonomwerden" der Allergie (Doerr), um eine Entzündungsbereitschaft der Gewebe auf Reize, die beim normalen Organismus überhaupt keine Reaktion hervorrufen würden (Gudzent). — Wir müssen ferner, wie bereits früher bermerkt, damit rechnen, daß *einzelne Fälle* von chronischem Gelenkrheumatismus doch auf Grundlage einer Kokkeninfektion entstehen; wir haben bei unseren Tierversuchen gesehen, daß es unter gewissen Bedingungen möglich ist, eine *chronisch* verlaufende Polyarthritis mittels Streptokokkeninfektion zu erzeugen, wobei die Kokken aus Blut und Gelenkpunktat der Versuchstiere bald verschwinden. In Anbetracht des Umstandes, daß bei einigen Fällen von chronischem (wie auch akutem) Rheumatismus die spezifischen histologischen Veränderungen nur spärlich und unsicher sind, wäre mit der Möglichkeit solcher Fälle von „Kokkenrheumatismus" auch in der humanen Pathologie zu rechnen.

Auf Grund des heutigen Standes der pathogenetischen Forschung können wir jedoch diese Fälle nur selten diagnostizieren. Näheres darüber wird bei den infektiösen Rheumatoiden gesagt werden. Wir müssen den chronischen Gelenkrheumatismus lediglich nach den *klinischen Erscheinungen* einteilen und kommen dabei zu folgender Gruppierung:

a) Sekundär chronischer Gelenkrheumatismus.

b) Primär chronischer Gelenkrheumatismus.

Wir haben bereits erwähnt, daß es zwischen diesen Fällen viele Übergänge gibt und es in vielen Fällen nicht möglich ist, eine sichere Einordnung vorzunehmen.

c) Eine besondere Verlaufsart des primär chronischen Gelenkrheumatismus ist die Kombination mit *Psoriasis*; sie zeichnet sich vor allem durch starke Destruktion der Epiphysen aus.

d) Als letzte, nosologisch selbständige Form können wir die rheumatische Arthritis der Wirbelgelenke, die *Spondylarthritis ankylopoetica* betrachten, die wir bei den Erkrankungen der Wirbelsäule besprechen werden.

Wir müssen es dagegen *ablehnen,* besondere Krankheitsarten anzuerkennen, welche lediglich auf *morphologischen Eigenschaften* beruhen.

So hat z. B. JACCOUD unter dem Namen „Rheumatismus fibrosus" Fälle von sekundär chronischem Gelenkrheumatismus beschrieben, welche sich durch frühzeitiges Ankylosieren vieler Gelenke auszeichnen sollen. Ebensowenig kann die *„Arthritis villosa"*, welche durch Zottenhyperplasie (Lipoma arborescens) charakterisiert ist, Anspruch auf eine klinische Selbständigkeit erheben. Wir sehen im Verlauf des chronischen Gelenkrheumatismus exsudative, fibrinöse und hyperplastische Zustände neben- und nacheinander entstehen und dürfen nicht aus dem gerade vorliegenden Stadium ein selbständiges Krankheitsbild konstruieren. Es soll dabei keineswegs bestritten werden, daß es Fälle gibt, die mehr exsudativ, und andere, die mehr fibrinös verlaufen (HIS), daß einige Fälle besonders leicht zu Ankylosen neigen, während andere Fälle mehr die Tendenz haben, mit sekundären Deformierungen abzuheilen. Schließlich gibt es auch Fälle, bei welchen die Krankheit einen gutartigen, nur auf wenige Gelenke lokalisierten Verlauf nimmt, wobei es zu Kapselverdickung und Schrumpfung *ohne* Ankylose oder Deformierung kommt. Alle diese Verlaufsarten sind jedoch niemals so ausgeprägt, daß wir von gut abgrenzbaren, selbständigen Krankheiten sprechen könnten; wir müssen annehmen, daß es sich um Verlaufsvarietäten ein- und derselben Krankheit handelt, beeinflußt durch die Immunitätslage, durch konstitutionelle Faktoren, durch die Therapie.

Insbesondere müssen wir — in Übereinstimmung mit J. BAUER, ASSMANN u. a. — die Existenz der *rein endokrinen* Polyarthritiden entschieden in Zweifel ziehen. Schon der Umstand, daß der chronische Gelenkrheumatismus — und auch die angeblich „endokrinen" Arten desselben — eine *allgemein-entzündliche Erkrankung* ist, mit obligat beschleunigter Senkungsreaktion im aktiven Stadium, läßt ihre Entstehung durch hormonale Dysfunktion als schwer erklärlich erscheinen. Wird gar bei der Beschreibung dieser „endokrinen" Gelenkerkrankungen über schubweisen Verlauf, subfebrile Temperaturen, über „Periarthritis" oder Gelenkergüsse berichtet, so ist es evident, daß es sich um *entzündliche Allgemeinerkrankungen* handeln muß, die unter keinen Umständen als Folge endokriner Störungen entstehen können. Wir können daher die von UMBER, THOMSON und GORDON u. a. beschriebenen Gelenkerkrankungen *nicht* als *endokrin* bedingt anerkennen.

Wenn wir daher ablehnen, für gewisse Formen des primär chronischen Gelenkrheumatismus endokrine Faktoren als ätiologisches Moment anzuerkennen, müssen wir um so sorgfältiger prüfen, ob es nicht auch Veränderungen *nichtentzündlicher Natur* an den Gelenken gibt, welche endokrinen Ursprungs sind und zur Verwechslung mit dem chronischen Gelenkrheumatismus Anlaß geben können. Zu diesen Gelenkveränderungen gehören die HEBERDENschen Knoten, und es ist nicht ganz ausgeschlossen, daß auch noch andere, ähnliche Prozesse, wie etwa die Arthritis ulcerosa sicca von MUNK in diese Gruppe gehören. Wir werden in dem Kapitel über endokrine Gelenkerkrankungen auf diese Verhältnisse noch zurückkommen; an dieser Stelle sei nochmals wiederholt, daß wir alle schleichend entstandenen polyartikulären Arthritiden, bei welchen beschleunigte Senkungsreaktion, Gelenkergüsse und andere Zeichen einer Entzündung bestehen und die nicht auf Infektion mit bekannten Krankheitserregern beruhen, zu den *spezifisch-rheumatischen* Erkrankungen zählen.

Wenn wir den endokrinen Faktoren ätiologisch auch keine Bedeutung zubilligen können, so ist ihre pathogenetische Bedeutung als disponierendes Moment für die Entstehung des primär chronischen Gelenkrheumatismus nicht zu bestreiten. Dafür spricht vor allem die viel stärkere Beteiligung des *weiblichen Geschlechtes* und die auffallende Bevorzugung des *Klimakteriums,* was von allen Autoren übereinstimmend zugegeben wird. Auf welche Weise diese besondere Disposition zu erklären ist, steht noch nicht fest: wahrscheinlich ist im Klimakterium nicht allein die ovarielle Funktion verändert sondern auch die Tätigkeit der Schilddrüse, der Hypophyse und der Nebennieren; es handelt sich also um pluriglanduläre Störungen, die sich klinisch auf dem Weg des *vegetativen Nervensystems* bemerkbar machen. Die vasomotorischen Störungen des Klimax, die Hypertonie usw., sind auf solche Einflüsse zurückzuführen.

Das *vegetative Nervensystem* zeigt in vielen Fällen von chronischem Gelenkrheumatismus ein auffallendes Verhalten: Parästhesien in den Fingern, livide, kalte, feuchte Hände und Füße gehen lange Zeit den Gelenkerscheinungen voraus, gelegentlich findet man nach Probefrühstück niedrige Salzsäurewerte, im Blut besteht sehr oft eine relative Lymphocytose, die auch nach Abklingen der entzündlichen Symptome bestehen bleibt. Freilich sind diese Symptome lange nicht bei allen Kranken nachweisbar. Andererseits gibt es eine große Zahl von „vegetativ Stigmatisierten", die niemals an chronischem Gelenkrheumatismus erkranken. Reihenuntersuchungen von WEIL mit der Capillarmikroskopie ergaben ebensowenig eindeutige Ergebnisse wie eigene Versuche mittels pharmakologischer Funktionsprüfung der Haut. Wenn daher eine gesetzmäßige, allgemeine Vasokonstriktion, wie sie PEMBERTON beschreibt, bei dem chronischen Gelenkrheumatismus auch *nicht* besteht, sind die Beziehungen zum vegetativen Nervensystem in vielen Fällen doch so eindeutig, daß an einem Zusammenhang nicht gezweifelt werden kann Ein weiterer Umstand, der bereits frühzeitig an nervöse Einflüsse bei dem Zustandekommen der primär chronischen Polyarthritis denken ließ, ist die oft auffallende *Symmetrie* der Gelenkbeteiligung, die so ausgesprochen sein kann, daß eine zufällige „Prädilektion" wohl kaum zur Erklärung ausreicht. Dazu kommt ferner die im Röntgenbild frühzeitig nachweisbare *Knochenatrophie,* welche bereits von SUDECK, KIENBÖCK und GOLDSCHEIDER als trophoneurotisch aufgefaßt worden ist, eine Ansicht, die von L. R. MÜLLER heute noch aufrechterhalten wird, obwohl die Existenz besonderer trophischer Nerven noch keineswegs nachgewiesen ist. Auch die bei den Arthritiden beobachtete hochgradige und für die Funktion verhängnisvolle *Muskelatrophie* ist nicht allein durch Inaktivität zu erklären, obwohl der Mangel an Funktion, wie SCHIFF und ZACK experimentell zeigen konnten, allein schon schwere Atrophien zur Folge haben kann. Lange Zeit hat man diese Atrophien mit der Reflextheorie von VULPIAN zu erklären versucht; obwohl die Versuche von HOFFA, welche diese Theorie stützen sollten (Ausbleiben der arthritischen Muskelatrophie bei Durchschneidung der hinteren Rückenmarkwurzeln), von SULZER nicht als beweiskräftig anerkannt wurden, hat die Ansicht, die Muskelatrophie sei nur durch die Inaktivität bedingt, doch etwas Gezwungenes; insbesondere ist die nur auf bestimmte Muskelgruppen beschränkte Atrophie, welche an den Fingern zu den bekannten Kontrakturen und Deviationen führt und oft beiderseits symmetrisch auftritt, nur schwer als Inaktivitätsatrophie zu erklären. Schon lange ist ferner die Atrophie der *Haut* im Bereich der Gelenkerkrankung („glossy skin") bekannt, womit der Übergang zu anderen trophoneurotischen Veränderungen, der RAYNAUDschen *Krankheit* und der *Sklerodermie* hergestellt ist. Aus allen diesen Gründen haben viele Autoren, besonders in Frankreich (TEISSIER, BÉZANÇON und WEIL), die infektiöse Genese der primär chronischen Polyarthritis gänzlich in Abrede gestellt und ihr den Charakter einer *Trophoneurose* zugesprochen. Gegen diese Annahme kann man jedoch viele Einwände erheben. Zunächst ist die Trophoneurose *keine* entzündliche Allgemeinerkrankung, wie der chronische Gelenkrheumatismus. Auf den Umstand, daß lange nicht bei allen Fällen von primär chronischem Gelenkrheumatismus die Symmetrie der Gelenkbeteiligung und die trophischen Erscheinungen ausgesprochen sind, haben wir bereits hingewiesen; das von LÉRI beschriebene positive BABINSKIsche Zeichen haben wir bei unseren Kranken niemals finden können. Die zweifellos trophoneurotischen Arthropathien bei der Tabes und der Syringomyelie weisen von dem Gelenkrheumatismus grundverschiedene Züge auf. Unter diesen Umständen werden wir annehmen müssen, daß die bei dem chronischen Gelenkrheumatismus zweifellos sehr oft vorhandenen vegetativ-nervösen Störungen teils die Bedeutung *disponierender* Faktoren besitzen, teils vielleicht nur die *Folge* der rheumatischen Erkrankung sind. Man wird ihnen aber große Aufmerksamkeit widmen müssen, zumal wir wissen, daß das vegetative Nervensystem an allergisch-anaphylaktischen Vorgängen aller Art stets beteiligt ist; da wir annehmen, daß solche Vorgänge in der Pathogenese des Rheumatismus eine große Rolle spielen, ist damit die Brücke geschlagen zu weiteren Erklärungsmöglichkeiten. Vielleicht ist die besondere Reaktionsbereitschaft der rheumatischen Gelenke, das „Autonomwerden“ der Allergie bei dem chronischen Gelenkrheumatismus die Folge einer konstitutionellen Veranlagung des vegetativen Nervensystems. Es ist auch sehr gut möglich, daß diese „vegetative Neurose“ erst durch innersekretorische Einflüsse, durch das Klimakterium usw., ausgelöst wird.

Exogene Faktoren haben in der Pathogenese des chronischen Gelenkrheumatismus eine viel geringere Bedeutung als ihnen oft zugesprochen worden ist. Der chronische Gelenkrheumatismus ist keinesfalls eine „Arthritis pauperum“, er kommt in allen sozialen Schichten vor; irgendwelche *berufliche Einflüsse* spielen *keine* Rolle. Weder Arbeit im Freien, noch nasse, feuchte Arbeit, noch auch Arbeit in großer Hitze disponiert zu chronischem Gelenkrheumatismus. Dagegen scheinen *klimatische Einflüsse* nicht ohne Bedeutung zu sein, da in nördlich gelegenen Ländern (Skandinavien, England, Norddeutschland) die Krankheit offenbar häufiger vorkommt als in südlicheren Gegenden. Möglicherweise spielen dabei häufigere Erkältungen u. dgl. eine gewisse Rolle, vielleicht sind aber mehr allgemein-konstitutionelle Motive für die stärkere Krankheitsbereitschaft verantwortlich. *Hereditäres Vorkommen* wurde öfter beobachtet, besonders bei der psoriatischen Arthritis und der Spondylarthritis ankylopoetica. Nach J. BAUER kann man geradezu von einer gemeinsamen Erbanlage der Psoriasis und des chronischen Gelenkrheumatismus sprechen, wodurch die empirische Konzeption des „Arthritismus“ französischer Autoren zum Teil bestätigt wird.

a) Sekundär chronischer Gelenkrheumatismus. Diese Verlaufsart ist keineswegs so selten, wie vielfach behauptet worden ist; E. FREUND berichtet über 110 Fälle, mir stehen 201 Fälle zur Verfügung. Die Krankheit bevorzugt — wie bei dem chronischen Gelenkrheumatismus überhaupt — das weibliche Geschlecht.

Bei einem Teil der Fälle — etwa 65% — entstand die Krankheit in der Weise, daß bereits die erste Attacke des akuten Rheumatismus nicht völlig abheilte, sondern in einzelnen Gelenken chronische Veränderungen zurückließ. Zunächst bleiben einige Gelenke noch geschwollen, später können sich Deformierungen und Ankylosen anschließen. Diese Fälle zeichnen sich durch die meist unregelmäßige, asymmetrische Gelenkbeteiligung aus; die von JACCOUD beschriebene Form, der Rheumatismus fibrosus, der zur Ankylose aller Gelenke führt, ist glücklicherweise sehr selten. — In anderen Fällen werden schubweise immer neue Gelenke befallen, bis zuletzt ein Krankheitsbild resultiert, welches sich von dem *primären* chronischen Gelenkrheumatismus durch nichts unterscheidet. Endlich gibt es auch Fälle, welche *nicht* aus der *ersten* Attacke des akuten Rheumatismus hervorgehen, sondern aus einem (auch milder verlaufenden) Rezidiv desselben. Bei unseren Kranken war das bei 35% der Fall.

In diesen Fällen ist es oft schwer, zu entscheiden, ob eine primäre oder sekundäre Polyarthritis vorliegt; bei vorhandenem *Klappenfehler* haben wir diese Fälle zu der *sekundären* Form gerechnet. — Nicht alle Schmerzzustände, die nach einem akuten Rheumatismus zurückbleiben, sollen als chronischer Gelenkrheumatismus bezeichnet werden, oft bestehen bloß ziehende Schmerzen und Muskeldruckpunkte, besonders an den Sehnenansätzen; es sind dann offenbar noch Reste der spezifischen histologischen Veränderungen vorhanden, welche nach geeigneter Allgemeinbehandlung restlos ausheilen.

Die lokalen Gelenkerscheinungen entsprechen ganz dem Bild der *primären* Form, weshalb sie dort besprochen werden, ebenso die Veränderungen an den anderen Organen. Nur soviel sei hier betont, daß bei 65% unserer Fälle ein *Herzklappenfehler* nachweisbar war (nach FREUND 40%) und daß bei 60% der Kranken das Leiden zwischen dem 10. und 30. Lebensjahr begann, nur bei 16% über 40 Jahren. Am häufigsten (40%) waren die Fingergelenke, sodann die Hand-, Fuß-, Knie- und Ellbogengelenke befallen; bei 37% aller Fälle kam es auch zu sekundären Deformierungen und Ankylosen, besonders der Knie-, Schulter-, Ellbogen- und Handgelenke. Defiguration der Fingergelenke mit Deviationen fand sich bei 6%. Wieweit wir berechtigt sind, aus dieser Statistik irgendwelche Schlüsse über die klinische Selbständigkeit der sekundären Verlaufsform des chronischen Gelenkrheumatismus zu ziehen, wird später erörtert.

b) Primär chronischer Gelenkrheumatismus. Der primär chronische Gelenkrheumatismus kann sowohl einen subakuten wie einen eminent schleichenden Beginn haben. Etwa 20% unserer 432 Fälle begann mit leichtem Fieber, das leicht *unter* 38° C blieb. Die Differentialdiagnose dieser Fälle kann zu Schwierigkeiten in der Abgrenzung gegenüber dem akuten Rheumatismus führen; für letzteren sprechen: Herzkomplikationen, Wandern der Gelenkaffektion, gute Salicylwirkung, vorausgegangene Angina. Insbesondere kommt der *Herzbeteiligung* entscheidende Bedeutung zu.

Den *schleichend* beginnenden Formen gehen gewisse *Prodromalerscheinungen* voraus: Parästhesien der Finger, neuralgiforme Schmerzen in den Armen, ferner vasomotorische Störungen u. dgl. Dann treten allmählich *Gelenkschwellungen* auf, meist zuerst in den Fingergelenken, es können aber auch die Fuß- oder Kniegelenke zuerst befallen sein. Im Laufe von einigen Monaten bis mehreren Jahren werden immer neue Gelenke befallen. Es kann zuletzt zur Ankylose nahezu aller Gelenke kommen, was die Kranken völlig hilflos macht. Andererseits gibt es auch leichte Fälle, ferner monartikuläre Formen und es gibt auch spontane Remissionen und Heilungen mit völliger Restitution.

Ein verhältnismäßig frisches Stadium besteht bei der 31jährigen Frau *E. S. Anamnese:* 2 Geburten, früher stets gesund gewesen. Mit 21 Jahren vorübergehende Schwellung des linken Fußes. Vor $1^1/_2$ Jahren allmählich Schwellung der Ellbogen-, Fuß- und Fingergelenke ohne Fieber. *Befund:* Asthenische, leicht kachektische Frau, anämisch, Herz und Lunge o. B. Es bestehen leicht subfebrile Temperaturen. *Gelenke:* Erguß und Behinderung im linken Ellbogen und linken Fußgelenk sowie spindelförmige Schwellung der Fingermittelgelenke (Abb. 10). Faustschluß inkomplett, schwach, die Hände sind cyanotisch und feucht. Das *Röntgenbild* der Hände (Abb. 11) zeigt in diesem Stadium noch keine schweren Veränderungen; außer den Weichteilverdickungen fällt zunächst die epiphysäre *Knochenatrophie* auf, ferner die Verengerung der Gelenkspalten einzelner Fingermittelgelenke.

Ein fortgeschritteneres Stadium zeigt die 48 Jahre alte Frau *A. S. Anamnese:* 2 Geburten, sonst immer gesund gewesen. Mit 26 Jahren, nach der 2. Geburt,

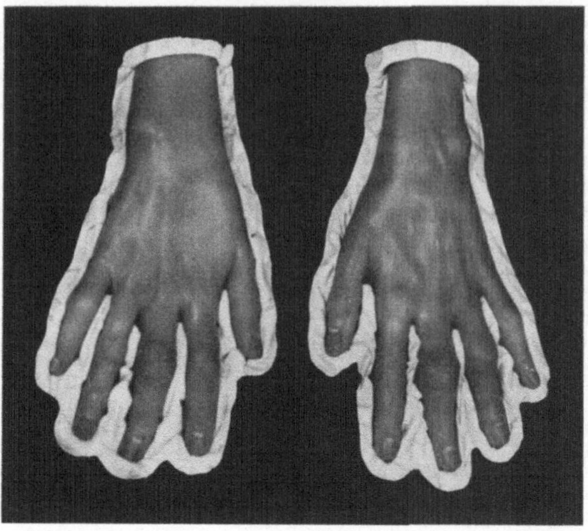

Abb. 10. Primär chronischer Gelenkrheumatismus, frisches Stadium.

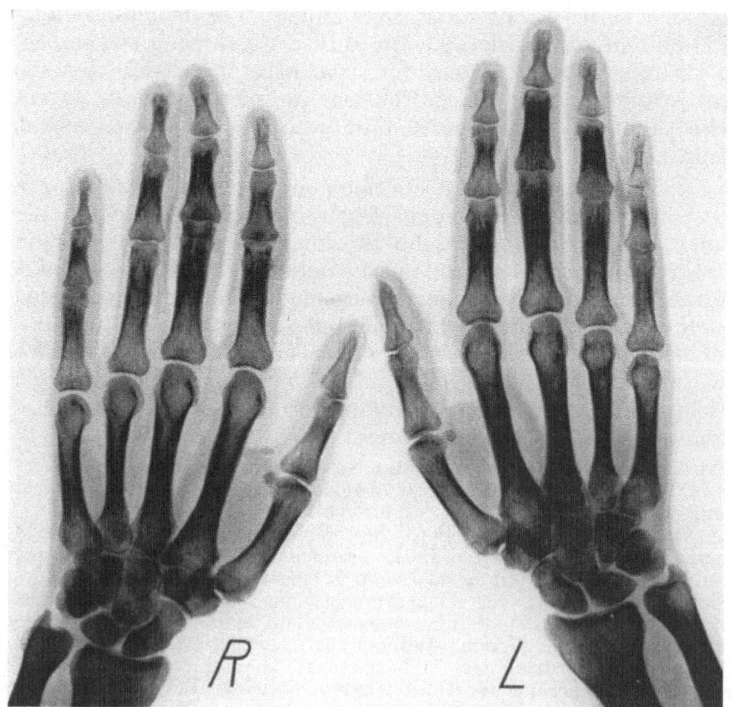

Abb. 11. Primär chronischer Gelenkrheumatismus, frisches Stadium.

allmählich beginnende Gelenkschwellungen. *Befund:* Schlechter Allgemeinzustand, Anämie. Kompensierte Mitralinsuffizienz + Stenose, Extrasystolen. *Gelenke:*

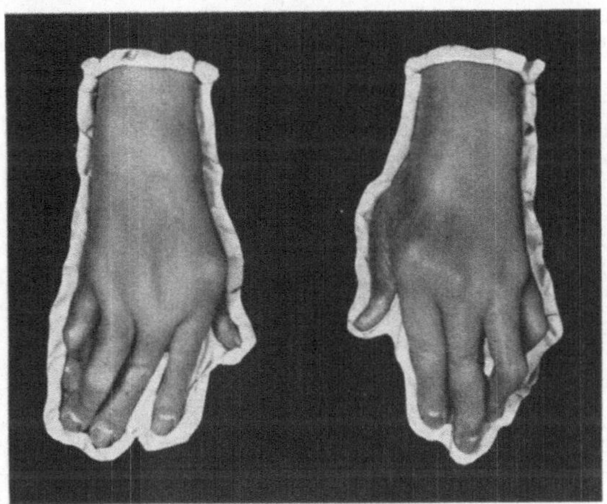

Abb. 12. Primärer chronischer Gelenkrheumatismus mit symmetrischen Veränderungen.

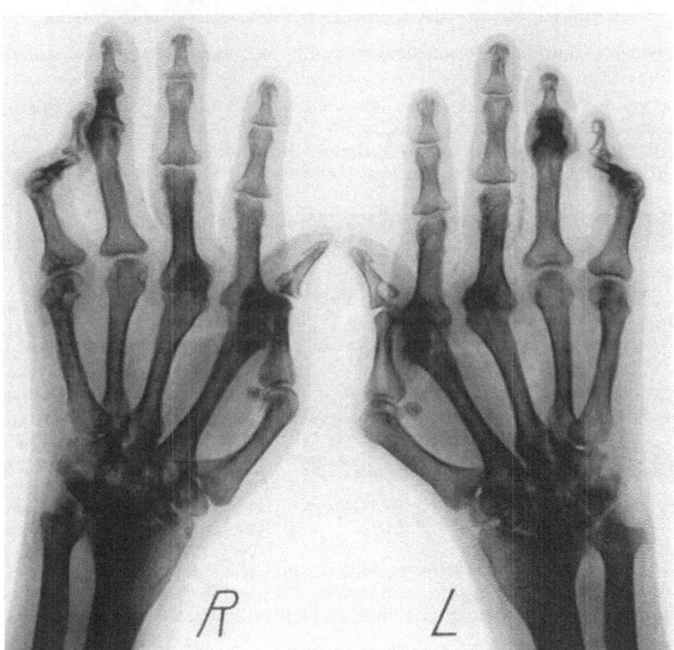

Abb. 13. Primär chronischer Gelenkrheumatismus, fortgeschrittenes Stadium.

Die Füße sind geschwollen und stehen in Valgusstellung, die Zehen sind subluxiert, Hyperextension im Grundgelenk. Die Handgelenke sind geschwollen und unbeweglich. Die Grundgelenke der Finger (Abb. 12) sind stark geschwollen, die Finger zeigen ulnare Deviation, ferner symmetrische Kontrakturen: die 2.—3. Finger in Hyperextension, die 4.—5. Finger in Beugestellung. Hände und Füße fühlen sich feucht an und sind kalt; Faustschluß unmöglich. Das *Röntgenbild* (Abb. 13) zeigt diffuse Knochenatrophie und Ankylose beider Handgelenke, die Fingergelenke zeigen die auch auf Abb. 12 sichtbaren Deviationen, die Grundgelenke des 2. bis

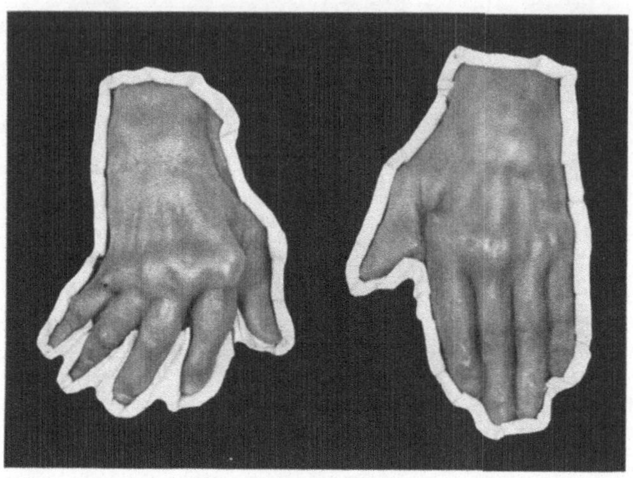

Abb. 14. Primär chronischer Gelenkrheumatismus mit asymmetrischen Veränderungen.

3. Fingers erscheinen subluxiert, an den Grundphalangen leichte periostale Auflagerungen und kleine Resorptionsherde an der distalen Epiphyse.

Ein ähnliches Bild bietet der 60jährige Bandwirker *E. S. Anamnese:* Mit 45 Jahren allmähliche Schwellungen der Hand- und Fingergelenke, später der Ellbogen und Füße. *Befund:* Kachektischer, blasser Mann, asthenischer Typus. *Gelenke:* Hand- und Fingergelenke verdickt (Abb. 14), ulnare Fingerdeviation nur rechts, deutliche Atrophie der Mm. interossei. Faustschluß behindert, Hände kraftlos. Schwellung beider Sprunggelenke. An der Ulnarkante des linken Ellbogens zwei pflaumengroße, derbe, indolente Knoten (Abb. 15), welche sich bei der histologischen Untersuchung (vgl. Abb. 9, S. 49) als spezifisch-rheumatisch erweisen. Das Röntgenbild (Abb. 16) zeigt diffuse Knochenatrophie der rechten Hand, Subluxation der Fingergrundgelenke, sonst aber nur *sehr geringe* Knochenusuren an der distalen Epiphyse der Metakarpalknochen 2—4. Die Gelenkspalten sind verschmälert, aber klar; deutlicher Weichteilschatten am Mittelgelenk des 4. Fingers.

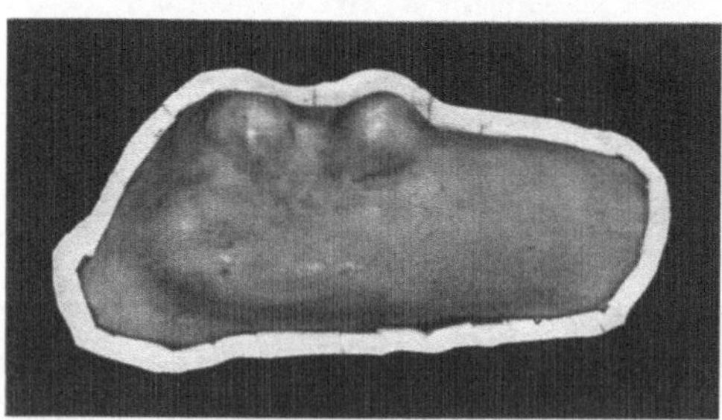

Abb. 15. Primär chronischer Gelenkrheumatismus mit großen subcutanen Knoten.

Ein besonders fortgeschrittener Fall ist der 67jährige Beamte *S. S. Anamnese:* Früher stets gesund. Im Alter von 40 Jahren allmähliche Schwellung der Fingergelenke, vor 7 Jahren frischer Schub, seit 3 Jahren völlig hilflos. *Befund:* Guter Allgemeinzustand, Pykniker. *Gelenke:* Beide Knie prall geschwollen, Beugung bis 90° Streckung bis 150° möglich. Linkes Hüftgelenk bis 70° zu beugen, Rotation völlig gesperrt. Das rechte Schultergelenk ist völlig versteift. Beide Ellbogengelenke verdickt, Beugung bis 90°, Streckung bis 120°. Beide Handgelenke völlig versteift, teigige Schwellung der Grund- und Mittelgelenke aller Finger. Faustschluß unmöglich. Die *Röntgenaufnahme* der rechten Hand zeigt fleckige Knochenatrophie, völlige Ankylose des Handgelenkes und der meisten Fingergelenke (Abb. 17), große Resorptionsherde in der Nähe des Grundgelenkes des Daumens und der Ulnarepiphyse. Subluxationsstellung der Fingergrundgelenke, kleine Resorptionsherde in der distalen Epiphyse der Grundphalanx des Zeigefingers, am selben Gelenk angedeutete Randwulstbildung.

Diese 4 Fälle sollen die verschiedenen Stadien der Krankheit charakterisieren. Wir sehen, daß an einzelnen Gelenken noch frisch entzündliche Prozesse bestehen können, während sich in anderen Gelenken gleichzeitig nur Ankylosen und Deformierungen nachweisen lassen. Aus diesem Grunde, der eine Folge des *schubweisen* Verlaufs ist, lassen sich gesetzmäßige Verlaufsetappen bei dem chronischen Gelenkrheumatismus *nicht* aufstellen.

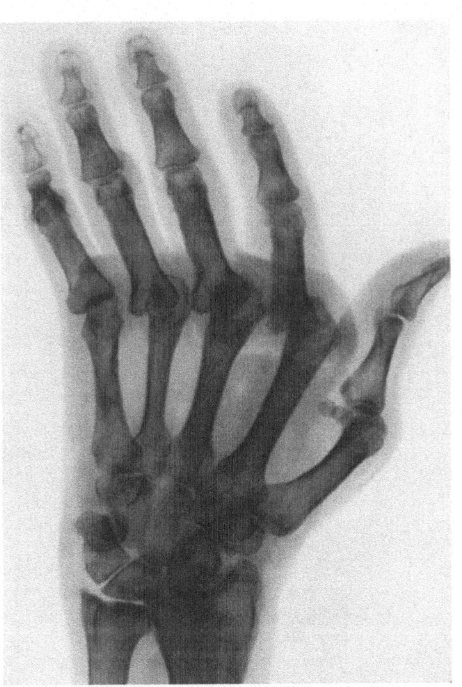

Abb. 16. Primär chronischer Gelenkrheumatismus, Subluxationen ohne erhebliche Knochenveränderungen.

Bereits seit langem ist das häufigere Befallensein des *weiblichen Geschlechtes* bekannt; es werden Zahlen von 70—80% genannt. Unsere eigenen Fälle verteilen sich *gleichmäßig* auf beide Geschlechter, jedoch finden im Landesbad etwa fünfmal soviel Männer Aufnahme als Frauen, weshalb das Verhältnis der Krankheitshäufigkeit nicht vergleichbar ist.

Bei unseren Fällen begann die Krankheit bei 40% *nach* dem 40. Lebensjahre und nur bei 30% vor dem 30. Lebensjahre; 31% der Frauen waren bereits in der Menopause.

Am häufigsten (36%) sind die *Fingergelenke* befallen; die Mittelgelenke sind spindelförmig geschwollen, während bei Befallensein der Grundgelenke eine mehr diffuse, teigige Schwellung resultiert. Im weiteren Verlauf kommt es sehr oft (bei 8% unserer Kranken) zu Subluxation und ulnarer Deviation in den Grundgelenken, während die Mittel- und Endgelenke entweder in Beuge- oder Streckkontraktur verfallen. Die Kontrakturen sind oft beiderseits symmetrisch (vgl. Abb. 12) und anfangs bis zu einem gewissen Grad passiv ausgleichbar. Da bei einem Teil dieser Fälle das Röntgenbild nur geringe Veränderungen aufweist (vgl. Abb. 16), waren diese symmetrischen Kontrakturen mit ein Anlaß für die Annahme der *trophoneurotischen* Genese der primär chronischen

Polyarthritis. Zu dieser Frage habe ich bereits auf S. 73 Stellung genommen; es sei noch hinzugefügt, daß der negative Röntgenbefund über den Zustand der Synovialis und der fibrösen Gelenkkapsel nichts aussagt. Nichtsdestoweniger hat KAHLMETER recht, wenn er betont, daß die Veränderungen in den Gelenken allein diese Kontrakturen nicht befriedigend erklären können. Sehr überzeugend ist der von KAHLMETER mitgeteilte Fall einer 52 Jahre alten Frau, bei welcher eine sekundär chronische Polyarthritis sich *nach* einer Hemiplegie entwickelte; obwohl die Gelenke beider Körperhälften erkrankt waren, kam es nur an der *nicht*gelähmten Hand zu ulnaren Deviationen und Kontrakturen der Finger. Wir müssen daher annehmen, daß es unter dem Einfluß der Erkrankung auch zu einer Störung der peripheren (vegetativen) Innervation kommt, durch elektive Atrophie gewisser Muskelgruppen die Antagonisten die Überhand gewinnen und auf diese Weise die geschilderten Kontrakturen entstehen. Wie wir bereits betont haben, kann die Störung des vegetativen Systems („Ektosympathose“ nach LARICHE und MAY) nicht die *Ursache* der Erkrankung sein, sie ist dem chronischen Gelenkrheumatismus entweder *nebengeordnet* oder die *Folge* desselben.

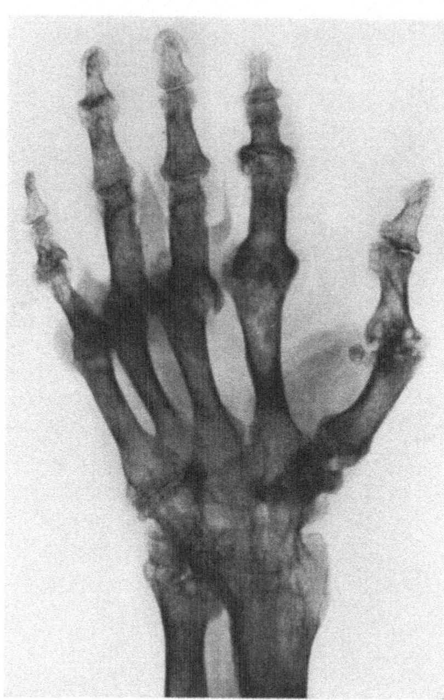

Abb. 17. Primär chronischer Gelenkrheumatismus, Spätstadium.

Die *Handgelenke* sind ebenfalls recht häufig (27%) erkrankt; die Schwellung ist an der dorsalen Seite am stärksten, es besteht die Tendenz zu Ankylose in der (ungünstigen) Flexionsstellung.

Die *Ellbogengelenke* sind auch oft befallen, die Ankylose bevorzugt die leicht gebeugte und pronierte Stellung.

Die *Schultergelenke* sind ebenfalls oft erkrankt; zunächst ist die Rotation eingeschränkt, später resultiert Ankylose bei adduziertem und nach innen rotiertem Arm. Bei allen Bewegungen „geht das Schulterblatt mit“; falls auch die Schlüsselbeingelenke erkrankt sind, ist der ganze Schultergürtel unbeweglich.

Die *Hüftgelenke* sind relativ selten befallen und zeigen dann alle Symptome der Coxitis (völlige Fixation in leicht gebeugter Stellung); wenn beide Hüftgelenke ankylosiert sind, ist das Gehen, Bücken und Sitzen stark behindert; bei *einseitiger* Coxitis kommt es zu den kompensatorischen Fehlhaltungen des Beckens und der Wirbelsäule.

Sehr häufig sind die *Kniegelenke* erkrankt, wobei hartnäckige, starke Ergüsse dem Gelenk ein spindelförmiges Aussehen verleihen können. Es besteht die Tendenz zu Ankylose in Flexionsstellung, was möglichst verhindert werden soll, da sonst die Gehfähigkeit ernstlich beeinträchtigt wird. Oft kommt es zu starker Hypertrophie der Synovialzotten (Arthritis villosa), bei günstigem Ausgang führt die Schädigung des Gelenkknorpels zu sekundärer Deformierung, was sich in Beschränkung der Beugung und durch Reibegeräusche dokumentiert.

Bei der ebenfalls häufigen Erkrankung der *Fußgelenke* ist die Knöchelgegend und der Mittelfuß im dorsalen Anteil diffus geschwollen, die Bewegungen eingeengt; recht ungünstig ist die Ankylose in Spitzfußstellung. Auch die Zehen sind nicht selten erkrankt, es kommt zu Deviationen und Kontrakturen, welche im Prinzip den Veränderungen an den Fingergelenken entsprechen. Recht lästig ist die Entwicklung eines sekundären Plattfußes, wobei die statischen Beschwerden mit arthritischen kombiniert sind und der Behandlung mit Einlagen große Schwierigkeiten bereiten.

Im aktiv-exsudativen Stadium fühlen sich die erkrankten Gelenke warm an, die Haut ist oft leicht gerötet. Im späteren Verlauf können die Schwellungen und entzündlichen Erscheinungen zurücktreten; man hat mehr das Gefühl einer Kapselverdickung. Besonders an den Handgelenken können die entzündlichen Erscheinungen von den vasomotorischen Störungen überdeckt sein; die Hände fühlen sich feucht und kalt an, die Haut ist glänzend, gespannt, atrophisch (glossy skin). Man findet diese Veränderungen in etwa 25—30% der Fälle; capillarmikroskopisch entspricht diesem Zustand, wie Weil zeigen konnte, meist eine verringerte Capillardurchblutung, seltener eine Vasoneurose.

Wohl in *jedem* Fall von chronischem Gelenkrheumatismus sind typische entzündliche Gelenkergüsse zu irgendeiner Zeit zu finden. Differentialdiagnostische Schwierigkeiten bereiten bloß die seltenen mono- oder oligoartikulären Fälle, insbesondere wenn nur die Schulter- oder Hüftgelenke befallen sind.

Im weiteren Verlauf können sich die Ergüsse resorbieren, das Gelenk kann im günstigsten Fall wieder völlig funktionsfähig werden. In anderen Fällen bleiben die Ergüsse jahrelang in wechselnder Stärke bestehen, die Schmerzhaftigkeit läßt aber nach, so daß die Kranken trotz der Knie- oder Fußgelenkschwellungen gehen und stehen können. Dabei kommt es — bei *erhaltener* Funktion — zu deformierenden Veränderungen, zu Knorpelschwund und Randwulstbildungen. Diese *sekundäre* deformierende Arthritis zeichnet sich durch Beschränkung der Gelenkbewegungen und durch Reibegeräusche aus; es können nahezu alle Gelenke in diesem Stadium stationär bleiben. Der ungünstigste Ausgang ist die *Ankylose*; obwohl manche Fälle von vornherein einen schweren, zu Ankylosen neigenden Verlauf nehmen, ist es mit Hilfe einer intensiven, planmäßigen Therapie durchaus möglich, den Ausgang des Gelenkrheumatismus günstiger zu gestalten.

Wertvolle Hinweise auf die anatomischen Veränderungen gibt uns, besonders in fortgeschrittenen Fällen, die *Röntgendiagnostik*. Die erste Veränderung, die bereits einige Wochen nach Krankheitsbeginn anzutreffen ist, besteht in der zuerst epiphysären (Abb. 11), später diffusen Knochenatrophie (Abb. 13), daneben sind die verdickten Weichteile leicht zu erkennen. Im späteren Verlauf ist die Knorpelzerstörung an der Verengerung des „Gelenkspaltes“ zu erkennen, ferner an etwaigen (sekundären) Randwülsten. An den Epiphysen sieht man kleinere und größere Einschmelzungsherde, welche die Form von Cysten oder Usuren haben und nicht mit den Lochdefekten bei der Gicht verwechselt werden dürfen (KREBS). Manchmal liegen diese Cysten dicht unterhalb des Gelenkknorpels; diese subchondralen Herde sind vielleicht Zeichen einer vom Knochen ausgehenden Infektion (WEIL und WEHRSIG). Durch die resorptiven Vorgänge in den Knochen bekommt die Atrophie derselben einen mehr fleckigen Einschlag. Häufig kann man auch leichte periostale Auflagerungen an den Diaphysen beobachten (vgl. Abb. 13). Wenn es zur Ankylose kommt, wird der verschmälerte Gelenkspalt zuerst undeutlich, verschattet (fibröse Ankylose), zuletzt verschwindet er gänzlich (Synostose). Doch habe ich bereits darauf hingewiesen, daß bei der Beurteilung von Röntgenbildern nicht voll streckbarer Gelenke Vorsicht am Platz ist, da durch Überschneidung der Knochenenden eine Ankylose vorgetäuscht werden kann.

Bei 52% unserer Kranken waren Deformierungen und Ankylosen vorhanden. Neben den Veränderungen der Gelenke finden wir nahezu regelmäßig und frühzeitig *Atrophie* der *Muskulatur,* welche so hohe Grade erreichen kann, daß sie die eigentliche Ursache von Bewegungsstörungen wird; vor allem ist die Unfähigkeit vieler Kranken, zu stehen und zu gehen, oft auf die starke Muskelatrophie zurückzuführen. Von der Atrophie werden, wie bereits gesagt, gewisse Muskelgruppen *elektiv* befallen. An der Hand sind es die Mm. interossei, an den Vorderarmen besonders die Strecker, am Oberarm der Triceps und der Musculus deltoideus, am Oberschenkel der Quadriceps, am Unterschenkel der Gastrocnemius. Wie FREUND mit Recht betont, können die Atrophien durch Hypertrophie des subcutanen Fettgewebes verdeckt werden; man erkennt sie aber leicht durch Palpation des kontrahierten Muskels.

Die Ansätze der Muskeln sind oft druckempfindlich, wenn auch nicht in demselben Umfange, wie bei dem akuten Rheumatismus. Meistens handelt es sich um sekundäre Myalgien infolge Schonhaltungen.

Die mit den Gelenken kommunizierenden *Schleimbeutel* sind regelmäßig miterkrankt, seltener finden sich Exsudationen auch in den Sehnenscheiden, besonders an dem Handrücken. Schwellungen der regionalen *Lymphdrüsen* sollen nach E. FREUND und V. COATES häufig vorkommen; nach MESTER gehören die Schwellungen der Drüsen im Sulcus bicipitalis internus sogar zu den Frühsymptomen der Erkrankung. Nach meiner Erfahrung sind die Vergrößerungen der Drüsen nicht sehr ausgesprochen, ebenso findet sich nur *selten* eine palpatorisch feststellbare *Milzschwellung.* Außerordentlich wichtig in pathogenetischer Hinsicht sind die ebenfalls nicht gerade häufig nachweisbaren *rheumatischen Knoten* in der Subcutis; meist liegen sie in der Nähe der Ellbogen an der Ulnarkante, seltener über der Patella, über dem Schulterblatt oder auf den Streckersehnen der Hände. Sie sind schmerzlos, von fester Konsistenz und können Pflaumengröße erreichen (vgl. Abb. 15). COATES findet die Knoten in 6% aller Fälle von „Rheumatoid arthritis“.

Der *Allgemeinzustand* war bei 25% unserer Kranken ausgesprochen schlecht, kachektisch, in diesen Fällen bestand mäßige Anämie. Bei der Magenausheberung nach Probefrühstück findet sich relativ oft *Anacidität,* nach Coates bei 22%. *Subfebrile Temperaturen* hatten wir bloß bei 5% unserer Kranken beobachtet. *Herzklappenfehler* haben wir — in Übereinstimmung mit anderen Autoren — bei etwa 4% feststellen können, bei Frauen häufiger als bei Männern. Im Gegensatz zum *akuten* Rheumatismus ist das *Myokard* nur selten erkrankt; wir haben auch elektrokardiographisch nur selten Abweichungen finden können. Bei subfebrilen Temperaturen ist der Puls oft beschleunigt und klein, der Blutdruck ist eher leicht erniedrigt.

Auf die große Bedeutung der *Aktivitätsreaktionen* für die Beurteilung des chronischen Gelenkrheumatismus haben wir bereits früher (vgl. S. 30) hingewiesen; insbesondere gibt die im Laufe der Behandlung wiederholt ausgeführte *Senkungsreaktion* prognostisch wertvolle Anhaltspunkte. Die anderen Aktivitätsreaktionen haben bloß die Bedeutung von Ergänzungsmethoden, so spricht z. B. eine starke Vermehrung der Leukocyten für einen *septischen* Prozeß. — Recht häufig besteht im *aktiven* Stadium des chronischen Gelenkrheumatismus eine leichte *entzündliche Azidose* (Race), die sich in mäßiger Erniedrigung der Alkalireserve (bis 45 bis 50 ccm-%) manifestiert, ebenso eine leichte Erhöhung des *Grundumsatzes* um 10—20%; es handelt sich bei diesen letzteren Befunden um ganz unspezifische allgemein-entzündliche Symptome, welche nur geringen praktisch-klinischen Wert besitzen. Gewisse Anhaltspunkte über die Schwere der lokalen Entzündungsprozesse gibt die Untersuchung der *Gelenkpunktate*; starke Beimengung von Lymphocyten gilt als Zeichen einer leichteren bzw. abheilenden Entzündung, während starker Leukocytengehalt und stärkere Verschiebung der aktuellen Reaktion nach der sauren Seite hin (über $p_H = 7{,}5$) eine ungünstige Prognose rechtfertigt.

Die **Diagnose** des primär chronischen Gelenkrheumatismus bereitet nur selten Schwierigkeiten. Wir müssen ihn abgrenzen zunächst von der *sekundären* Form. Auf Grund des klinischen Bildes können dabei folgende Punkte berücksichtigt werden:

1. die *primäre* Form zeigt ihr Maximum um 2 Jahrzehnte später als die sekundäre,
2. die primäre Form führt häufiger (52%) zu Ankylosen und Deformierungen als die sekundäre Form (37%),
3. Herzfehler sind bei der *sekundären* Form viel häufiger (65%) als bei der primären 4%).

Die Diagnose wird meist schon aus der typischen *Anamnese* gestellt werden können; wir haben aber bereits betont, daß in vielen Fällen eine Entscheidung nicht möglich ist, da es zahlreiche Übergänge zwischen primärem und sekundärem Gelenkrheumatismus gibt. Obwohl wir beide Formen für ätiologisch und pathogenetisch eng verwandt halten, ist ihre Trennung aus prognostischen und therapeutischen Gründen aufrechtzuerhalten.

Wir müssen diagnostisch ferner die infektiösen Rheumatoide, die Gicht usw. vom chronischen Gelenkrheumatismus abgrenzen; Näheres darüber vgl. S. 191. Im allgemeinen wird man bei *monartikulären* Gelenkentzündungen stets an infektiöse Rheumatoide denken, doch kann sich ausnahmsweise auch der chronische Gelenkrheumatismus nur in *einem* Gelenk lokalisieren. Auf die Häufigkeit *nicht*tuberkulöser monartikulärer Kniegelenkergüsse hat Burckhardt hingewiesen, auf den monartikulären chronischen Rheumatismus der Schulter- und Hüftgelenke hat E. Freund aufmerksam gemacht. Bei den letzteren Prozessen muß zunächst festgestellt werden, ob überhaupt eine *Arthritis* vorliegt (Senkungsreaktion, Röntgenbild), sodann müssen alle *spezifischen Infektionen* differentialdiagnostisch ausgeschlossen werden (Wa.R., Tuberkulinprobe, Gonokokkenvaccine). In der Schultergegend muß ferner an eine Bursitis, bei der Untersuchung des Hüftgelenkes an die Arthritis der Iliosacralgelenke gedacht werden. Wenn man alle diese Möglichkeiten ausgeschlossen hat, bleiben immer noch Fälle genug übrig, welche als chronischer Gelenkrheumatismus aufgefaßt werden müssen; diese Diagnose wird bestätigt, wenn durch spätere Schübe die Erkrankung einen polyartikulären Charakter annimmt.

Schwierig kann mitunter die Entscheidung bei dem mit Plattfüßen kombinierten varikösen Symptomenkomplex sein. Die Schwellung der Knöchelgegend, die Beschränkung der Beweglichkeit der Füße verführt nur zu oft zu der Diagnose „Gelenkrheumatismus", obwohl nur statische Deformitäten und Zirkulationsstörungen vorliegen. Andererseits kann ein Fußgelenkrheumatismus sekundär eine Fußsenkung zur Folge haben. Die Entscheidung, ob eine Arthritis vorliegt, ist oft nur mit Hilfe des Befundes an den übrigen Gelenken und der Senkungsreaktion zu stellen.

Im *kindlichen Alter* ist der chronische Gelenkrheumatismus eine große Seltenheit; die mit Fieber, Milzschwellung und Lymphdrüsenschwellungen einhergehende Stillsche Krankheit dürfte nach den Untersuchungen von Fahr und Kleinschmidt nicht spezifisch-rheumatischer Natur sein. Leichtentritt hat in einem Fall aus dem Blut den Streptococcus viridans züchten können; falls sich dieser Befund bestätigen läßt, ist die Stillsche Krankheit als eine milde verlaufende Sepsis des Kindesalters aufzufassen, welche in die Gruppe der Endocarditis lenta gehört. — Allerdings scheint es auch Übergangsfälle zu geben. Man findet Milz- und Lymphdrüsenschwellungen auch bei dem chronischen Gelenkrheumatismus der Erwachsenen, während es afebril verlaufende Fälle der Stillschen Krankheit geben soll, wobei die Milz- und Lymphdrüsenschwellungen zurücktreten und die Krankheit eher den Charakter des chronischen Gelenkrheumatismus haben soll.

Prognose. Die Prognostik des chronischen Gelenkrheumatismus hat folgende Momente zu berücksichtigen: 1. die Zahl der ergriffenen Gelenke, 2. die Neigung zu Rezidiven, 3. die Ansprechbarkeit auf therapeutische Maßnahmen, 4. das Verhalten der Senkungsreaktion, 5. den Zustand des Herzens, 6. die begleitende Muskelatrophie, 7. die Energie und Widerstandskraft der Kranken.

Wir haben bereits erwähnt, daß die Arthritis 3 Verlaufsarten haben kann: 1. Restitutio ad integrum, 2. Heilung mit Deformierungen, 3. Ankylose. Es ist selten, daß *alle* Gelenke *denselben* Krankheitsverlauf zeigen; meist findet man alle 3 Endausgänge an verschiedenen Gelenken nebeneinander. Es gibt Fälle, welche leicht verlaufen, andere neigen von vornherein zu Ankylosen. Auch die *Aktivität* des Prozesses ist recht verschieden. Manche Fälle bleiben jahrzehntelang aktiv mit subfebrilen Temperaturen, stark beschleunigter Senkungsreaktion und hartnäckigen Gelenkergüssen. In anderen Fällen heilt der erste Schub völlig — oder unter Hinterlassung von Deformierungen und Ankylosen — ab, um nach Monaten oder Jahren sich zu wiederholen. Zuletzt gibt es auch glücklicherweise Fälle, wo der erste Schub ausheilt und nie wieder Rezidive auftreten. Wir sehen daher, daß der chronische Gelenkrheumatismus *keineswegs* immer „progressiv" sein muß, der nicht eher zum Stillstand kommt, als bis alle Gelenke ankylosiert sind; nach einer Statistik von SCHNEYER waren von 140 Fällen bei einer Nachuntersuchung in (durchschnittlich) 14 Jahren nach Krankheitsbeginn 74 Kranke arbeitsfähig und bloß 28 Fälle hilflos. Von unseren eigenen Fällen waren 27% der Männer und 17% der Frauen erwerbsunfähig. Der *sekundäre* chronische Gelenkrheumatismus hat funktionell eine noch bessere Prognose; bloß 10% unserer Fälle blieben nach der Behandlung Invalide. Allerdings wird die Prognose dieser Fälle durch die häufigen Herzkomplikationen und die Rezidivgefahr beeinträchtigt.

Die zu Ankylose neigenden Fällen bieten funktionell eine schlechte Prognose, besonders wenn auch die Schulter- und Hüftgelenke befallen sind; ungünstig ist auch das frühzeitige Auftreten hochgradiger *Muskelatrophien* zu beurteilen. Die Prognose ist bei den Frauen besser als bei den Männern, die zwar seltener erkranken, bei denen die Krankheit aber oft von vornherein einen schweren Verlauf nimmt. Die STILLsche Krankheit hat eine große Mortalität, jedoch kann auch völlige Heilung erfolgen.

c) chronischer Gelenkrheumatismus bei Psoriasis. Das häufige Zusammentreffen von Psoriasis mit rheumatischen Gelenkerkrankungen vom primär chronischen Verlaufstypus ist so auffallend, daß an ein bloß zufälliges Zusammentreffen nicht recht gedacht werden kann; besonders eindrucksvoll sind die von BAUER und VOGL aufgedeckten *hereditären* Beziehungen, welche eine gemeinsame genotypische Anlage für beide Krankheiten vermuten lassen.

Während bei den häufig beobachteten Fällen, bei welchen eine leichtere Schuppenflechte mit chronischem Gelenkrheumatismus kombiniert ist, die Aufstellung des Krankheitsbildes der „Arthritis psoriatica" nicht berechtigt ist, verhält es sich anders bei den selteneren Fällen von schwerer, *generalisierter* Psoriasis, welche mit einem primär chronischen Gelenkrheumatismus einhergehen; wir haben nur wenige Fälle dieser Art beobachtet. Die Veränderungen der Gelenke bieten klinisch nichts Besonderes — wir sehen Schwellungen, Ankylosen und Defigurationen, ebenso wie bei dem unkomplizierten Gelenkrheumatismus; zu der arthrogenen Bewegungsbeschränkung kommt in diesen Fällen noch die desmogene, infolge Verlust der Elastizität der Haut, hinzu. Auffallend ist bloß der *Röntgenbefund*; man sieht, besonders bei den *Händen,* die gleichzeitig eine psoriatisch veränderte Haut aufweisen, neben den üblichen Veränderungen des chronischen Gelenkrheumatismus schwere *Knochenzerstörungen.* Die Epiphysen, ja selbst ein Teil der Diaphysen der Metakarpalknochen und Phalangen können völlig zerstört und resorbiert sein. Diese Destruktionen erinnern an gewisse Bilder dei *Sklerodaktylie* und des RAYNAUDschen Gangräns; die Knochenusuren bei dem gewöhnlichen chronischen Gelenkrheumatismus erreichen nur sehr selten ähnliche Ausmaße; wenn auch z. B. bei dem auf S. 78 mitgeteilten Fall des 67jährigen S. S. das Röntgenbild der rechten Schulter die nahezu völlige Einschmelzung des Humeruskopfes gezeigt hat. — Es ist naheliegend, bei diesen psoriatischen Arthritiden eine besonders starke *trophoneurotische Komponente* anzunehmen, welche sowohl in der Pathogenese der Haut- wie auch der Gelenkveränderungen maßgebend beteiligt ist.

Die *Prognose* der psoriatischen Arthritis ist — schon in Anbetracht des generalisierten Hautleidens — keine gute; therapeutisch wurden Arsenkuren und parenterale Schwefeldarreichung vorgeschlagen.

Therapie des chronischen Gelenkrheumatismus. Die Therapie des primär und sekundär chronischen Gelenkrheumatismus hat folgende Aufgaben zu erfüllen: a) kausale Behandlung zwecks Verhütung von Rückfällen; b) Bekämpfung der aktiven Entzündungsprozesse; c) Verhütung der Ankylosen in ungünstiger Stellung; d) Wiederherstellung der ausreichenden Gelenkfunktion. Je nach der Lage des Falles wird die Behandlung verschieden, stets aber planmäßig und individualisierend sein müssen.

a) Die *kausale* Behandlung kann, dem Stand unseres Wissens über die Ätiologie entsprechend, heute erst tastend und unvollständig sein. Wir haben gesehen, daß in der Pathogenese des chronischen Gelenkrheumatismus allergisch-anaphylaktische Prozesse offenbar eine große Rolle spielen; die Allergene sind vielleicht Produkte von Streptokokken und die Sensibilisierung des Organismus erfolgt wahrscheinlich von „fokalen Herden" aus, wobei in erster Linie an die Tonsille, an die Nasennebenhöhlen, an die Prostata, aber auch an eine Otitis media und an den Darm zu denken wäre.

Die Rolle der *Tonsillen* ist bei dem *sekundären* Gelenkrheumatismus wohl am sichersten, da der vorausgegangene akute Rheumatismus oft mit Angina einsetzt, über rezidivierende Tonsillitiden häufig berichtet wird. Tatsächlich hatte SCHNEYER bei etwa $^2/_3$ seiner 43 Fälle von der Tonsillektomie einen guten Erfolg gehabt, 18 Fälle wurden völlig geheilt. Auch ich habe eine Anzahl überzeugender, eindeutiger Erfolge beobachtet, so z. B. bei dem 18jährigen Landwirt *P. S.*: Vor $^1/_2$ Jahr akuter Rheumatismus. *Befund:* Zur Zeit fieberfrei, kompensierte Mitralinsuffizienz. Deutliche Schwellung der Sprunggelenke und der Mittelgelenke der 2. bis 3. Finger rechts; Fingerschluß nicht vollständig. Die stark hypertrophischen Tonsillen wurden entfernt, bereits in den ersten 8 Tagen nach der Operation vollständige Abheilung der Gelenke. Die *Senkungsreaktion* war bei der Aufnahme 82, einen Monat nach der Operation nur noch 11.

Weniger sicher ist die Rolle der Tonsillen bei dem *primären* chronischen Gelenkrheumatismus. Wenn wir auch — im Gegensatz zu SCHNEYER — bei einer Reihe von Fällen nach der Tonsillektomie weitgehende Besserung beobachten konnten, so ist das leider nicht immer der Fall, und sehr häufig sehen wir nach einer vorübergehenden Besserung — wohl eine Folge des unspezifischen Operationsreizes — die alten Beschwerden von neuem auftreten.

Es ist nicht möglich, von vornherein zu sagen, welche Fälle sich für die Tonsillektomie eignen. Der lokale Befund an der Tonsille kann nur in *negativer* Hinsicht verwertet werden, indem man völlig gesunde Tonsillen natürlich nicht entfernen wird. Allerdings sind die Zeichen der chronischen Tonsillitis: Hypertrophie, Rötung des Rachens und vor allem ausdrückbare Pfröpfe — auch bei der Mehrzahl gesunder Menschen nachweisbar, die Pfröpfe enthalten meist Leukocyten und nicht hämolytische Streptokokken. Man wird sich zur Operation entschließen, wenn in der Anamnese über häufige Anginen berichtet wird (bei 6% unserer Fälle), besonders wenn diese den Gelenkschüben vorausgehen. Es empfiehlt sich, nach der Operation Pyramidon, zunächst als Suppositorium, längere Zeit zu verordnen, um etwaigen Reaktionen vorzubeugen.

Von anderen „fokalen Infektionen" lassen sich gelegentlich Mittelohreiterungen, Nebenhöhleneiterungen und Blasenkatarrhe schon anamnestisch feststellen; man wird stets nach solchen Krankheiten fragen und etwaigen Angaben der Kranken genau nachgehen. Aber auch bei negativer Anamnese prüfe man die Klopfempfindlichkeit der Nebenhöhlen, untersuche das Urinsediment und das Prostatasekret und lasse von allen plombierten Zähnen eine Röntgenaufnahme anfertigen. In Anbetracht der Wichtigkeit, jede mögliche Ursache der Erkrankung zu beseitigen, wird man bei etwaigen pathologischen Befunden diese Infektionsherde zunächst wenigstens konservativ behandeln lassen; größeren Operationen gegenüber empfiehlt sich eine gewisse Zurückhaltung. Wieweit man Zähne, welche im Röntgenbild Wurzelgranulome zeigen, radikal entfernen soll, ist sehr schwer zu entscheiden. Bekanntlich ist seit den ersten Veröffentlichungen von HUNTER namentlich in Amerika der „oralen Sepsis" eine überragende Rolle zugeschrieben worden, die durch bakteriologische Untersuchungen von BILLINGS und ROSENOW gestützt zu sein schien; tatsächlich haben auch wir feststellen können, daß die (steril entnommenen) Wurzelgranulome so gut wie immer Streptokokken beherbergen; sie sind jedoch auch recht häufig bei völlig gesunden Menschen anzutreffen, andererseits nützt bei Gelenkkranken die noch so radikale Entfernung des Gebisses in vielen Fällen nur wenig oder gar nichts. Den Auswüchsen der Theorie von der Fokalinfektion ist SCHOTTMÜLLER mit Recht entgegengetreten. Bei jungen Leuten mit frischer und progressiver Gelenkerkrankung wird man gern einen oder wenige Zähne opfern, bei älteren Leuten und bei Vorhandensein vieler Granulome hat die Extraktion wurzelkranker Zähne nur selten Aussicht auf Erfolg.

Die Rolle des *Darmes* wird besonders von englischen Autoren (MUTCH, WILLCOX) sehr hoch geschätzt; teils soll es zum Übertritt von Enterokokken, teils zu Toxinresorption aus dem Darm kommen, auch eine Sensibilisierung des Organismus soll vom Darm her erfolgen können (GUDZENT). Daß Gelenkentzündungen von einer enterogenen Infektion aus entstehen können, wissen wir aus dem Beispiel der Dysenterie. Wieweit die hypothetische Rolle des Darmes bei dem chronischen Gelenkrheumatismus zu Recht besteht, ist noch unsicher; ich muß COSTE und FORESTIER durchaus beipflichten, daß die Beweise für diese Theorie noch ausstehen. Falls die Kranken über Obstipation oder Diarrhöen klagen, empfiehlt es sich, trotzdem einen Versuch mit Änderung der Diät zu machen, auch können subaquale Darmbäder verordnet werden, eventuell hohe Einläufe mit desinfizierenden Zusätzen. Keinesfalls wird man sich jedoch entschließen, dem Beispiel von A. LANE folgend, aus dieser unsicheren Indikation heraus das Colon zu resezieren.

Die Rolle des *Urogenitalapparates* als Eintrittspforte von Gelenkerkrankungen ist uns von der *Gonorrhöe* her geläufig; in Deutschland hat vor allem PAYR auf die Bedeutung der Prostata- und Samenblasenerkrankungen für die Entstehung der Infektarthritis hingewiesen. Wir haben uns von dieser Rolle klinisch nicht überzeugt und zu eingreifenden therapeutischen Versuchen uns nicht entschließen können.

Alles in allem wird man bei dem *primär* chronischen Gelenkrheumatismus nur in einem kleinen Teil der Fälle in der Lage sein, bei kritischer Indikationsstellung die Entfernung von fokalen Infektionsherden vorzuschlagen.

b) Die Behandlung der *Aktivität* des Entzündungsprozesses erfolgt prinzipiell ebenso wie bei dem akuten Rheumatismus durch die Desensibilisierung mittels medikamentöser Therapie. Seit der Einführung der Pyramidonbehandlung mittels hoher Dosen wissen wir, daß auch der chronische Gelenkrheumatismus nicht refraktär gegen diese Behandlungsart ist; besonders pflegt die *sekundäre* Polyarthritis gut anzusprechen, aber auch viele Fälle von *primär* chronischem Gelenkrheumatismus zeigen weitgehende Besserung und manchmal sogar Heilung.

Der 47jährige Landwirt G. F. erkrankte vor 5 Monaten an Schwellung der Knie- und Fußgelenke ohne Fieber, ohne vorausgehende Angina. *Befund:* Leicht subfebrile Temperaturen, Herz o. B., Tonsillen o. B. Senkungsreaktion 67. *Gelenke:* Das rechte Knie stark geschwollen. Beugung nur bis 90° möglich. Leichte Knöchelverdickung links. Linkes Schultergelenk leicht behindert, linkes Ellbogengelenk geschwollen, Beugung bis 90°, Streckung bis 120° möglich. Das linke Handgelenk geschwollen, Bewegungen nur um etwa 20° möglich. Schwellung der Grundgelenke der 2.—5. Finger links, Faustschluß unvollständig. — Die *Behandlung* bestand (nach einigen erfolglosen intravenösen Calciuminjektionen) aus der peroralen Verabreichung von 2,4 g Pyramidon täglich. Die Temperaturen wurden normal, der Gelenkbefund hat sich nach 5 Wochen bereits wesentlich gebessert. Nach 6 Monaten *Nachuntersuchung:* In der Zwischenzeit hat F. die Pyramidontherapie fortgesetzt. *Befund:* Gelenke völlig normal, keine Schwellung, keine Behinderung, kein Reiben. Senkungsreaktion 6 (normal).

Wie aus diesem Beispiel ersichtlich, muß die Pyramidonbehandlung lange Zeit hindurch in Dosen von 2,4—3,0 g täglich fortgesetzt werden; bei Magenbeschwerden kann ein Teil dieser Dosis ($2 \times 1{,}0$ g) als Suppositorium verabreicht werden. Besonders ist die Pyramidontherapie bei subfebrilen Temperaturen indiziert, ferner bei beginnender Iritis und frischen Gelenkschüben. Bei einer großen Zahl von Fällen läßt die Pyramidonbehandlung in Stich; wir können dann, ähnlich wie bei dem akuten Rheumatismus, einen Versuch mit Streptokokkenvaccine machen oder zu einem milde wirkenden Reizkörper greifen (Caseosan, Yatren-Casein, Solganal). Jede *Aktivierung* des Prozesses durch allgemeine oder Herdreaktionen ist dabei peinlichst zu *vermeiden.*

Im gewissen Sinne kann auch jene Therapie als kausal bezeichnet werden, die eine Veränderung des konstitutionellen Milieus der Erkrankung bezweckt. Wir haben die bedeutsame Rolle des *vegetativen Nervensystems* bei dem chronischen Gelenkrheumatismus kennengelernt; an der Mayo-Clinic hat ROWNTREE versucht, durch Exstirpation der Ganglien des sympathischen Grenzstranges den Krankheitsprozeß zu beeinflussen. Nach den bisherigen Veröffentlichungen hatten die Eingriffe einen guten Erfolg, die vasomotorisch-trophischen Symptome haben sich ebenso gut gebessert, wie auch die Beweglichkeit der Gelenke. Auch auf pharmakologischem Wege hat man versucht, das vegetative Nervensystem zu beeinflussen, besonders auf dem Umwege über die Verabreichung von *hormonalen Substitutionspräparaten.* Der Erfolg dieser Therapie — es wurden vor allem Ovarial- und Schilddrüsenpräparate angewandt — wird recht verschieden beurteilt; keinesfalls kann aber ein Erfolg als Beweis für die endokrine Ätiologie der Gelenkerkrankung gelten. Man kann in Fällen, die im Klimakterium entstanden sind, einen Versuch mit Ovarialpräparaten machen (SCHOTTMÜLLER empfiehlt Injektionen von Follikulin), bei Zeichen von Hypothyreoidismus und endokriner Fettsucht auch Schilddrüsenpräparate verordnen — unsere eigenen Erfahrungen sind bisher nicht sehr ermutigend.

Neben diesen Maßnahmen ist auch von der *physikalischen Therapie* ausreichender Gebrauch zu machen. Es kommen vor allem *warme Bäder* in Betracht, die in schweren Fällen auch als Dauerbäder von 1—2 Stunden verordnet werden können; Zusätze von Moorextrakt, Sole- oder von Schwefelpräparaten erweisen sich manchmal als nützlich. Auch die Transkutanbäder werden empfohlen, doch sind sie stark angreifend und sollen nur bei nicht sehr aktiven Prozessen und bei gutem Kräftezustand angewandt werden. Heiße Bäder eignen sich auch gut für Bewegungsversuche.

Lokale Wärmeanwendungen in Form von Heißluftkästen Fango und Breipackungen, sollen frühzeitig angewandt werden. Bei Erkrankung der Hüftgelenke ist auch die Diathermie indiziert. Eine *Verschlechterung* des primär chronischen Gelenkrheumatismus durch Wärmeanwendungen habe ich niemals beobachtet, und diese sind sogar unentbehrlich, wenn Bewegungsübungen und Lagekorrekturen vorgenommen werden sollen. Besonders die *feuchten* Wärmeanwendungen (Fango, Leinsamenmehlpackungen) erfreuen sich mit Recht großer Beliebtheit; man erzielt neben der schmerzstillenden Wirkung auch eine bessere Durchblutung der oft cyanotischen, kalten Extremitäten.

Von P. KRAUSE, GUDZENT und FREUND wird ferner die *Radiumtherapie* empfohlen, welche entweder als Emanation in Form von Inhalation oder durch Injektionen von Radiophan durchgeführt wird. Die Erfolge werden von anderer Seite (UMBER) skeptisch beurteilt. Die Behandlung mit *ultraviolettem Licht* wird nur bei kachektischen Kranken zur Roborierung durchgeführt; neuerdings mehren sich die Berichte über gute Erfolge mit der *Röntgenbestrahlung* der Gelenke, wobei meist nur kleine Einzeldosen (etwa 10% HED) verabreicht werden.

c) *Die Verhütung von Ankylosen* erfolgt zunächst durch *richtige Lagerung* der erkrankten Gelenke. Falls die Entzündung noch frisch ist und die Beweglichkeit der Gelenke noch erhalten ist, so genügt die genaue Beobachtung der Gelenke, ob sich eine Versteifung in ungünstiger

Lage entwickelt; eine solche muß möglichst verhütet werden. Die Ankylose in Fehlhaltung ist die Folge der reflektorisch eingenommenen Schonstellungen der entzündeten Gelenke und hat verhängnisvolle Folgen für die Funktion; besonders gefürchtet sind die Beugekontrakturen der Knie- und Hüftgelenke und die Adduktionskontraktur der Schultergelenke; weniger häufig und leichter vermeidbar ist die Plantarflexion der Sprunggelenke und die Beugekontraktur der Hand. Ist die Ankylose schon unvermeidlich, so sind die funktionell günstigsten Lagen:

für das Handgelenk die leichte Dorsalflexion,
für die Schulter die Abduktion von 45°,
für das Sprunggelenk die Normalstellung (rechter Winkel),
für das Kniegelenk die volle Streckstellung,
für das Hüftgelenk die volle Streckstellung in leichter Außenrotation und Abduktion.

Handelt es sich um noch *mobile* Gelenke, so ist eine *ständige* Fixation durch Gipsverbände in den erwähnten Positionen durchwegs *kontraindiziert*; es genügt zu diesem Zwecke, die Gelenke in die gewünschte Stellung zu bringen und sie mehrere Stunden im Tage bzw. über Nacht festzuhalten. Im einzelnen gehen wir in folgender Weise vor:

Der *Fuß* soll stets durch eine geeignete *Stütze* in der rechtwinkligen Stellung gehalten werden; bei starker Neigung zu Plantarflexion genügt ein Heftpflasterverband, um die richtige Lagerung zu erhalten.

Das *Kniegelenk* kann in leichten Fällen durch Belastung mit Sandsäcken gestreckt gehalten werden; es ist natürlich stets falsch, eine Rolle unter die Knie zu legen. In Fällen, wo die Beugekontraktur trotz der Behandlung fortschreitet, ist ein Heftpflasterextensionsverband anzulegen.

Schwieriger ist die Behandlung des *Hüftgelenkes*; Extension mit stärkerem Zug, einige Stunden im Tage ausgeführt, kann in beginnenden Fällen Gutes leisten.

Das *Schultergelenk* muß in der Abduktionsstellung durch in die Axilla gelegte Kissen, besser noch durch verstellbare Abduktionsschienen festgehalten werden. Vor dem Tragen einer *Mitella* wird mit Recht gewarnt. An der *Hand* genügt wohl ein Heftpflaster-Extensionsverband; bei allen fixierenden Verbänden der Hand sollen jedoch die Finger freibleiben, da diese sonst leicht der Ankylose anheimfallen.

Falls wir bereits unbewegliche, veraltete Kontrakturen zu behandeln haben, so können wir auf folgenden Wegen zum Ziele kommen:

1. Oft genügt eine lang dauernde, energische lokale Wärmeanwendung, am besten eine Fangopackung mit nachfolgender Muskelmassage, um in leichteren Fällen das Gelenk in die gewünschte Lage zu bringen.

2. Ausgezeichnete Resultate ergibt oft die Umspritzung der Gelenke mit 0,5% Novocainlösung; es wird dann in allen Fällen, wo die Kontraktur die Folge von Muskelspannungen ist, die Beweglichkeit gebessert und die falsche Lage korrigiert werden können.

3. Falls diese Verfahren nicht zum Ziele führen, muß man zur allmählichen, etappenweisen Redression mit Hilfe des *Quengelverfahrens* schreiten, was infolge der Notwendigkeit der Anlegung von Gipshülsen

oder der Anwendung von geeigneten Schienen nicht ohne fachorthopädische Hilfe durchgeführt werden kann. Die *gewaltsame* Redression in Narkose ist ein gefährlicher Eingriff, vor dem ich auf Grund schlechter Erfahrungen eindringlich warnen möchte.

Es ist selbstverständlich, daß nach erfolgter Lagekorrektur bereits kontrakt gewesener Gelenke die Fixation in der richtigen Stellung energischer sein muß, als bei noch mobilen Gelenken; zur gänzlichen Fixation wird man sich jedoch höchstens dann entschließen, wenn der ankylosierende Prozeß schon weit fortgeschritten ist und der Kranke aus sozialen Gründen den beschränkten Gebrauch seiner Gelenke der lang dauernden funktionellen Behandlung vorzieht.

d) Die *funktionelle Behandlung* besteht in aktiven und passiven Gelenkbewegungen; sie werden am schonendsten im warmen Bad vorgenommen, eventuell nach vorausgehender lokaler Wärmebehandlung. In akuten Fällen wird man versuchen, täglich einmal die volle passive Bewegung des Gelenkes in jeder Richtung durchzuführen; bei fortgeschrittenen Fällen ist ein schrittweises Vorgehen erforderlich. Gute Erfolge hat man auch nach vorausgehender periartikulärer Novocaininjektion; da man diese nicht täglich durchführen kann, soll bei jeder Sitzung das Maximum an Beweglichkeit erzielt werden. In England wird oft mit gutem Erfolg die passive Gelenkbewegung in Narkose, die sog. *Manipulation* angewandt; es werden dabei etwaige fibröse Verwachsungen gelöst, Kapsel und Muskel gedehnt und die Beweglichkeit dauernd gebessert; die Manipulation unterscheidet sich von dem forcierten Redressieren durch ein vorsichtiges, jede Gewalt vermeidendes Vorgehen.

Aktive Bewegungen der Kranken sind bereits frühzeitig anzustreben; besonders im warmen Bad lassen sich diese leicht durchführen, da die Muskelspasmen dabei gemildert werden. Auch Übungen an Zanderapparaten sind sehr nützlich, besonders im unmittelbaren Anschluß an lokale Wärmeanwendungen und Muskelmassage. Schwierig ist oft die Frage zu entscheiden, zu welchem Zeitpunkt der Kranke wieder *gehen* soll. Geschieht das bei erkrankten Beingelenken zu früh, so kann sich ein arthritischer Plattfuß entwickeln, am Kniegelenk und an der Hüfte kommt es leicht zu sekundären Deformierungen. Zögert man zu lange, so droht die Ankylose, die Atrophie der Muskulatur, und man läuft Gefahr, den Kranken vom Gehen ganz abzubringen. Keinesfalls sollen Gehversuche gemacht werden, solange noch Beugekontrakturen, besonders in den Kniegelenken, bestehen. Ist das nicht der Fall, so beginne man *allmählich* mit Gehübungen; im aktiv-entzündlichen Stadium ist ein etwa vorhandenes *Gehbad* oder Bewegungsbad dabei sehr nützlich, auch lasse man anfangs nur Pendelbewegungen der Knie- Hüft- und Fußgelenke an Zanderapparaten vollführen, welche die Gelenke bewegen aber nicht belasten. Erst später soll man die Kranken ans Gehen bringen, wobei es zweckmäßig ist, eine beginnende Fußsenkung durch Einlagen zu korrigieren und bei Schwäche der Knie fest sitzende Gummikappen anzuschaffen.

Es ist oft schwierig, lange bettlägerige Patienten wieder zum Gehen zu bringen. Es muß aber stets und in allen Fällen gelingen; es dürfte nicht mehr vorkommen, daß solche Kranke jahre- bis jahrzehntelang hilflos das Bett hüten und ständig pflegebedürftig sind. Zunächst wird in diesen Fällen die Korrektur der Kontrakturen in der oben angegebenen Weise ausgeführt; sodann ist es meist notwendig, für die erkrankten Gelenke *entlastende Apparate* zu verordnen; bei leichteren Fällen genügt zur Stützung der Knie eine Ledergamasche, von der Mitte der Wade bis zur Mitte des Oberschenkels reichend, in schweren Fällen, bei Erkrankung der Hüftgelenke, werden — wenigstens vorübergehend — die HESSING-schen Apparate angewandt werden müssen; bei Erkrankung der Sprunggelenke allein genügt meist ein Apparat, der nur bis zum Knie reicht, in leichteren Fällen kommt man auch mit Einlagen und Knöchelgamaschen aus.

Neben der eigentlichen Arthritis sind es vor allem die *Muskelatrophien,* die zu bekämpfen sind. Oft hat man den Eindruck, daß diese allein an der Gehunfähigkeit der Kranken die Schuld tragen. Die beste Therapie ist die Funktion, da diese jedoch nur beschränkt angewandt werden kann, wird man schon frühzeitig durch *Massage* der Muskeln und durch Anwendung des faradischen Stromes versuchen, die Atrophie zu bekämpfen. Die Massage der erkrankten *Gelenke* ist auf jeden Fall *kontraindiziert.*

Die *operative Behandlung* der Gelenkkontrakturen kann hier nur gestreift werden. Es kommen vor allem 3 Eingriffe in Frage:

1. *Synovektomie.* Diese besteht in der Eröffnung des Gelenkes und Entfernung eines möglichst großen Teiles der entzündlich-hypertrophischen Synovialmembran. Ursprünglich von SCHÜLLER angegeben, wird diese Methode besonders in England viel angewandt und neuerdings von PAYR warm empfohlen. Sie soll besonders bei der „Arthritis villosa" des Kniegelenkes, also bei hartnäckigen Ergüssen mit gleichzeitigen deformierenden Veränderungen gute Erfolge haben.

2. *Gelenkplastik und Osteotomie* sollen nur bei knöcherner Ankylose der Knie- oder Hüftgelenke versucht werden; die Ergebnisse sind im allgemeinen noch nicht so gut, daß die Operation den anderen Verfahren, vor allem der Entlastung durch Schienenhülsenapparate, vorzuziehen wäre. Sie kann versucht werden, wenn es sich um kräftige, jugendliche Personen handelt und wenn die Muskelatrophie keine hohen Grade erreicht hat.

3. Die operative Versteifung, die *Arthrodese,* ist nach dem vorhin Gesagten nur selten indiziert; in Frage kommen bloß in ungünstiger Stellung knöchern ankylosierte Gelenke, wo eine Plastik aussichtslos ist; ist die Ankylose nicht verknöchert, so kann zunächst die Stellungskorrektur auf konservativem Wege versucht werden und dieser die funktionelle Behandlung angeschlossen werden; nur wenn diese aus sozialen Gründen oder wegen der starken Muskelatrophie aussichtlos erscheint, wird die Ankylose in der funktionell günstigsten Stellung erstrebt; diese kann aber auch auf unblutigem Wege, durch fixierenden Gipsverband ausgeführt werden.

Gelenkpunktionen mit nachheriger Injektion von antiseptischen Flüssigkeiten haben nach unseren Erfahrungen nicht viel Zweck, da die Ergüsse ohnedies steril sind. Falls Neigung zu Ankylose besteht (insbesondere wenn die Alkalescenz der Punktate unter $p_H = 7{,}5$ sinkt), empfiehlt sich dagegen die Injektion einer sterilen, körperwarmen 4% Lösung von Natriumbicarbonat mit Zusatz von 0,5% Novocain. In das Kniegelenk injiziert man, nach vorheriger Aspiration des Exsudates, etwa 20—30 ccm der alkalischen Lösung, womit der Entstehung etwaiger Mucinniederschläge vorgebeugt wird. Diese Injektion kann öfter wiederholt werden.

Zu welchem Zeitpunkt sollen wir mit der funktionellen Behandlung beginnen? Passive Bewegungen unter Lokalanästhesie oder in Narkose wird man natürlich *nicht* ausführen, solange der Prozeß noch aktiv ist, solange die Senkungsreaktion noch stark beschleunigt ist. Gegen *vorsichtige* aktive und passive Bewegungen ist aber auch im aktiven Stadium nichts einzuwenden. Sie sind die besten Prophylaxe gegen die Muskelatrophie, ebenso wie die bereits frühzeitig anzuwendende Massage und Elektrotherapie. Dagegen ist jeder *operative* Eingriff *kontraindiziert,* solange die Senkungsreaktion beschleunigt ist.

Wir müssen nochmals betonen, daß die Behandlung stets *planmäßig* erfolgen muß und nicht *einseitig* sein darf. Sowohl die kausale Therapie, wie auch die Bekämpfung der Aktivität der entzündlichen Allgemeinerkrankung und die funktionelle Behandlung der Gelenke muß, je nach der Lage des Falles, gleichzeitig und energisch in Angriff genommen werden. Bei planmäßigem Vorgehen wird man nur selten Mißerfolge bei der Bekämpfung der Aktivität des Prozesses erzielen, und damit ist schon viel gewonnen; vor allem ist die Gefahr der Progression beseitigt und die Bahn freigemacht für die energische funktionelle Behandlung. Geeignete *Badekuren* sind in allen Stadien des chronischen Gelenkrheumatismus indiziert; einige allgemeine Bemerkungen über ihre Indikation finden sich an anderer Stelle (S. 207). Im *aktiven* Stadium sind vor allem die Wildbäder, Kochsalz- und Schwefelthermen indiziert; bei hartnäckigen Ergüssen, sowie bei sekundären Deformierungen sind die Moor- und Schlammbäder angezeigt. Sehr günstig wirkt im inaktiven Stadium die Kombination von Bädern, Duschen und Massage, wie sie in einzelnen Badeorten angewandt wird, aber auch in physikalisch-therapeutischen Abteilungen der Kliniken improvisiert werden kann (vgl. S. 204). Auch die Anwendung der *Dampfdusche* ist sehr empfehlenswert, auch diese kann mit Massage kombiniert werden.

Die Verabreichung einer besonderen *Diät* hat bei dem chronischen Gelenkrheumatismus wenig Zweck; bei kachektischen, anämischen Patienten sorge man für reborierende Kost; Arsenmedikation, künstliche Höhensonne u. dgl. kann auch nützlich sein; bei Anacidität verordne man Pepsin und Salzsäure. Wenn eine Pyramidonkur durchgeführt wird, so erübrigt sich eine besondere Schmerzstillung, ist das nicht der Fall, so gebe man, besonders bei der Durchführung funktioneller Maßnahmen, schmerzstillende Medikamente, wie Gelonida antineuralgica oder dgl.

Bei aller therapeutischen Aktivität vergesse man nicht, auf die ungeduldigen, oft auch skeptisch und resigniert gewordenen Kranken *psychisch* einzuwirken; sie müssen neuen Mut gewinnen und mit Aufwand ihrer ganzen Energie mithelfen, die Folgen der lang dauernden Krankheit zu beseitigen.

Literatur.

Bézançon u. Weil: Le rhumatisme chronique. Paris 1932.
Coates u. Delicati: Rheumatoid Arthritis. London 1931.
Crowe: Bacteriology and Surgery of chronic arthritis. Oxford 1927.
— Treatment of chronic arthritis. Oxford 1926.
Fischer: Pathogenese und Therapie der Infektarthritis. Klin. Wschr. **1932,** Nr 31.
— Klinik der „rheumatischen" Erkrankungen. Z. klin. Med. **117,** 443.
Fisher, T.: Chronic Arthritis. London 1929.
Hoffa u. Wollenberg: Arthritis deformans. Stuttgart 1908.
Kahlmeter: Les déviations arthritiques. Acta med. scand. (Stockh.) **55,** 565.
Munk: Gelenkerkrankungen. Neue dtsch. Klin. **3.**
Payr: Rheumaprobleme, Bd. 1.
Pribram: Chronischer Gelenkrheumatismus. Wien 1902.
Rowntree: Proc. Mayo Clinic **3,** 333; **4,** 186.

SCHNEYER: Tonsillektomie bei Gelenkerkrankungen. Wien. Arch. inn. Med. **16**, 119.
THOMSON u. GORDON: Chronic rheumatic diseases. Oxford 1926.
UMBER: Veröff. dtsch. Ges. Rheumabekämpfg, H. 4.
WEISSENBACH u. FRANÇON: Rhumatismes chroniques. Paris 1928.

2. Die infektiösen Rheumatoide.

Bei einer sehr großen Anzahl von Infektionskrankheiten kommt es zu Erkrankungen der Gelenke; wir können dabei ganz allgemein — wenn wir von den bei fieberhaften Erkrankungen oft vorkommenden Arthralgien und myalgischen Schmerzen absehen — zwei Arten von Gelenkbeteiligung unterscheiden:

1. *Die metastatische Arthritis*; sie entsteht durch auf hämatogenem Wege erfolgte Infektion der Gelenke. Die Arthritis kann serös, eitrig oder auch mehr fibrinös verlaufen, sie kann völlig ausheilen oder in Ankylose übergehen; auch eine Abszedierung und Durchbruch des Eiters kommt vor.

Der Verlauf der Arthritis hängt zunächst von der Natur und Virulenz des Krankheitserregers ab; manche Mikroorganismen sind ausgesprochen „arthrotrop"; an erster Stelle kommt diese Eigenschaft den Streptokokken zu; die Arthrotropie der übrigen Kokken nimmt in der Reihenfolge: Staphylokokken, Gonokokken, Pneumokokken und Meningokokken ab. Auch die Natur der Eintrittspforte der Infektion scheint von Bedeutung zu sein. So begünstigt nach SCHOTTMÜLLER die lymphangitische Streptokokkensepsis die Entstehung von Gelenkmetastasen, während bei der phlebitischen Sepsis meist eine Abszedierung innerer Organe entsteht.

Die Mikroorganismen sind nicht immer in den Gelenkpunktaten nachweisbar; je nach ihrer Virulenz und je nach den vorhandenen Abwehrkräften des Organismus werden sie früher oder später im Gelenkexsudat abgetötet; infolge der alkalischen Reaktion der Ergüsse sind diese für die meisten Mikroorganismen ohnedies kein sehr günstiger Nährboden. Auch die Zahl der erkrankten Gelenke hängt von der Größe der hämatogenen Aussaat und von der „Arthrotropie" der Erreger ab; bei der Kokkensepsis mit starker Bakteriämie werden viele Gelenke, bei der spärlichen Tuberkelbacilleninvasion ins Blut meist nur ein Gelenk befallen. Im allgemeinen werden bei der hämatogenen Infektion die größeren Gelenke bevorzugt, es kommen aber auch isolierte Erkrankungen einzelner Gelenke vor, welche bei dem spezifischen Rheumatismus nur selten befallen werden, z. B. in den Iliosacralgelenken. Symmetrische Erkrankungen, wie bei dem chronischen Gelenkrheumatismus, werden nicht beobachtet, dagegen haben gewisse Erreger eine besondere Prädilektion für gewisse Gelenke. Vielleicht sind die für die verschiedenen Bakterien differenten optimalen Wachstumsbedingungen in den verschiedenen Gelenken in wechselndem Maße vorhanden.

Bei einigen Infektionskrankheiten beruht die Arthritis auf *Mischinfektion* mit Streptokokken, welche eine ganz besondere Arthrotropie besitzen; die Vereiterung von Gelenken bei Scharlach ist z. B. stets auf Mischinfektion zurückzuführen.

Während die meisten infektiösen Rheumatoide pathologisch-anatomisch genau dem früher geschilderten Bild der primär-synovialen

Arthritis entsprechen, gibt es auch *primär-ossale* Gelenkerkrankungen infektiösen Ursprungs. Es handelt sich um die primäre Lokalisation von Tuberkelbacillen, Staphylokokken und Typhusbacillen in der Epiphyse, meist im subchondralen Abschnitt; sekundär wird der Knorpel zerstört und es kommt zum Durchbruch in das Gelenk; in selteneren Fällen kommt es, vielleicht infolge Durchsickerns toxischer Produkte, nicht zur Perforation sondern nur zu sterilen „sympathischen" Ergüssen; wir sehen diese letzteren besonders häufig bei epiphysären osteomyelitischen Herden, den sog. BRODIE*schen Abscessen.*

Auch der Immunitätszustand des Organismus hat auf die Entstehung der Gelenkentzündungen einen großen Einfluß; bei der Tuberkulose fallen z. B. die Arthritiden meist in das *sekundäre* Stadium nach RANKE, während sie im tertiären Stadium der voll ausgebildeten Allergie erheblich seltener sind; auch bei der allgemeinen Miliartuberkulose kommt es nur selten zur Lokalisation des tuberkulösen Prozesses in den Gelenken. Von wesentlicher Bedeutung sind auch die Immunitätsverhältnisse bei der *Kokkensepsis*; wir können im Tierversuch durch vorherige Immunisierung oder durch Variierung des Infektionsmodus alle Stufen von der akuten multiplen Gelenkvereiterung bis zu den subakuten, serösen Arthritiden mit guter Heilungstendenz reproduzieren.

2. Im Verlaufe vieler Infektionskrankheiten mit bekannten oder unbekannten Erregern kommen auch seröse, oft flüchtige Gelenkentzündungen vor, welche sich von den metastatisch entstandenen Arthritiden in zwei wesentlichen Punkten unterscheiden: a) Sind die Punktate immer, auch im frischen Stadium, steril; b) Die Erkrankung ist *polyartikulär* und hat daher große Ähnlichkeiten mit dem akuten Rheumatismus. Bei einigen Infektionskrankheiten wird nur diese Verlaufsart beobachtet, z. B. bei dem Scharlach und bei der Dysenterie, während bei anderen Infektionen sowohl steril-polyartikuläre Ergüsse wie auch metastatische Gelenkinfektionen vorkommen; oft geht der infektiösen Arthritis eine flüchtige seröse Polyarthritis voraus, z. B. bei der Gonorrhöe. Dieser polyartikuläre Typus der Rheumatoide hat nicht nur klinisch, sondern auch pathogenetisch große Ähnlichkeiten mit dem akutfieberhaften Rheumatismus. Wir müssen annehmen, daß auch bei diesen „spezifischen" Arthritiden *toxisch-anaphylaktische* Prozesse die entscheidende Rolle spielen; man kann sie daher als infektiöse *Rheumatoide* sensu strictori bezeichnen.

Während viele der infektiösen Rheumatoide klinisch nur von untergeordneter Bedeutung sind, da sie nur selten vorkommen und nur die Rolle einer Komplikation der Infektionskrankheit spielen, haben andere sowohl infolge ihrer Häufigkeit, wie auch auf Grund des Umstandes, daß sie im Mittelpunkt der klinischen Erscheinungen stehen, eine große praktische Bedeutung. Neben der oben gegebenen pathogenetischen Einteilung können wir die Rheumatoide auch einteilen in *akute* Prozesse (septische, gonorrhoische und Scharlacharthritis) und in chronische Arthritiden (Tuberkulose, Syphilis); natürlich können die meisten akut begonnenen Gelenkentzündungen einen chronischen Verlauf nehmen.

1. Die Arthritiden bei der Kokkensepsis.

a) Bei der *akuten Sepsis* sind Gelenkmetastasen sehr häufig; SCHOTTMÜLLER fand solche bei 30% der lymphangitischen Streptokokkensepsis, ROLLY bei 8% *aller* Sepsisfälle. Als Eintrittspforte der Sepsis sind meist die Tonsillen, sodann Otitiden, gelegentlich Zahnwurzelabscesse anzusehen; relativ häufig kommt es auch bei puerperaler Sepsis zu Gelenkmetastasen. Die selteneren Arthritiden bei der *Staphylokokkensepsis* entwickeln sich oft nach Phlebitiden, Panaritien oder dgl.; oft kommt es von einem alten osteomyelitischen Herd aus zu frischer hämatogener Aussaat von Staphylokokken, wobei jedoch meist nur ein einziges oder nur wenige Gelenke befallen werden. Die Staphylokokken haben eine besondere „elektive" Tendenz zur Lokalisation in den *Knochen*; falls sie sich in Gelenken ansiedeln, kommt es meist zur Vereiterung.

Der eigentliche *Sepsisherd* entwickelt sich meist im Endokard; ulceröse Endokarditiden werden bei einem großen Teil der Streptokokkensepsisfälle beobachtet und haben eine schlechte Prognose. Die *Gelenkerscheinungen* können von den flüchtigen, gutartigen, serösen Ergüssen bis zur Absceßbildung alle Zwischenstadien aufweisen; sie bevorzugen die großen Gelenke.

Die *Diagnose* der akuten Sepsis ist meist leicht. Schüttelfröste, septische Fieberkurve, Milzschwellung, starke neutrophile Leukocytose mit Linksverschiebung sowie die häufigen Hautembolien ermöglichen die Abgrenzung gegen den akuten Rheumatismus. Gesichert wird die Diagnose erst bei Nachweis der Erreger im Blut und Gelenkpunktat.

Neben diesen typisch verlaufenden Formen gibt es aber wahrscheinlich milder verlaufende Fälle, bei welchen die Gelenkerscheinungen eine dominierende Rolle einnehmen und welche nur schwer von dem Rheumatismus specificus abzutrennen sind. Wir haben bereits darauf hingewiesen, daß bei Anwendung geeigneter Kulturverfahren beim akuten Rheumatismus nicht zu selten Streptokokken im Blut und Gelenkpunktat nachgewiesen worden sind; andererseits wissen wir aus Tierversuchen, daß bei milde verlaufenden Streptokokkeninfektionen die Keime frühzeitig aus dem Blut und Gelenkexsudat verschwinden. Es wird — solange wir keine spezifischen immundiagnostischen Methoden bei dem spezifischen Rheumatismus kennen — immer einige Fälle geben, wo die Diagnose nicht mit Sicherheit gestellt werden kann. Für die Praxis ergibt sich daraus die Schlußfolgerung, in allen salicylresistenten Fällen von scheinbarem Rheumatismus nach den Zeichen einer Kokkensepsis zu fahnden. Man suche nach Hautembolien, Milzschwellung, lasse ein Blutbild anfertigen und Blutkulturen anlegen, letztere besonders im Fieberanstieg.

Die *Prognose* der septischen Arthritiden richtet sich zunächst nach der Allgemeininfektion. Wird diese überwunden, so bleiben oft Ankylosen in einzelnen Gelenken zurück.

Die *Therapie* besteht zunächst in der Beseitigung der etwa zugänglichen Sepsisherde; osteomyelitische Herde und Zahnwurzelabscesse werden ausgeräumt, tonsilläre Herde gespalten und entfernt. Daneben kann ein Versuch mit chemotherapeutischen Mitteln (Trypalflavin,

Argochrom) gemacht werden. Die *lokale Therapie* der erkrankten Gelenke erfolgt zunächst mit Wärme, Packungen mit alkoholischer BUROW-Lösung u. dgl.; bei starken Ergüssen Punktion und Spülung mit 4% Natriumbicarbonatlösung. Falls der Allgemeinzustand es zuläßt, beginne man in den späteren Stadien mit der funktionellen Therapie nach den früher (S. 91) angegebenen Richtlinien.

b) Der Prototyp *chronisch-septischer Zustände* ist die *Endocarditis lenta*; Verwechslungen mit Rheumatismusrezidiven können dabei um so leichter vorkommen, als sich die Erkrankung oft auf eine früher bestandene rheumatische Endokarditis aufpfropft und die häufig über den Gelenken vorkommenden Hautembolien für Gelenkergüsse gehalten werden. Die Untersuchung der Gelenke ergibt aber freie Beweglichkeit, die Schwellung und Rötung ist bloß auf die Haut lokalisiert. In fortgeschrittenen Fällen ermöglicht die „milchkaffeeartige" Gesichtsfarbe und die Milzschwellung die Diagnose, welche erst durch den Nachweis des Streptococcus viridans im Blute gesichert wird.

Ob es auch chronische oder subakute polyartikuläre Erkrankungen septischer Natur gibt, ist heute schwer zu entscheiden. Für diese Annahme sprechen die gelegentlichen Angaben über Streptokokkenbefunde in Blut und Gelenkpunktat, sowie die Berichte über Fälle von primär chronischer Polyarthritis mit erheblicher Milzschwellung und Drüsenschwellungen. Wir würden es klinisch mit der „Sepsis lenta" (UMBER) zu tun haben, welche vom spezifischen Rheumatismus streng zu trennen wäre und pathologisch-anatomisch mit dem „Kokkenrheumatismus" von GRÄFF identisch sein drüfte. Auf Grund eigener Erfahrungen glaube ich nicht, daß diese Fälle allzu häufig sind; daß es solche aber gibt, läßt sich nicht bestreiten. Um sie zu erkennen, empfiehlt sich bei verdächtigen Fällen wiederholt Kulturen von Blut und Gelenkpunktaten anzulegen; bei den Punktaten empfiehlt sich das auf S. 35 angegebene Verfahren, beim Blut ergibt das zuerst von FREUND und BERGER angegebene und in Amerika viel angewandte Verfahren die besten Resultate: Das Gerinnsel wird nach Entfernung des Serums in Bouillon suspendiert und längere Zeit im Brutschrank aufbewahrt.

Therapeutisch ist ebenso, wie bei der akuten Sepsis, nach dem Eintritts- und Sepsisherd zu suchen, wobei die bereits erwähnten „fokalen Infektionsherde" im Rachen, Mund, Urogenitalapparat usw. in erster Reihe abzusuchen wären.

2. Die gonorrhoischen Arthritiden.

Die Arthritis ist eine verhältnismäßig häufige Komplikation der Gonorrhöe; sie wird bei durchschnittlich 2% aller Fälle beobachtet. In Anbetracht ihrer funktionell oft schlechten Prognose kommt dieser Komplikation ein erhebliches Interesse zu.

In den Fällen, wo sich die akute Gelenkerkrankung an eine frischaquirierte spezifische Urethritis anschließt, ist die Diagnose leicht zu stellen. Etwa 3—4 Wochen nach Auftreten des Trippers kommt es unter mäßigem Fieber zur Gelenkerkrankung. Diese beginnt oft — etwa in der Hälfte aller Fälle — zunächst mit flüchtigen polyartikulären Schwellungen, wonach sich die eigentliche Arthritis in einem oder wenigen

Gelenken stabilisiert. In den anderen Fällen beginnt die Erkrankung gleich mono- oder oligoartikulär.

Die Natur der vorausgegangenen genitalen Gonorrhöe spielt bei der Genese der Gelenkmetastasen keine Rolle. Man beobachtet solche sowohl nach einer oberflächlichen Urethritis anterior wie auch nach Prostatitiden und Adnexitiden. Während in der Mehrzahl der Fälle die Arthritis in der 3.—4. Krankheitswoche beginnt, kann sie seltener bereits in der 1. Woche auftreten und auch viele Monate bis Jahre nach der Infektion aus einem latenten Herd entstehen. Besonders bei den Frauen ist es meist schwierig, den Zeitpunkt der Infektion festzustellen; die Erkrankung tritt oft in der Gravidität oder im Wochenbett auf, wahrscheinlich durch Aktivierung eines bisher latenten Herdes.

Im allgemeinen ist die Krankheit bei Männern häufiger, besonders im 2.—3. Lebensjahrzehnt. Die Gelenkerkrankung geht im akuten Stadium stets mit Fieber einher, welches jedoch unter 39° C bleibt. Am häufigsten ist das Kniegelenk befallen, dann folgen Hand-, Ellbogen- und Fußgelenke.

Das erkrankte Gelenk zeigt alle Zeichen einer hochgradigen Entzündung. Es besteht Erguß, periartikuläre Schwellung mit Rötung und Wärme der Haut, außerordentliche Schmerzhaftigkeit und Schonhaltung in typischer Stellung. Frühzeitig entwickelt sich Atrophie der Muskulatur, und im Röntgenbild sieht man recht bald die Entwicklung der SUDECKschen Knochenatrophie.

Gonorrhoische *Endokarditiden* entwickeln sich bei etwa 10% der Fälle; meist sind diese gutartig und heilen ohne Zurücklassung eines Klappenfehlers aus. Manchmal ist die Endokarditis ulceröser Natur, was die Prognose erheblich verschlechtert. Der *Verlauf* der Gelenkerkrankung ist durch erhöhte Neigung zur Ankylosierung gekennzeichnet; von der Therapie hängt jedoch viel ab, es kann die Arthritis nahezu restlos ausheilen, wenn auch meist sekundäre Deformierungen zurückbleiben.

Die *Diagnose* ergibt sich aus der Anamnese und dem Gelenkbefund; sie wird bestätigt durch den im akuten Stadium meist leicht gelingenden Nachweis der Gonokokken im Gelenkpunktat (Technik vgl. S. 35). Die Komplementbindungsreaktion mit Gonokokkenantigen ist bei den meisten Fällen positiv; weniger verläßlich ist die Herdreaktion nach Injektion geringer Mengen von Gonokokkenvaccine. Man versäume nicht, die Genitalorgane auf das Vorhandensein von Gonokokken zu untersuchen (Prostatamassage, Provokation).

Schwieriger ist die Diagnose bei den Fällen, die erst viele Monate bis Jahre nach der Tripperinfektion auftreten oder bei welchen eine gonorrhoische Infektion überhaupt nicht bekannt ist, was bei den Frauen meist der Fall ist. Aber auch da führen die bakteriologischen und immundiagnostischen Methoden zum Ziel, wenn man an die Möglichkeit der gonorrhoischen Ätiologie überhaupt denkt.

Die *Therapie* muß im aktiven Stadium zunächst bestrebt sein, die Primärgonorrhöe im Urogenitalapparat zur Abheilung zu bringen; die Allgemeinbehandlung besteht im Versuch einer aktiven Immunisierung mit Gonokokkenvaccinen, doch ist dabei jedes brüske Vorgehen, vor allem die intravenösen Injektionen hochkonzentrierter Präparate peinlichst zu vermeiden. Man beginnt mit intramuskulären Injektionen kleiner Dosen von Arthigon oder Gonargin und steigert die Infektionsmenge vorsichtig unter Beachtung etwaiger Reaktionen. Auch die unspezifische Reiztherapie mit Eiweißkörpern wird befürwortet.

Die lokale Behandlung der erkrankten Gelenke muß frühzeitig und energisch einsetzen; sie besteht zunächst in Hyperämiebehandlung mittels der BIERschen Stauung, daneben kommen Wärmeanwendungen, vor allem lokale Heißluftbäder in Anwendung. Von einer Fixation des Gelenkes soll möglichst abgesehen werden, da die Ankylose dabei unvermeidlich ist; höchstens über Nacht sollen die Gelenke, welche zu Beugekontrakturen neigen, in optimaler Funktionsstellung festgestellt werden. Bald nach Abklingen der akutesten Symptome soll mit aktiven und passiven Bewegungen begonnen werden, wobei die Verabreichung von antineuralgischen Medikamenten anfangs unvermeidlich ist; auch die Massage der Muskeln und Elektrotherapie ist zwecks Verhütung der Atrophie sehr nützlich. Die *Punktion* der Gelenke und nachherige Spülung mit alkalischer Lösung (vgl. S. 92) wirkt entlastend und verhütet die Ankylosierung. Im übrigen unterscheidet sich die funktionelle und chirurgische Therapie in nichts von der Behandlung des chronischen Gelenkrheumatismus.

3. Rheumatoide bei anderen akuten Infekten.

Beim *Scharlach* ist das Auftreten leichter polyartikulärer Erscheinungen recht häufig; der Prozentsatz bewegt sich zwischen 3 und 8%. Meist treten sie in der 2.—3. Woche unter mäßigen Temperaturen in mehreren Gelenken auf; diese zeigen leichten serösen Erguß, die Haut ist leicht gerötet und fühlt sich warm an. Die Erscheinungen pflegen in einer Woche abzuklingen; nicht selten wird auch eine Endokarditis beobachtet. Die *Prognose* dieses toxischen Scharlachrheumatoids ist eine gute; es reagiert meist prompt auf Salicyl. In Anbetracht der großen Ähnlichkeit mit dem akuten Rheumatismus ist es möglich, daß es sich um wesensgleiche Prozesse handelt; wir haben bereits an anderer Stelle auf die Ähnlichkeit der histologischen Veränderungen hingewiesen.

Neben diesen Scharlachrheumatoiden kommt es bei einem großen Prozentsatz der mit *Serum* behandelten Kranken zu Gelenkerscheinungen, welche als Folge der anaphylaktischen *Serumkrankheit* anzusehen sind. Seltener sind die Gelenkvereiterungen infolge Sekundärinfektion mit Streptokokken, deren Prognose natürlich dubiös ist und die chirurgischer Behandlung bedürfen. Zu den toxischen Rheumatoiden gehört auch die Polyarthritis nach bacillärer *Dysenterie*; ihre Häufigkeit wird mit 1—3% angegeben. Es treten meist nach Abklingen der akuten Darmerscheinungen polyartikuläre Gelenkerscheinungen auf, welche das Bild des akuten Rheumatismus zeigen und die Kniegelenke bevorzugen. Doch ist die Salicyltherapie nur gegen die Schmerzen wirksam, die Ergüsse bleiben längere Zeit bestehen, Herzkomplikationen sind sehr selten. Bemerkenswert ist das öfter beobachtete gleichzeitige Auftreten einer sterilen Urethritis und Conjunctivitis. Die Gelenkerkrankung neigt in einzelnen Fällen zu Ankylosen und sekundären Deformierungen. Therapeutisch wird man im akuten Stadium einen Versuch mit Ruhrserum machen, im chronischen Stadium weicht die Therapie von der Behandlung des chronischen Gelenkrheumatismus nicht ab. Auch nach Enteritiden und Colitiden nichtdysenterischen Ursprungs sind ähnliche polyartikuläre Erkrankungen von P. KRAUSE, SCHITTENHELM und SCHLECHT beschrieben worden.

Bei dem *Typhus* kommt es verhältnismäßig selten zu Gelenkerkrankungen; häufiger ist die typhöse Osteomyelitis, besonders der Wirbelsäule. Die Arthritiden, welche das Hüftgelenk bevorzugen, können sowohl serös wie eitrig sein; im Punktat ist der Typhusbacillus nachweisbar.

Auch bei der *Pneumonie* sind Gelenkerkrankungen sehr selten; sie kommen sowohl im akut-fieberhaften Stadium, wie auch in der Rekonvaleszenz vor. Obwohl es auch leichte, polyartikuläre Formen gibt, überwiegt die eitrige, monartikuläre Form; besonders bevorzugt ist das Schultergelenk. Im Punktat sind Pneumokokken nachweisbar. Bei der *Meningitis* wird gelegentlich eine gutartige, polyartikuläre Erkrankung beobachtet, welche mit Ergüssen einhergeht, aus welchen der Meningococcus leicht zu züchten ist. Auch in der Rekonvaleszenz der *Grippe* kommen gutartig verlaufende, offenbar toxisch bedingte polyartikuläre Rheumatoide vor; daneben wurden seltener auch Gelenkvereiterungen beobachtet, welche durch den PFEIFFERschen Bacillus verursacht waren. Sehr oft sind Gelenkkomplikationen bei der BANG*schen Krankheit* beschrieben worden; sie sollen bei der Hälfte aller Fälle vorkommen, die Brucella ist in dem Gelenkpunktat nachweisbar.

4. Tuberkulöse Gelenkerkrankungen.

Die tuberkulösen Gelenkerkrankungen interessieren den praktischen Arzt nur insofern, als er dieselben stets erkennen und auch die Indikation für die Therapie stellen muß; die Behandlung selbst muß — zumindest zeitweise — dem Chirurgen bzw. Orthopäden überlassen bleiben.

Die pathologisch-anatomischen und klinischen Verhältnisse können nur in großen Umrissen geschildert werden. Wir unterscheiden primärsynoviale Formen und solche, wo die primäre Lokalisation der hämatogenen Bacillenaussaat in der knöchernen Epiphyse erfolgt; bei beiden Formen kommt es zur Zerstörung des Knorpels und des Knochens, die Synovialis verwandelt sich in tuberkulöses Granulationsgewebe. An den Gelenken unterscheidet man 3 Stadien:

1. Den *Hydrops*; allmählich entsteht Schwellung des Gelenkes, die Haut darüber ist warm, es besteht zunächst keine erhebliche Behinderung; das Punktat enthält im Anfang keine Bacillen, cytologisch sind nur lymphocytäre Elemente vorhanden (RISAK). Später nimmt die entzündliche Veränderung der Synovialmembran zu, es treten Leukocyten auf, die Bacillen werden im Punktat nachweisbar. Das ist der Übergang zur

2. *granulierenden Form,* bei welcher der flüssige Erguß gegenüber der mächtigen Synovialiswucherung (Fungus) zurücktritt; klinisch kommt es zu spindelförmiger Schwellung des Gelenkes, die Haut ist eher blaß und kalt *(Tumor albus).* Das Gelenk stellt sich in Schonstellung, es tritt Knochen- und Muskelatrophie ein, zuletzt kommt es durch Knochendestruktion zur Verkürzung der Extremitäten und zu Ankylose.

Manche Fälle verlaufen mehr trocken-fibrinös, sie werden als *Caries sicca* bezeichnet (oft im Schulter- und Hüftgelenk), andere neigen zu käsig-eitrigem Zerfall; diese führen zum

3. *kalten Absceß* mit Bildung von Fisteln, Senkungsabscessen und haben bei langer Dauer der Eiterung allgemeine Amyloidose zur Folge.

Die *Diagnose* macht im allgemeinen keine Schwierigkeiten; obwohl der Prozeß weitaus in der Mehrzahl aller Fälle monartikulär verläuft, können gelegentlich mehrere Gelenke befallen werden. Besonders oft haben wir die Kombination einer tuberkulösen Arthritis (meist Coxitis) mit einer tuberkulösen Spondylitis gesehen. Schwierigkeiten können in folgenden Fällen auftauchen:

a) Der beginnende Hydrops kann mit einer rheumatischen Arthritis verwechselt werden, aber ebenso leicht wenn nich noch öfter, geschieht das Gegenteil: monartikuläre rheumatische Arthritiden werden für Tuberkulose gehalten. Die richtige Diagnose kann oft nur auf Grund bakteriologischer und immunbiologischer Untersuchungen gestellt werden.

b) Verwechslungen sind mit einem epiphysären Herd einer Staphylokokkenosteomyelitis möglich; besonders die mit einem „sympathischen" Erguß einhergehenden chronisch verlaufenden Brodieschen Knochenabscesse können leicht — auch auf Grund des Röntgenbildes — mit der Tuberkulose verwechselt werden.

c) Dasselbe gilt für alle anderen chronisch-monartikulären Gelenkprozesse, welche mit Schwellung einhergehen können: Epiphysennekrosen, Verletzungen, Blutergelenke, neuropathische Gelenkerkrankungen können differentialdiagnostische Schwierigkeiten bereiten. Bei allen diesen Fällen ist es notwendig, eine Röntgenaufnahme anzufertigen und die subcutane Tuberkulinprüfung auszuführen.

Am leichtesten kann die tuberkulöse Arthritis im Stadium des Hydrops verkannt werden; die Diagnose des voll ausgebildeten Gelenkfungus und des kalten Abscesses mit Fisteleiterung ist meist auf Anhieb zu stellen.

d) Besondere Schwierigkeiten erwachsen bei der Diagnose der tuberkulösen Arthritis der Hüft- und Schultergelenke, da diese der Untersuchung nicht so leicht zugänglich sind und oft einen trocken-fibrinösen Verlauf zeigen. In der Tat werden viele Fälle jahrelang auf „Ischias" oder „Rheumatismus" behandelt und die richtige Diagnose wird erst gestellt, wenn die Aussichten für die Heilung mit guter Funktion bereits geschwunden sind.

Bei der tuberkulösen Coxitis tritt bereits frühzeitig die charakteristische Schonhaltung ein; das Bein wird auch bei Stehen in leichter Flexion, Abduktion und Außenrotation gehalten, im späteren Verlauf kommt es zur Adduktionskontraktur und kompensatorischer Beckenneigung. Da jedoch auch noch andere Prozesse differentialdiagnostisch in Frage kommen, ist ein Röntgenbild und die Tuberkulinprobe oft unentbehrlich.

Am Schultergelenk ist die exsudative Form der Tuberkulose leicht zu erkennen an der Vorwölbung unter dem Deltamuskel; die trockene Form (Caries sicca) bedingt im Gegensatz dazu ein Verschwinden der Schulterwölbung und scharfes Hervorspringen des Akromions und des Processus coracoideus. Die Beweglichkeit, vor allem die Rotation, ist völlig aufgehoben, es stellt sich bald Adduktionskontraktur ein. Zur Sicherung der Diagnose ist das Röntgenbild unentbehrlich.

Die Gelenktuberkulose ist eine Krankheit vornehmlich des jugendlichen Alters, sie wird jenseits des 30. Jahres nur selten beobachtet. Am häufigsten sind die Knie- und Hüftgelenke befallen, dann folgen die

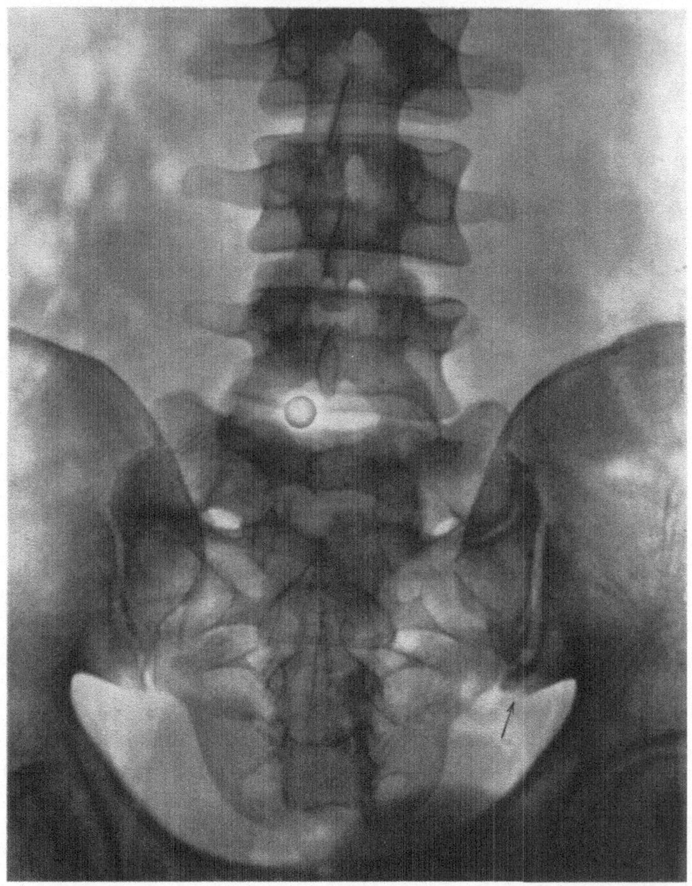

Abb. 18. Tuberkulose des linken Iliosacralgelenkes. 26jähriger Mann, deutliche Herdreaktion auf Tuberkulin. Am Röntgenbild außerdem doppelseitige Sacralisation.

Ellbogen-, Hand-, Fuß- und Schultergelenke; die Schultergelenke erkranken verhältnismäßig oft erst im 3. Lebensjahrzehnt.

Eine besonders oft verkannte, wenn auch seltenere Lokalisation ist die Tuberkulose der *Iliosacralgelenke*; sie verursacht anfangs ischiasähnliche, ins Bein ausstrahlende Schmerzen, erst später werden diese in dem erkrankten Darmkreuzbeingelenk lokalisiert. Objektiv findet man eine reflektorische Steifhaltung der Lendenwirbelsäule, extreme Bewegungen der Hüftgelenke sind schmerzhaft. Bezüglich der speziellen Untersuchungsmethoden vgl. S. 16. Meist besteht ausgesprochener Stauungs- und Klopfschmerz. Bei eitriger Einschmelzung sind die Weichteile teigig geschwollen; es kann sich ein Senkungsabsceß entwickeln. Im *Röntgenbild* sieht man in der Nähe des unscharf gezeichneten Gelenkspaltes einen ebenfalls unscharf begrenzten Aufhellungsherd (vgl. Abb. 18). Die Tuberkulinprobe sichert die Diagnose.

Die *Röntgendiagnostik* der Gelenktuberkulose ergibt im Frühstadium nur geringe Veränderungen. Bei den primär-synovialen Formen ist zunächst nur die Knochenatrophie auffallend, bei fortschreitender Knorpelzerstörung werden die Knochenrandkonturen unscharf, wolkig. Zuletzt kommt es zur Destruktion der Epiphysen und sekundären Deformierungen.

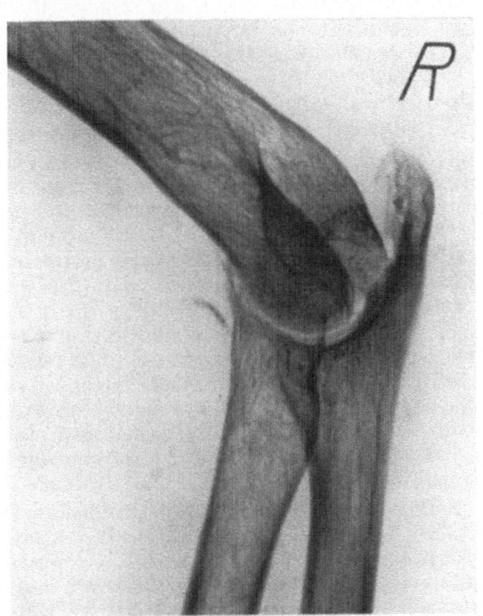

Abb. 19. Tuberkulöse Arthritis des rechten Ellbogengelenkes mit Einschmelzung der Epiphysen und Knochenatrophie. 29jähriger Mann, positive Herdreaktion auf Tuberkulin.

Bei den primär-ossalen Formen findet man zunächst eine subchondral gelegene verwaschene, rundliche Aufhellung; später kommt es zum Durchbruch ins Gelenk, Knochenatrophie und Destruktion der Epiphysen. In fortgeschrittenen Fällen ist es oft nicht nehr möglich, am Röntgenbild zu erkennen, ob es sich um eine primär-ossale oder synoviale Erkrankung gehandelt hat (vgl. Abb. 19).

Von entscheidendem Wert für die Diagnostik der Gelenktuberkulose ist die *subcutane Tuberkulinprobe*. Man verwende als Standarddosis 1 mg und achte auf Allgemein- und Herdreaktionen. Die Allgemeinreaktion besteht in deutlicher Temperatursteigerung innerhalb 48 Stunden (Temperaturkurve!), beweist aber *allein* noch nicht die tuberkulöse Natur der Gelenkerkrankung. Diese wird nur durch die positive Herdreaktion sichergestellt, welche sich in Rötung und Schwellung des Gelenkes manifestiert; bei dem Hüft- und Schultergelenk wird die Herdreaktion an erhöhter Schmerzhaftigkeit und starker Schonstellung erkannt. *Nicht*tuberkulöse Gelenkerkrankungen zeigen nach unseren Erfahrungen *niemals* positive Herdreaktionen.

Eine große Bedeutung kommt auch dem *Nachweis von Tuberkelbacillen* im Gelenkpunktat zu. Im Anfangsstadium des Hydrops ist der Erguß steril; später sind die Bacillen kulturell und mittels Tierversuch meist nachzuweisen. Es empfiehlt sich die Verimpfung auf den Nährboden von LÖWENSTEIN und die intraperitoneale Injektion von Meerschweinchen. Der Nachteil dieser Methode ist, daß die Resultate selten vor 4 Wochen zu erhalten sind; der direkte Nachweis der Bacillen mittels Färbung (nach eventueller Anreicherung) ist zwar in kurzer Zeit durchzuführen, ergibt aber nur in einem kleinen Teil der Fälle positive Resultate; negative Befunde bei der Färbung beweisen natürlich nichts.

Die *Senkungsreaktion* ist bei der Gelenktuberkulose — wie bei jeder Infektarthritis — im aktiven Stadium stets beschleunigt, wenn auch nur selten so hohe Werte vorkommen, als bei dem Gelenkrheumatismus. Eine differentialdiagnostische Bedeutung hat die Senkungsreaktion natürlich nicht.

Die *Behandlung* der Gelenktuberkulose wird im Prinzip nach 3 Methoden vorgenommen:

1. Heliotherapie mit funktioneller Behandlung;
2. ambulante orthopädische Behandlung mit Ruhigstellung und Entlastung;
3. operative Resektion (Arthrektomie).

Oft werden die einzelnen Behandlungsmethoden miteinander kombiniert: Ruhigstellung mit Freiluftliegekuren und Bestrahlungen usw.

Im einzelnen ist zu den 3 Behandlungstypen folgendes zu bemerken:

1. Die Heliotherapie, von BERNHARD und ROLLIER begründet, ergibt mit der funktionellen Behandlung (BIER) kombiniert, die besten Resultate; obwohl das Hochgebirge (Leysin, Samaden) die günstigsten Sonnenverhältnisse aufweist, sind die Erfolge in der Ebene, wie es KISCH in Hohenlynchen zeigen konnte, ebenfalls recht gut. Dagegen haben Bestrahlungen mit künstlicher Höhensonne nur einen bedingten Wert. Kombiniert wird die Liegekur mit Extensionsbehandlung und funktioneller Therapie. Besonders die BIERsche Stauung hat sich gut bewährt, wobei die gleichzeitige Jodmedikation das Auftreten von Abscessen verhindert. Eine *Kontraindikation* besteht lediglich bei weit fortgeschrittener Absceß- und Fistelbildung mit Sekundärinfektion oder Amyloidose. Ferner ist zu berücksichtigen, daß diese Behandlung meist *mehrere Jahre* erfordert. Sie ist bei Kindern und Jugendlichen, falls es die sozialen Verhältnisse gestatten, stets zu erstreben; bei Erwachsenen wird es oft schwer fallen, die Kranken auf so lange Zeit aus dem Erwerbsleben zu nehmen.

2. Die ambulante orthopädische Behandlung besteht aus der Ruhigstellung und Entlastung des erkrankten Gelenkes mittels Gipsverband; nur ausnahmsweise können zeitweise Schienenhülsenapparate nach HESSING angewandt werden. Bei bereits bestehenden Kontrakturen der Hüft- und Kniegelenke ist vorher die Extensionsbehandlung durchzuführen. Wie bereits gesagt, können gleichzeitig auch andere Behandlungsmethoden (Bestrahlungen, Liegekur, Diät usw.) durchgeführt werden. Die Resultate sind ebenfalls recht befriedigend, wenn auch die Ankylose der erkrankten Gelenke meist unvermeidlich ist.

3. Die *Gelenkresektion* ist angezeigt, wenn soziale Gründe die baldige Wiederherstellung der Arbeitsfähigkeit bedingen und wenn der Prozeß fortgeschritten ist (Amyloidose). Die Erfolge sind bei guter Technik recht gut, wenn auch eine (durch orthopädische Maßnahmen kompensierbare) Verkürzung des Beines unvermeidlich ist. Nach der Operation ist eine energische Allgemeinbehandlung durchzuführen.

Neben diesen 3 Behandlungstypen können wir, mehr zur Unterstützung derselben, eine Reihe von allgemeinen und lokalen therapeutischen Maßnahmen durchführen. Viel empfohlen wird die Röntgentherapie, besonders bei Tuberkulose der Schulter-, Ellbogen- und Handgelenke und bei Rezidiven nach Resektionen. Der Wert der kochsalzfreien Diät nach GERSON-HERMANNSDORFER ist noch stark umstritten; ebenso erfordert die Tuberkulintherapie äußerste Vorsicht bei der Durchführung. Wichtig ist die möglichst steril durchzuführende Punktion der Abscesse mit nachheriger Injektion von verdünnter Jodtinktur oder Jodoformglycerin. Die *blutige Mobilisierung* versteifter Gelenke ist infolge der Gefahr der Aktivierung des tuberkulösen Prozesses *abzulehnen.*

Gelenkrheumatismus und Tuberkulose. Der Umstand, daß ein Erreger für den Gelenkrheumatismus bis heute nicht sicher nachgewiesen werden konnte, die Tuberkulose andererseits oft Gelenkerkrankungen hervorruft, läßt es begreiflich erscheinen, daß die Tuberkulose wiederholt als ätiologischer Faktor bei dem Gelenkrheumatismus zur Diskussion gestellt worden ist. Vor allem waren es folgende Beobachtungen, welche zu dieser Annahme geführt haben: 1. Es wurde öfter beobachtet, daß nach einer akuten polyartikulären Erkrankung nach Abheilung der flüchtigen Gelenkschwellungen in *einem* Gelenk sich ein Fungus entwickelt hat. Es ist wahrscheinlich, daß es sich dabei um eine hämatogene Aussaat handelte, gewissermaßen um eine milde verlaufende Miliartuberkulose, wobei es zunächst zu leichten, rasch überwundenen Gelenkinfektionen kommt und nur in *einem* Gelenk sich die Erkrankung stabilisiert. Auch wir haben wiederholt bei der Anamnese der an Gelenktuberkulose Erkrankten gehört, daß anfangs mehrere Gelenke geschwollen oder schmerzhaft waren; zur Zeit des vollentwickelten Fungus waren diese Gelenke allerdings stets normal. Es ist immerhin mit der Möglichkeit zu rechnen, daß es auch hämatogene Schübe gibt, welche zu polyartikulären Erscheinungen führen, *ohne* daß es zu einer sekundären Fungusbildung kommt. An diese Möglichkeit soll stets gedacht werden, wenn gleichzeitig in der Lunge aktive tuberkulöse Herde vorhanden sind; natürlich kann *neben* einer Tuberkulose auch ein spezifischer Rheumatismus bestehen. Der Bacillennachweis in den Gelenkpunktaten, positive Herdreaktionen auf Tuberkulin, sichern die Diagnose.

2. Wiederholt sind bei Fällen, welche unter dem Bild eines *chronischen* Gelenkrheumatismus verlaufen sind, KOCHsche Bacillen im Gelenkpunktat nachgewiesen worden (BÉZANÇON, WEIL, MELCHIOR, REITTER). Besonders wichtig scheinen die Beobachtungen von MELCHIOR und MUNK zu sein, welche bei Probeexcisionen bzw. bei der Obduktion der Gelenke einiger Fälle von Polyarthritis typische tuberkulöse Gewebsveränderungen feststellen konnten. Es scheint also auch *chronisch* verlaufende, polyartikuläre tuberkulöse Gelenkerkrankungen zu geben, welche nicht zu den typischen Veränderungen des fungüsen Gelenkes führen. Nach POLLITZER sollen sich diese Fälle durch subfebrile Temperaturen, Milz- und Drüsenschwellungen auszeichnen; allerdings fand er in exstirpierten Drüsen keine Tuberkel sondern bloß „ganz banale chronisch-entzündliche Veränderungen“; auch andere manifeste tuberkulöse Erscheinungen waren *nicht* nachweisbar. E. FREUND lehnt es daher ab, die von POLLITZER erwähnten Symptome als Beweis für die tuberkulöse Natur der Erkrankung gelten zu lassen; wir glauben, mit J. BAUER zwei Kriterien für die Anerkennung der tuberkulösen Natur einer Gelenkerkrankung fordern zu müssen: positive Herdreaktion auf Tuberkulin und Nachweis von Bacillen im Punktat.

Eine strenge Kritik in dieser Hinsicht ist schon deshalb erforderlich, weil früher GROCCO und PONCET und neuerdings LÖWENSTEIN und REITTER, die letzteren auf Grund positiver Tuberkelbacillenbefunde im Blut, alle rheumatischen Gelenkerkrankungen für tuberkulös halten. REITTER und LÖWENSTEIN nehmen dabei an, daß die Polyarthritis eine hyperergische Reaktion auf Tuberkelbacillenantigene darstellt und versuchen auf diese Weise die Brücke zu schlagen zu den modernen pathogenetischen Anschauungen; allerdings steht dazu die angeblich gleichzeitig vorhandene Bacillämie im Widerspruch, da eine solche eher ein Zeichen von *Anergie* ist (RÖSSLE, KLINGE). Die Angaben von REITTER und LÖWENSTEIN wurden von vielen Seiten nachgeprüft; wir fanden, in Übereinstimmung mit den meisten Nachuntersuchern, daß alle für die Stützung der Tuberkuloseätiologie angegebenen Befunde, wie: Bacillennachweis im Blut und Gelenkpunktat, cutane und subcutane Tuberkulinproben, Komplementbindung nach BESREDKA usw. bei dem spezifischen Rheumatismus eindeutig *negativ* ausfallen. Falls man bei Gelenkerkrankungen Bacillen im Punktat findet, und positive Herdreaktionen auf Tuberkulin bestehen, so handelt es sich *nicht* um *rheumatische* Prozesse, sondern um tuberkulöse *Rheumatoide.* Dieses Ergebnis steht im Einklang mit den Befunden der pathologischen Anatomie: Es wurden bei chronischen rheumatischen Prozessen spezifisch-rheumatische Gewebsveränderungen in wechselnder Ausdehnung gefunden, *niemals* aber Tuberkel.

Auch bei den tuberkulösen Rheumatoiden, welche nicht unter dem Bild des Fungus verlaufen, wurde die Tuberkulintherapie empfohlen. Daneben wird man eine kräftigende Allgemeinbehandlung (Freiluftkuren, Arsen) durchführen.

5. Gelenkerkrankungen bei der Syphilis.

Dieselbe ätiologische Unsicherheit, welche die Entstehung des Krankheitsbegriffes des „tuberkulösen Rheumatismus“ verschuldet hat, führte auch vielfach zu einer Überschätzung der ätiologischen Rolle der Syphilis bei den Gelenkerkrankungen. Die in Krankenhäusern serienweise durchgeführten Wa.R. ergaben bei vielen Gelenkkranken positive Befunde und diese wurden oft für die luische Ätiologie der Gelenkerkrankung ausgewertet, obwohl es bei der Häufigkeit der Syphilis sowohl wie der Infektarthritis naheliegend erscheint, zunächst an eine zufällige Koinzidenz zu denken.

Die Spirochaeta pallida hat zu der Synovialmembran *keine* große Affinität; das beweist der Umstand, daß im Verlauf der Syphilis nur in einem verschwindenden Bruchteil der Fälle Gelenkerscheinungen auftreten, wenn wir von den trophoneurotischen Prozessen bei der Tabes absehen. Es sind andererseits auf Grund positiver Seroreaktionen zahlreiche, akut und chronisch verlaufende, poly- und monartikuläre Gelenkerkrankungen als syphilitisch beschrieben worden; falls die spezifische antiluische Therapie von Erfolg war, so ließe sich über diese Frage ja noch diskutieren; wenn aber von „syphilitischen“ Gelenkerkrankungen berichtet wird, die sich weder klinisch noch röntgenologisch von den rheumatischen Prozessen unterscheiden, bei welchen Blut und selbst Gelenkpunktat seronegativ sind, und die antiluische Therapie mehr oder weniger versagt — dann muß man an der syphilitischen Natur dieser Gelenkerkrankungen wohl erhebliche Zweifel hegen.

Wenn wir von den sehr seltenen Gelenkerscheinungen im Sekundärstadium der Syphilis absehen, so sind es meist die Fälle in der Spätlatenz, welche mit Gelenkerscheinungen einhergehen; diese werden von SCHLESINGER als „Arthrolues tardiva“ bezeichnet. Andere syphilitische Manifestationen — vor allem Mesaortitis und Neurolues — sollen bei der Arthrolues nur selten vorkommen, dieser kommt daher nach SCHLESINGER eine Sonderstellung unter den luischen Manifestationen zu.

Wir können zwei Hauptformen unterscheiden: die gummöse und die chronisch-polyartikuläre.

Die *gummöse* Form ist eine primäre Erkrankung der knöchernen Epiphysen mit sekundärer Beteiligung der Gelenke; bevorzugt werden die Kniegelenke, aber auch die Ellbogen-, Hand- und Fußgelenke können befallen sein. Oft ist nur ein einziges Gelenk, manchmal auch mehrere Gelenke befallen. *Klinisch* ist das Gelenk geschwollen und sieht dem tuberkulösen Tumor albus ähnlich; im Röntgenbild sieht man an Stelle des Gummas zunächst Aufhellungen in den Epiphysen, später kommt es zur Usurierung und Destruktion der Knochen. Diese Form der syphilitischen Gelenkerkrankung kommt sowohl bei der hereditären Lues wie auch im Tertiärstadium der erworbenen Syphilis vor. Schwieriger ist die Diagnose der Fälle, welche unter dem Bild einer subakuten bis chronischen *Polyarthritis* verlaufen. Nach SCHLESINGER sollen vor allem folgende Momente für die syphilitische Natur der Krankheit sprechen: Ausgesprochene *nächtliche* Schmerzen, welche nach spezifischer Behandlung zunächst zunehmen, geringe Muskel- und fehlende Knochenatrophie, geringe Bewegungsbehinderung, häufige Beteiligung der Kiefer- und Sternoclaviculargelenke, Druckempfindlichkeit und Verdickung benachbarter Knochen, Periostitiden im Röntgenbild, positive Wa.R. im Punktat bei negativer Reaktion im Blut, guter Erfolg der spezifischen Behandlung, völliges Versagen der Salicyltherapie.

Von diesen Symptomen sind vor allem das Verhalten der Wa.R., die radiologisch nachweisbaren Periostitiden der Diaphysen sowie der Erfolg der antiluischen Behandlung von großer differentialdiagnostischer Bedeutung. Wenn diese Zeichen fehlen, so ist die syphilitische Natur der Erkrankung abzulehnen; die Periostitis kann allerdings in einzelnen Fällen auch fehlen. Hierher gehört der Fall des 30jährigen Kaufmanns J. K., bei welchem 6 Monate vor der Aufnahme eine subakute Polyarthritis mit Schwellung nahezu aller Gelenke eingesetzt hat; vor 6 Jahren gonorrhoische Infektion, Syphilis wird negiert. *Befund:* Innere Organe und Nervensystem o. B., Senkungsreaktion 37, Wa.R. ++++. *Gelenke:* Schwellung und Druckschmerz der Fuß-, Knie-, Ellbogen- und des linken Handgelenkes, Bewegungsbeschränkung ebenda und in beiden Schultergelenken. Gang mühsam am Stock. Nach kombinierter Neosalvarsan-Wismutbehandlung ist die anfangs stets subfebrile Temperatur normal geworden, die Schwellungen sind verschwunden, nach 6 Wochen nur noch leichte Behinderung in einer Schulter und dem linken Fußgelenk. K. ist völlig schmerzfrei, kann ohne Stock gehen, die Senkungsreaktion geht auf 16 zurück.

Nach unseren Erfahrungen ist die Syphilis nur selten als Erreger von Gelenkerkrankungen anzusehen; die Diagnose wird nach Ausschließen aller anderen ätiologischen Momente auf Grund der positiven Wa.R., des Röntgenbefundes und vor allem nach dem Erfolg der antiluischen Behandlung gestellt werden können.

3. Die Gelenkerkrankungen bei der Serumkrankheit.

Die im Anschluß an Serumtherapie bei den verschiedensten Erkrankungen (Diphtherie, Pneumonie, Tetanus, Scharlach, Meningitis,

Dysenterie) auftretende anaphylaktische *Serumkrankheit* hat in vielen Fällen auch Gelenkerkrankungen zur Folge, welche zwar an sich keine große klinische Bedeutung besitzen, die aber für die Entwicklung unserer pathogenetischen Anschauungen über den Gelenkrheumatismus entscheidend gewesen sind, da die Theorien über die allergisch-anaphylaktische Natur des Rheumatismus von den bereits von CHWOSTEK beobachteten Gelenkerscheinungen bei der Serumkrankheit ausgegangen sind.

Man beobachtet bei der Serumkrankheit polyartikuläre Gelenkergüsse mit periartikulären Schwellungen, welch letztere allerdings oft nur in der Haut sitzen und den Charakter einer Urticaria haben. Die Gelenkerscheinungen sind stets flüchtig, es kommt niemals zu chronischen Arthritiden; wie H. SWIFT zeigen konnte, lassen sich die Gelenkerscheinungen vermeiden, indem man gleichzeitig mit der Seruminjektion prophylaktisch Salicyl verabreicht. Die bereits bestehenden Gelenkergüsse sollen auf Pyramidonbehandlung gut reagieren; die anderen Symptome der Serumkrankheit, vor allem die Exantheme und Drüsenschwellungen, werden durch diese Behandlung nicht beeinflußt.

Über die Häufigkeit der Serumkrankheit überhaupt und der dabei beobachteten Gelenkerscheinungen gehen die Angaben weit auseinander: ROLLY fand bei der Serumbehandlung der Diphtherie in etwa 6% anaphylaktische Erscheinungen, von diesen letzteren zeigten 10% Gelenkbeteiligung. Offenbar spielt die Art der Sera eine große Rolle; nach den Angaben von H. SWIFT und SCHOTTMÜLLER scheint es bei der Serumtherapie des Scharlachs und der Pneumonie besonders häufig zu anaphylaktischen Arthritiden zu kommen.

Literatur.

FISCHER u. HENNES: Gelenkrheumatismus und Tuberkulose. Klin. Wschr. **1932**, 1675.
KISCH: Knochen- und Gelenktuberkulose. Leipzig 1925.
KORTZEBORN: Knochen- und Gelenktuberkulose. Neue dtsch. Klin. **4**.
KRAUSE, P.: Erkrankungen der Bewegungsorgane (diagnostische Irrtümer). Leipzig 1922.
RISAK: Tuberkulöse Gelenkergüsse. Dtsch. Arch. klin. Med. **172**, 657.
SCHLESINGER: Die Arthrolues tardiva. Wien 1925.
SCHOTTMÜLLER: Rheumaprobleme, Bd. 1.

B. Die deformierenden Arthropathien.

Unter deformierenden Arthropathien verstehen wir die primär-cartilaginösen Erkrankungen der Gelenke, welche klinisch *nicht* entzündlicher Natur sind; diese Veränderungen wurden früher allgemein und werden heute noch in der chirurgischen Literatur zusammen mit den morphologisch ähnlichen Endausgängen der Infektarthritiden als „Arthritis deformans" bezeichnet, wobei von PAYR eine genuine, primäre Arthritis deformans neben der „sekundären" Form, welche der Folgezustand entzündlicher Prozesse ist, unterschieden wird. Obwohl, wie bereits betont, das morphologische Bild beider Formen sehr ähnlich sein kann, handelt es sich um grundsätzlich verschiedene Krankheitsprozesse, weshalb es vorzuziehen ist, dem Vorschlage FR. v. MÜLLERS folgend, die „genuine“ Arthritis deformans als *deformierende Arthropathie* zu bezeichnen; daß im *histologischen* Bild dieser Erkrankung auch entzündliche Prozesse vorkommen, darf kein Gegengrund für diese Bezeichnung sein.

Die Bedeutung der deformierenden Arthropathien für die ärztliche Praxis ist ungleich größer, als die der entzündlichen Gelenkerkrankungen; gegenteilige Angaben beruhen auf dem Umstand, daß auf der *Klinik* natürlich mehr Infektarthritiden stationär behandelt werden. Auf die soziale Bedeutung dieser Tatsache werden wir später noch zurückkommen (S. 210).

Pathogenese und Ätiologie.

Wie wir bereits (S. 42) erwähnten, ist die primäre Veränderung bei den deformierenden Arthropathien die degenerative Schädigung des *Gelenkknorpels*. Der Knorpel ist, wie wir aus den Untersuchungen von BENNINGHOFF wissen, ein im hohen Grade differenziertes Gewebe mit schlechter regeneratorischer Fähigkeit. Die normalerweise große Elastizität des Knorpels ist Voraussetzung der ungestörten Gelenkfunktion. Mit fortschreitendem Alter nehmen die degenerativen Veränderungen an dem Knorpel zu, es kommt zunächst zu Trübung, dann zur Zerfaserung und Zerklüftung. Wir wissen aus den Untersuchungen von RIMANN, BEITZKE und HEINE, daß diese Veränderungen sehr häufig sind. So finden sich nach HEINE mäßige und starke Knorpeldegeneration im Alter von 50—60 Jahren am Kniegelenk bei 32%, am Hüftgelenk bei 7%, am Schultergelenk bei 2%, am Ellbogengelenk bei 17%, am Akromioclaviculargelenk bei 25% von insgesamt 155 autoptisch untersuchten Personen. In Anbetracht der schlechten Ernährungsverhältnisse und der stärkeren funktionellen Inanspruchnahme sind die *zentralen* Knorpelpartien stärker degeneriert, als die an der Gelenkperipherie. Sehr oft kommt es — unter dem Einfluß von Druckwirkungen — zur Entwicklung von *Schliffflächen* an den korrespondierenden Stellen der Gelenkflächen.

Bei starker Knorpelzerstörung ist klinisch Reiben bei Bewegungen festzustellen; im Röntgenbild kann der Knorpelschwund an dem „verschmälerten Gelenkspalt“ erkannt werden. Wir werden solche Fälle besonders am *Hüftgelenk* kennenlernen.

Als Folge der Knorpeldegeneration kommen an der knöchernen Epiphyse reaktive, regenerative Prozesse zur Entwicklung. Aus dem subchondralen Gebiet wird der Gelenkknorpel nach Durchbruch der Verkalkungszone vascularisiert, durch Neubildung von Markräumen allmählich verknöchert, bis zuletzt die Gelenkfläche abgeschliffen, sklerosiert und eburniert ist. Dieser *Endzustand* der Arthropathien ist im Röntgenbild an dem dichten, sklerosierten Knochenschatten erkenntlich.

Nach POMMER sind die subchondralen Regenerationsprozesse das Hauptcharakteristikum der Arthritis deformans; da jedoch eine solche Diagnose nur auf Grund mikroskopischer Untersuchungen zu stellen wäre, benutzt man zur Diagnosestellung ein anderes, ebenfalls charakteristisches Symptom: die Randwulstbildung.

Während die schlecht ernährten zentralen Knorpelpartien zur Regeneration nicht fähig sind, werden die *peripheren* Knorpelpartien durch den

Circulus arteriosus articuli besser ernährt; sie geraten, wie T. FISHER auch experimentell zeigen konnte, bei Degeneration der zentralen Knorpelteile in kompensatorische Wucherung. Gleichzeitig werden diese Knorpelteile auch vom Knochen her vascularisiert und zuletzt verknöchert. Sie bilden dann an den Gelenkrändern die zirkulären Randwülste, welche oft auch an Lebenden tastbar sind und im Röntgenbild als Verlängerung der Gelenkflächen erscheinen. Sie sind als enchondral ossifizierte Knorpelpartien aufzufassen, *nicht* als Osteophyten periostalen Ursprunges. Unabhängig von diesen typischen Randwülsten kommen an den Epiphysen der erkrankten Gelenke, besonders am Schenkelhals, auch Knochenwucherungen *periostaler* Genese vor; sie sind für die Arthropathien nicht absolut charakteristisch. Obwohl sowohl pathologisch-anatomisch, wie auch röntgenologisch Knorpeldegeneration und Randwulstbildung meist koordiniert sind, kommen beide auch getrennt vor; nach HEINE kamen Randwülste im Alter von 50—60 Jahren am Kniegelenk bei 9%, am Hüftgelenk bei 5%, am Schultergelenk bei 2,7%, am Ellbogengelenk bei 5% und am Akromioclaviculargelenk bei 7% der von ihm untersuchten 155 Fälle vor. Wenn wir diese Zahlen mit dem Prozentsatz der Knorpeldegeneration im selben Alter vergleichen (vgl. oben), so ist klar, daß nur ein Teil der Gelenke mit (selbst erheblicher) Knorpeldegeneration Randwülste aufweist. Andererseits gibt es auch Fälle, worauf ebenfalls schon HEINE hingewiesen hat, bei welchen Randwülste bestehen, *ohne* daß Knorpeldegeneration vorliegt. Wir müssen daher annehmen, daß es neben *simultanen* Reizen auch noch solche gibt, welche *allein* die *peripheren* Knorpelteile zur Wucherung veranlassen, während in der Mehrzahl der Fälle es allein zur Degeneration des Knorpels *ohne* Randwulstbildung kommt.

Neben diesen Veränderungen kommen im subchondralen Gebiet auch Knorpelinseln (Knorpelknötchen von POMMER) vor, welche durch Zerfall zur Entstehung der im Röntgenbild oft erkennbaren *Knochencysten* führen. Die Randwülste können abgelöst oder abgebrochen werden, wodurch die sog. „arthritischen" *Gelenkmäuse* entstehen. Knochenatrophie gehört nicht zum Bild der Arthropathie, wenn auch bei älteren Leuten gleichzeitig eine senile Osteoporose bestehen kann. Die *Synovialmembran* kann sekundär in Wucherung geraten, es kann sich Hyperämie und Hypertrophie der Zotten ausbilden; auch leichte, vorübergehende Ergüsse können bei stärkerer Reizung auftreten. *Niemals* kommt es bei den deformierenden Arthropathien zur *Ankylose*; es handelt sich bei den Synovialisveränderungen weniger um eine primäre Entzündung als um die Reaktion auf einen formativen Reiz im Sinne von VIRCHOW. — Die knöchernen *Epiphysen* werden bei den Arthropathien oft in charakteristischer Weise deformiert; W. MÜLLER hält diesen Vorgang für die Folge geänderter statischer Bedingungen, der als Umbau bzw. Neuaufbau mit unzulänglichen Kräften aufzufassen ist. Ein solcher Umbau der Epiphysen kommt gelegentlich auch *ohne* Schädigung des Knorpels und ohne Randwulstbildung vor und gehört daher im morphologischen Sinne nicht zu den eigentlichen Arthropathien.

Wir können daher drei hauptsächliche Formen der deformierenden Arthropathien unterscheiden:

1. Knorpeldegeneration ohne Randwulstbildung (gewöhnliche Arthrosen).
2. Knorpeldegeneration mit Randwulstbildung.
3. Randwulstbildung ohne Knorpeldegeneration.

Die beiden letzteren Formen sind in sensu strictori die „deformierenden" Arthropathien, zu welchen auch noch die vorhin erwähnten Deformierungen der Epiphysen zu zählen sind, welche *ohne* Knorpelschädigung verlaufen.

Was die *Ätiologie* der Arthropathien betrifft, so muß vorausgeschickt werden, daß wir es *nicht* mit einer *Systemerkrankung* zu tun haben, sondern jedes einzelne Gelenk unter ganz besonderen Bedingungen erkrankt und daß, je nach den anatomischen und funktionellen Verhältnissen auch klinisch verschiedene, wenn auch im Prinzip gleiche Veränderungen entstehen. Wenn auch infolge besonderer, gleichzeitig auf *mehrere* Gelenke wirkender Schädlichkeiten gelegentlich auch mehr als ein Gelenk erkranken kann, so gibt es doch keine „Polyarthrosis deformans"; für jedes erkrankte Gelenk müssen die auslösenden Bedingungen der Krankheit einzeln ausfindig gemacht werden.

Für die Entstehung der deformierenden Arthropathien sind die folgenden ätiologischen Momente in Erwägung gezogen worden:

1. Infektion bzw. allergische Vorgänge. Diese Ursachen kommen jedoch für die Entstehung der *degenerativen* Arthropathien *nicht* in Frage, sie können lediglich zu *Arthritiden* führen, welche *sekundär* mit Deformierungn abheilen. Daher sind alle Tierversuche, bei welchen, sei es auf chemischem oder infektiösem Wege, sei es durch lokale Anaphylaxie (KLINGE), eine solche sekundäre Arthritis deformans erzeugt worden ist, für die Erklärung der Genese der (genuinen) deformierenden Arthropathien völlig wertlos. Sie sind lediglich insofern von Bedeutung, als sie eindringlich zeigen, daß deformierende Prozesse auch im Verlauf *entzündlicher* Gelenkerkrankungen lediglich bei *erhaltener Funktion* entstehen, niemals bei künstlicher Ruhigstellung (W. MÜLLER, BURCKHARDT).

2. Nach WOLLENBERG soll die Ursache der deformierenden Arthropathien eine schlechte Blutversorgung der Gelenke sein, welche meist durch Arteriosklerose der Knochenarterien verursacht ist. Diese *vasculäre Theorie* ist durch die Tatsachen widerlegt und heute allgemein verlassen.

3. Nach AXHAUSEN ist die Ursache der Arthropathie eine Nekrose des Knochens im subchondralen Abschnitt oder eine *Knorpelnekrose*; als Ursache kommen traumatische oder arteriosklerotische Verschlüsse der ernährenden Endarterien in Frage; es kommt daher letzten Endes auch auf die vasculäre Theorie aus. Die Ansicht von AXHAUSEN wird durch Tierversuche gestützt: Er hat den Knorpel durch Elektrolyse partiell getötet und in der Folge das Auftreten von Randwülsten beobachtet, welche aus der hyperplastischen Synovialis entstanden sind. Da durch diese Versuchsanordnung offenbar eine Synovitis erzeugt worden ist, ist sie nicht geeignet, die Entstehungsbedingungen der Arthropathien zu reproduzieren. Auch haben sich Knorpelnekrosen bei der histologischen Untersuchung von deformierenden Arthropathien niemals nachweisen lassen, weshalb POMMER und HEINE die Theorie von AXHAUSEN abgelehnt haben.

4. Sowohl vom theoretischen Standpunkt wie vom Standpunkt der Unfallbegutachtung ist die Frage der *traumatischen Genese* der deformierenden Arthropathien von größter Bedeutung. Experimentell konnte VON SURY durch wiederholtes Beklopfen und Zerren von Meerschweinchengelenken deformierende Gelenkveränderungen erzeugen. Auch auf Grund der Versuche von AXHAUSEN ist eine traumatische Ätiologie der Arthropathien sehr gut möglich. Wir müssen jedoch mit BURCKHARDT betonen, daß Trauma nicht immer gleich *Unfall* ist; neben groben Verletzungen (Frakturen, Verrenkungen, Verstauchungen) welche häufig, aber durchaus *nicht immer* deformierende Prozesse zur Folge haben, spielen auch kleinere, anscheinend geringfügige Fehlfunktionen der Gelenke sowie häufige, beruflich

bedingte Stöße (z. B. Preßluftarbeiten) eine große Rolle; diese letzteren Schädlichkeiten werden von M. P. WEIL treffend als „Mikrotraumen“ bezeichnet. Auch auf dem Umwege der traumatischen *Gelenkmausbildung* kann sekundär eine deformierende Arthrose entstehen.

5. *Statische Mißverhältnisse* spielen bei der Genese der Arthropathien sicher eine große Rolle; am eindruckvollsten sind wohl die Fälle, bei welchen das eine Bein gelähmt oder amputiert worden ist und sich später am gesunden, stark belasteten Bein eine Arthrose entwickelt. Wie besonders ALBRECHT betont hat, bilden die Beingelenke und das Becken eine *statische Einheit* und an welcher Stelle immer dieses System gestört ist, kommt es auch an den anderen Gelenken zu kompensatorischen Veränderungen. Daher finden wir deformierende Prozesse besonders oft mit rachitischen Skeletanomalien (X- und O-Beine, Coxa vara u. dgl.) vergesellschaftet, daher sind die deformierenden Prozesse beim Plattfuß u. dgl. sehr häufig. Auch die deformierenden Veränderungen infolge von Epiphysennekrosen, vor allem der PERTHESschen Krankheit, ferner bei alten kongenital luxierten Hüftgelenken gehören zu den statisch bedingten Arthropathien. Am weitesten ist PREISER in der Wertung der statischen Ursachen gegangen. Er nahm an, daß durch die (statisch bedingte) *Inkongruenz der Gelenkflächen* eine Knorpeldegeneration entsteht, welche die Deformierungen zur Folge hat; die Randwülste sollen — wie auch SCHANZ und W. MÜLLER vermuten — die gestörten statischen Verhältnisse ausgleichen, sind daher als Selbstheilungsvorgänge aufzufassen. Gegen die Ansichten von PREISER hat HEINE ernste Bedenken geäußert. Vor allem ist es nicht richtig, daß die „inkongruenten“ Knorpelflächen einer Degeneration unterliegen, sie werden meist durch Resorption zum Schwund gebracht. Wahrscheinlicher ist die Deutung von W. MÜLLER, wonach die gestörte Statik nicht *direkt* Knorpeldegeneration zur Folge hat, sondern Anlaß zu transformatorischen und Neubildungsprozessen an der Epiphyse gibt, die sich in dem Bild der „Arthritis deformans“ äußern. — Die statischen Ursachen spielen naturgemäß *nur* bei der Genese der Arthrosen der *Beingelenke* eine Rolle; auch müssen wir annehmen, daß statische Mißverhältnisse *nicht immer* die Entwicklung von Arthrosen zur Folge haben, daß sie aber zur Entstehung von Arthropathien im hohen Grade *disponieren.* Es hängt von der Leistungsfähigkeit der Gelenke, von ihrer Beanspruchung und von dem Grad der statischen Störung ab, ob in einem gegebenen Fall eine Arthropathie zur Entwicklung kommt oder nicht.

6. Die meisten Anhänger hat heute die von BENEKE und POMMER begründete *funktionelle Theorie.* Danach kommt es unter dem Einfluß besonders starker funktioneller Inanspruchnahme der Gelenke zum Verlust der Knorpelelastizität und zur Knorpeldegeneration, wodurch sekundär die deformierenden Prozesse, vor allem die Vascularisierung des Knorpels und die Randwulstbildung hervorgerufen werden. Die Rolle der Funktion als pathogenetischer Faktor wird von allen Autoren anerkannt; sie wird durch die Tierversuche von W. MÜLLER, BURCKHARDT und WEHNER gestützt, welche zeigen konnten, daß ohne Funktion es zur „Arthritis deformans“ überhaupt nicht kommen kann. Die praktische Folgerung aus dieser Anschauungsweise wäre die, daß einer jeden deformierenden Arthrose eine funktionelle Überbeanspruchung zugrunde liegt, daß daher zumindest ein großer Teil aller Fälle als „Berufskrankheit“ aufzufassen wäre. Gegen diese Anschauung spricht, wie HEINE betont, die Tatsache, daß einerseits nicht alle Schwerarbeiter an Arthropathien erkranken, andererseits solche Veränderungen auch oft bei Leuten vorkommen, die keine schwere Arbeit verrichten. Es kommt ja auch nur bei einem Teil der Fälle von Knorpeldegeneration (vgl. oben) zu deformierenden Veränderungen, was POMMER auch zugibt und auf besondere anatomische Verhältnisse zurückführt. Andererseits haben gerade in der letzten Zeit wichtige Beobachtungen von BAETZNER an Sportsleuten gezeigt, daß durch Gelenkbeanspruchungen, welche durch die Wiederholung, die Dauer und die Einseitigkeit das natürliche Maß überschreiten, auch bei Jugendlichen sehr oft deformierende Arthrosen in den geschädigten Gelenken auftreten. Nicht allein bei Sportsleuten, sondern auch bei gewerblicher Arbeit finden sich solche Veränderungen, besonders an den Armgelenken, welche als Berufsschädigungen aufgefaßt werden können.

7. Neben diesen *ätiologischen* Faktoren gibt es noch eine Reihe disponierender Momente. Vor allem ist das *Alter* infolge der zunehmenden Osteoporose und der gewissermaßen physiologischen Knorpeldegeneration bei stäkerer Beanspruchung der Gelenke oder bei bestehenden statischen Mißverhältnissen zur Entwicklung

von deformierenden Arthropathien besonders disponiert. *Konstitutionelle Faktoren* spielen gewiß eine Rolle, wenn sie auch schwer zu fassen sind. Die oft gleichzeitig vorkommenden Krampfadern, Plattfüße u. dgl. lassen auf eine gewisse „Bindegewebsschwäche" schließen, welche auch die Entstehung der Arthrosen begünstigen kann. Auch das Nachlassen des Muskeltonus, der „Haltungsverfall" ist nach SCHEDE als begünstigendes Moment anzusehen. Fettsucht, besonders aber plötzliche *Gewichtszunahme* kann zur Überbelastung der Beingelenke und zur Entstehung von Arthrosen in denselben führen; vielleicht ist die Entstehung der Arthrosen im *Klimakterium,* welche sich besonders gern in den Kniegelenken entwickeln, auf diese Weise zu erklären.

Bevor wir auf Grund der besprochenen ätiologischen Faktoren uns ein Bild über die Ursachen und Entstehungsbedingungen der deformierenden Arthropathien machen, müssen wir folgende klinische Beobachtungen berücksichtigen:

1. Dieselben Schädlichkeiten, sei es statischer Natur, sei es funktioneller oder traumatischer Art, können bei einzelnen Individuen deformierende Arthropathien verursachen, bei anderen nicht, ohne daß wir in vielen Fällen die Ursache für das abweichende Verhalten feststellen können.

2. Unter (anscheinend) ähnlichen oder identischen Bedingungen kommt es in einzelnen Fällen zu Knorpeldegeneration ohne Randwulstbildung, in anderen Fällen zu starken Randwucherungen *ohne* Knorpeldegeneration; meist geht allerdings die Knorpeldegeneration der Randwucherung voraus. Wir sind noch nicht in der Lage, zu erklären, worauf diese Unterschiede der morphologischen Reaktion beruhen.

3. Es gibt viele Fälle von deformierenden Arthropathien, bei welchen klinisch und röntgenologisch irgendeine Ursache für den Gelenkprozeß *nicht* zu finden ist.

Wenn wir diese Tatsachen aus der klinischen Praxis vorausschicken, so wollen wir damit nur zeigen, daß wir noch nicht so weit sind, eine für alle hierher gehörenden Krankheitsfälle gültige Erklärung geben zu können. Im Prinzip handelt es sich bei den Arthropathien um regeneratorische Vorgänge bei geschädigten Gelenken; die Schädigung betrifft primär den Gelenkknorpel, wobei offenbar ein Unterschied zwischen dem Verhalten des zentralen und peripheren Abschnittes desselben besteht. Die *Ursache* des ganzen Geschehens ist offenbar ein Mißverhältnis zwischen Beanspruchung und Leistungsfähigkeit, wobei bei den Beingelenken die Beanspruchung durch die *Belastung,* bei den Armgelenken durch *berufliche Tätigkeit* vorherrschend ist. Die Leistungsfähigkeit wird durch statische Mißverhältnisse, Alter, konstitutionelle Faktoren ungünstig beeinflußt. Als besondere Form von Beanspruchung können die vorhin erwähnten „mikrotraumatischen" Einflüsse gelten und auch bei den größeren Traumen hängt es offenbar nicht allein von der Schwere und Art der Gewalteinwirkung ab, ob sich ein deformierender Gelenkprozeß entwickelt, sondern auch von der Widerstandskraft des Knorpels und den erwähnten konstitutionellen Faktoren, welche die Regenerationsvorgänge des Organismus weitgehend beeinflussen.

Allgemeine Symptomatologie.

Die deformierenden Arthropathien sind nur auf die befallenen Gelenke lokalisierte Prozesse; irgendwelche Einflüsse auf den Gesamtorganismus bestehen weder im Sinne der Änderung des Immunitätszustandes noch im Sinne von Stoffwechselveränderungen. Dementsprechend besteht niemals Fieber, die Aktivitätsreaktionen, vor allem die Senkungsreaktion, ergeben normale Werte, die chemische Zusammensetzung des Blutes, Urins u. dgl. ist völlig unverändert.

Wenn wir den Arthropathien den Charakter der *Krankheit* auch nicht absprechen können, so handelt es sich jedenfalls um die Folge von regressiven, *degenerativen* Veränderungen und als solche haben sie mit ähnlichen Prozessen in anderen Organen, vor allem mit der Arteriosklerose, gewisse gemeinsame, charakteristische Eigenschaften. Die Arthropathien müssen nicht immer und nicht in jedem Stadium Beschwerden verursachen, und die Beschwerden gehen mit der klinisch und röntgenologisch feststellbaren Schwere der Veränderungen keineswegs immer parallel. Im Anfang, also im Stadium der einfachen Knorpeldegeneration, bestehen wohl kaum jemals irgendwelche Beschwerden, da ja der Knorpel keine Nerven enthält. Man wird vielleicht bei Gelenkbewegungen Reibegeräusche wahrnehmen können, die Bewegungen selbst sind noch kaum beschränkt. Treten Schliffflächen und Randwülste auf, so werden die Bewegungen zum Teil rein mechanisch eingeschränkt; es kommt aber *niemals* zur völligen *Ankylose,* vielmehr sind bloß gewisse Exkursionen oft in typischer Weise behindert. Gleichzeitig werden die Reibegeräusche stärker, wenn auch nicht in allen Gelenken gleich gut wahrnehmbar. T. FISHER findet bei den deformierenden Arthropathien (Osteoarthritis) auch anatomische Veränderungen an den Sehnen, Muskeln und Ligamenten; es unterliegt keinem Zweifel, daß durch die Randwucherungen und den Umbau der Epiphysen die Sehnenansätze der Muskeln, die Ligamente und Menisken schon rein mechanisch alteriert werden. Da es sich dabei um sehr empfindliche Gewebe handelt, so ist die Schmerzhaftigkeit bei fortgeschrittenen Arthrosen zum Teil wenigstens auf die Schädigung dieser Gewebe und durch die sekundären Muskelspasmen und Schutzhaltungen zurückzuführen. Auch die ebenfalls sekundär entstandene Reizung der Synovialis kann die Quelle von Schmerzen sein.

Die Schmerzen treten fast nur bei Beanspruchung der Gelenke auf und verschwinden in der Ruhe völlig. Sie werden oft nicht streng in das erkrankte Gelenk lokalisiert, sondern strahlen in die Peripherie aus; daher werden die Arthropathien bei oberflächlicher Untersuchung oft nicht erkannt. Erguß ist in den Gelenken gewöhnlich nicht nachweisbar, nur vorübergehend, bei starker Reizung der Synovialmembran. Grobsichtbare Formveränderungen an den Gelenken sind selten, doch können die Randwülste am Knie- und Ellbogengelenk gelegentlich palpabel sein. Muskelatrophie fehlt meist oder ist nur geringgradig; ebenso ist ein Klopf- und Stauchungsschmerz der Gelenke nur selten ausgesprochen.

Im *Röntgenbild* sind die wichtigsten Veränderungen meist gut zu erkennen; man sieht die Randwülste, den infolge Knorpelschwund verengten „Gelenkspalt“, cystische Aufhellungsherde in den Epiphysen, welche im ganzen „umgebaut“ sein können und oft auch periostale Auflagerungen außerhalb des Gelenkbereiches. Die Knochenatrophie gehört, wie bereits gesagt, *nicht* zum Bild der Arthropathien; der Gelenkspalt ist zwar oft eingeengt, jedoch immer vorhanden und meist klar, mit geradlinigen Gelenkrändern.

Arteriosklerotische Veränderungen fanden wir bei 10% von 404 Kranken; das ist in Anbetracht des vorgerückten Alters der Patienten kein auffallend hoher Prozentsatz. Es ist auch weiter nicht auffallend, daß etwa die Hälfte der erkrankten Frauen bereits in der Menopause stand. Die Erkrankung begann bei 70—80% aller Fälle erst nach dem 40. Lebensjahre, bei 20—30% sogar erst im 6. Lebensjahrzehnt. *Vor dem 30. Jahr* begann die Krankheit bloß bei 4—5%. Die deformierenden Arthropathien sind daher eine Veränderung des *vorgerückten Lebensalters,* wenn es auch in Anbetracht dieser Zahlen nicht richtig ist, schon von *senilen* Veränderungen zu sprechen. Während der chronische Gelenkrheumatismus das weibliche Geschlecht bevorzugt, ist bei den deformierenden Arthropathien eher eine gewisse Prädilektion der Männer festzustellen, was eine Folge der erhöhten beruflichen Anforderungen an die Gelenke sein dürfte. Besonders auffallend ist die ungleich größere Häufigkeit der Erkrankung der Armgelenke bei den Männern, was ganz in diesem Sinne spricht. Dagegen ist die Erkrankungshäufigkeit der *Kniegelenke* bei beiden Geschlechtern ungefähr gleich, was vielleicht auf die plötzliche Mehrbelastung durch die häufige klimakterische Gewichtszunahme der Frauen zurückzuführen ist. Nicht weniger als 17% aller erkrankten Frauen waren ausgesprochen *adipös,* 51% waren in der Menopause.

Nach diesen allgemeinen Bemerkungen wollen wir uns mit den einzelnen Gelenken beschäftigen. Am häufigsten sind die Hüft- und Kniegelenke, seltener die Fuß-, Schulter-, Ellbogen- und Handgelenke befallen. Die Arthrose der Iliosacralgelenke werden wir bei den Erkrankungen der Wirbelsäule besprechen.

Arthrose der Hüftgelenke. Diese Erkrankung ist außerordentlich häufig; wir haben in 5 Jahren 400 Fälle beobachtet. Die Zahl der Männer überwiegt die der Frauen nicht unbeträchtlich. Die ersten Symptome sind Schmerzen, die zum Teil im erkrankten Hüftgelenk selbst empfunden werden, zum Teil in die Leisten oder Oberschenkel ausstrahlen; manche Patienten verlegen die Schmerzen in die Kniegelenke. Zudem tritt eine zunehmende Müdigkeit und Leistungsunfähigkeit in dem erkrankten Bein auf. Bei der Untersuchung findet man die Beugung im Hüftgelenk völlig frei oder nur leicht (höchstens bis 90°) eingeschränkt; dagegen ist die Abduktion, Adduktion und Rotation schon frühzeitig eingeschränkt oder völlig aufgehoben. Die Kranken können beim Sitzen die Beine nicht übereinanderschlagen; der Gang wird bei beiderseitiger Erkrankung watschelnd.

Bei $^1/_3$ der Fälle waren *beide* Hüftgelenke befallen; bei $^2/_3$ der Fälle war die Krankheit nur einseitig lokalisiert wobei die rechte und linke Seite gleich oft befallen waren. *Ätiologisch* konnten folgende Momente berücksichtigt werden:

1. *Berufliche Überanstrengung* spielt offenbar nur eine geringe Rolle. 30% aller Kranken waren Leute die keine schwere Arbeit zu verrichten hatten (sitzende Berufe Beamte u. dgl.) und nur 13% hatten eine Arbeit, welche mit dem Tragen schweren Lasten verbunden war.

2. *Traumatische Einflüsse* waren bloß bei 4% der Kranken anzunehmen.

3. *Statische Deformitäten* der Beingelenke waren recht häufig; es fanden sich Genua vara bei 5%, Genua valga bei 4%, Plattfüße bei 33%. Bei 9% der Kranken war gleichzeitig eine deformierende Arthrose der Kniegelenke vorhanden.

Das *Röntgenbild* ist für die Diagnose und Analyse der Fälle von unschätzbarem Wert. Wir könen folgende Typen unterscheiden:

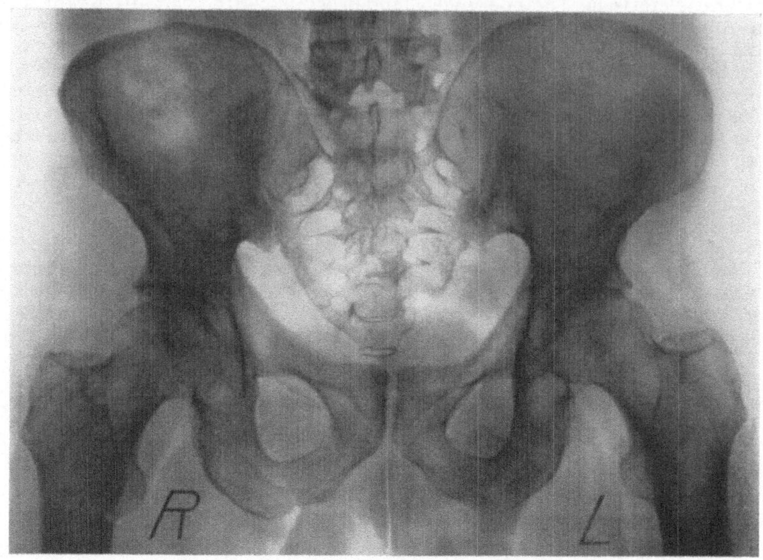

Abb. 20. Arthrose des linken Hüftgelenkes bei einem 54jährigen Mann; Verschmälerung des Gelenkspaltes ohne Randwulstbildung.

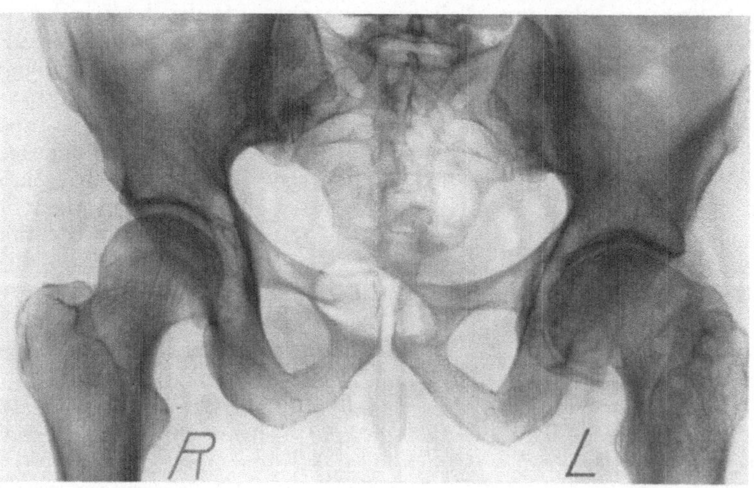

Abb. 21. Deformierende Arthrose des linken Hüftgelenkes bei einem 46jährigen Mann; walzenförmiger Schenkelkopf. Verschmälerung des Gelenkspaltes, Randwulstbildung.

a) Gewöhnliche Arthrosen; dabei findet sich bloß eine deutliche Verengerung des Gelenkspaltes auf der kranken Seite, ohne Knochenatrophie und ohne Randwulstbildung (vgl. Abb. 20). Diese Form ist verhältnismäßig selten (5% aller Fälle).

b) Am gewöhnlichsten sind die Fälle (50%), bei welchen neben der Verengerung des Gelenkspaltes auch eine Randwulstbildung besteht. Daneben ist der Schenkelkopf oft defiguriert, er wird walzenförmig (Abb. 21). Schenkelhals und Trochanter erscheinen infolge periostaler Appositionen plump verdickt.

c) Endlich gibt es auch viele Fälle (45%), bei welchen deutliche Randwulstbildung *ohne* Verengerung des Gelenkspaltes besteht (Abb. 22).

Neben den erwähnten Veränderungen sieht man im Röntgenbild oft (18%) eine leichte Knochenatrophie, die aber niemals so stark ist wie bei den entzündlichen Arthritiden.

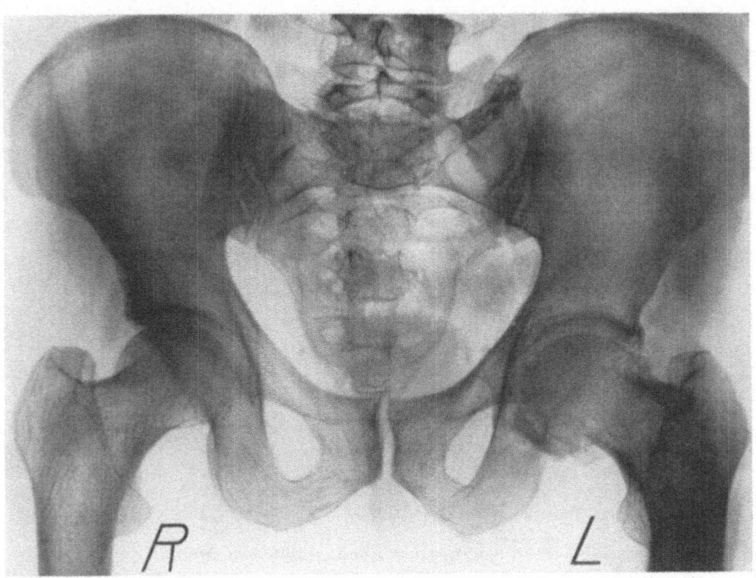

Abb. 22. Deformierende Arthrose des linken Hüftgelenkes bei einem 53jährigen Mann; Gelenkspalt nicht eingeengt, starke Randwulstbildung.

Preiser hat für alle Fälle von Arthropathien der Hüftgelenke eine Inkongruenz der Gelenkflächen angenommen; die Ursache sollte entweder eine frontal gestellte Pfanne mit Coxa vara oder eine lateraldorsal gestellte Pfanne mit Steilstellung des Schenkelhalses (Coxa valga) sein. Eine *Coxa vara* fand sich bei 9%, eine *Coxa valga* in 5% unserer Fälle; die Theorie von Preiser kann daher keineswegs allgemeingültig sein. Während die Coxa valga eine offenbar völlig harmlose Skeletvarietät darstellt, ist die Coxa vara an sich allein schon als krankhaft anzusehen. Sie ist entweder die Folge einer Rachitis oder entwickelt sich in der Adoleszenz; es kann sich bei der Untersuchung ein leichter Hochtand des Trochanters zeigen, die Abduktion ist eingeschränkt, das Bein um 1—2 cm verkürzt. Im Röntgenbild sieht man den Schenkelhals im stumpfen Winkel stehen, der anstatt 125^0 bloß 90^0 oder weniger beträgt; gleichzeitig rückt der Trochanter nach oben und überragt den Schenkelkopf. Diese Fälle von genuiner Coxa vara sind allerdings verhältnismäßig selten; meist entwickelt sich die Coxa vara sekundär nach Schenkelhalsfrakturen, PERTHESscher Krankheit usw.

Ein weiterer, nicht seltener Röntgenbefund ist die *Protrusion der Gelenkpfanne*; sie findet sich in etwa 4—5% aller Fälle. *Klinisch* bestehen alle Symptome der doppelseitigen Arthropathie, in der Anamnese werden entzündliche Erkrankungen regelmäßig vermißt; im Röntgenbild sieht man den *ganzen* Schenkelkopf von der Pfanne umfaßt, während normalerweise bloß die Hälfte des Kopfes mit der knöchernen Pfanne artikuliert. Daneben sieht man das Acetabulum deutlich in das Becken hineinragen (vgl. Abb. 23). Ätiologisch kommen rachitische Prozesse in Frage, welche

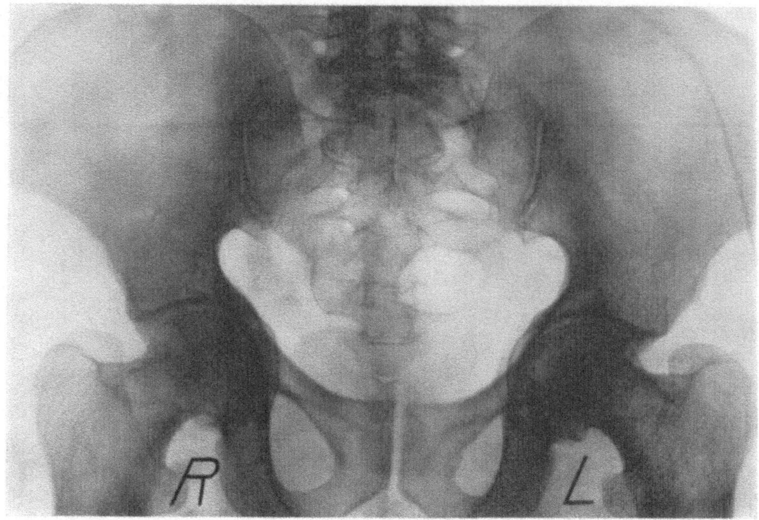

Abb. 23. Protrusio acetabuli, 40jähriger Mann.

eine Herabsetzung der Knochenfestigkeit bewirken, wodurch die Schenkelköpfe unter der Einwirkung der Körperlast die Pfanne ins Innere des Beckens stemmen.

Neben den aufgezählten Formen wurden bisher auch jene Fälle zu den Arthropathien gerechnet, bei welchen der Schenkelkopf weitgehend umgebaut, „pilzförmig" defiguriert und der Schenkelhals geschwunden war. Es ist das Verdienst von DUVERNAY, darauf hingewiesen zu haben, daß diese Formen *niemals* aus einer Arthrose eines früher normalen Gelenkes entstehen. Entweder handelt es sich um eine leichte kongenitale Luxation oder um eine Coxa vara, am häufigsten aber um eine symptomlos verlaufene PERTHESsche Krankheit, welche eine pilzförmige Umwandlung des Schenkelkopfes (Coxa plana) und Schwund des Schenkelhalses bewirkt hat. Diese Veränderungen können jahrzehntelang bestehen ohne die geringsten Beschwerden zu verursachen; die Röntgenaufnahme zeigt außer der Coxa plana nichts Pathologisches, der Gelenkspalt ist normal breit, es fehlen die Randwucherungen. Erst in vorgerücktem Alter kommt es sekundär zu statischen Insuffizienzbeschwerden und deformierenden Veränderungen, wie z. B. bei dem 53jährigen Monteur *H. S.*, der erst seit 5 Monaten Schmerzen in der rechten Hüfte hat, früher niemals Beschwerden hatte. Das Röntgenbild (Abb. 24) zeigt pilzförmige Abflachung des rechten Schenkelkopfes, der Schenkelhals ist geschwunden, es besteht (sekundäre) Coxa vara. Der Gelenkspalt ist klar, normal breit, am unteren Gelenkrand des Schenkelkopfes Randwulstbildung. Man sieht ferner multiple cystische Aufhellungen im Schenkelkopf. Diese Fälle, die gar nicht zu den eigentlichen Arthropathien im engeren Sinne gehören, sind sehr häufig; wir fanden sie bei 16% unserer Fälle. Diese Form der Erkrankung ist stets einseitig, die linke Seite ist doppelt so oft befallen

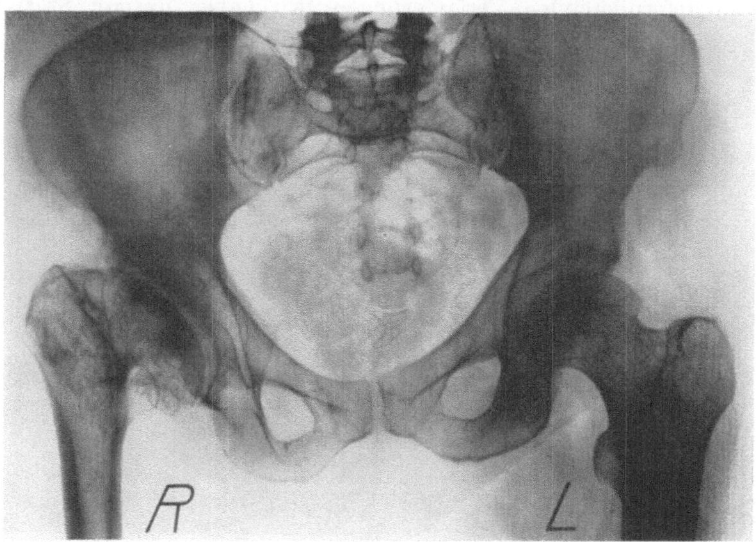

Abb. 24. Arthrose des rechten Hüftgelenkes auf Grundlage eines alten Perthes.

als die rechte, berufliche Schädigungen spielen ätiologisch keine Rolle; die ersten Beschwerden traten bei der Hälfte aller Fälle erst nach dem 30. Lebensjahre auf. Randwulstbildung fand sich im Röntgenbild bei 25%, Knorpelschwund bei 30%, Coxa vara bei 40% aller dieser Fälle.

Manchmal werden Röntgenbilder als „Arthritis deformans" beschrieben, bei welchen an Stelle des Schenkelkopfes und -halses mächtige, verunstaltende Knochenwucherungen zu sehen sind. Es handelt sich bei diesen Fällen meistens um eingekeilte Schenkelhalsbrüche mit sekundären deformierenden Prozessen oder um die Folgen von Entzündungen oder Neoplasmen.

Die *kongenitale Luxation* kann an dieser Stelle nicht ausführlich besprochen werden, nur ihre Folgezustände bei Erwachsenen seien kurz erwähnt. Bekanntlich ist diese Veränderung bei Frauen ungleich häufiger als bei den Männern, was wohl mit der Konfiguration des weiblichen Beckens zusammenhängen dürfte; mangelhafte Bildung der Pfanne ist die Voraussetzung der Luxation, die erst unter der Einwirkung der Körperlast entsteht. Bei rechtzeitig reponierten Luxationen kommt es oft zur Entwicklung einer Coxa plana, welche mit der Perthesschen Krankheit verwechselt werden kann und die, wir wir eben sahen, im späteren Alter

Veranlassung zu statischen Beschwerden und zu sekundären Deformierungen geben kann. Bei nicht reponierten Fällen ist es manchmal erstaunlich, wie gering die Beschwerden trotz hochgradiger Luxation sein können. Die Funktion des Gelenkes ist oft kaum gestört, erst nach dem 40. Lebensjahre treten die statischen Beschwerden auf. Am Röntgenbild ist wohl am luxierten Schenkelkopf ein gewisser Knorpelschwund wahrnehmbar, Randwülste sind jedoch nur selten. Die *Diagnose* ist auf Grund der klassischen Symptome (Trochanterhochstand, Beinverkürzung, Beckenschiefstand) sowie auf Grund des Röntgenbildes nicht zu verfehlen.

Sekundäre Myalgien kommen bei allen Arten von Hüftgelenkerkrankungen vor; sie sind meist in den Glutäen, Adduktoren und im Quadriceps nachweisbar.

Arthrose der Kniegelenke. Die Kniegelenke sind ebenfalls sehr oft Sitz von deformierenden Veränderungen; wir haben unserer Statistik

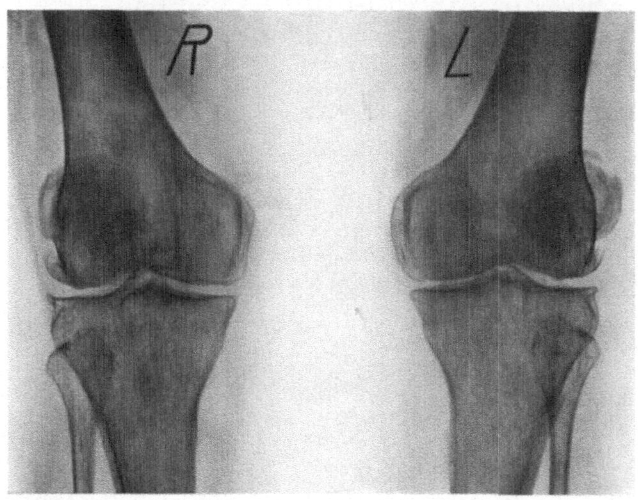

Abb. 25. Deformierende Arthrose beider Kniegelenke bei einer 50jährigen Frau mit Valgusstellung der Knie; Randwulstbildung am lateralen Gelenkrand.

123 Fälle zugrunde gelegt. Die Erkrankung ist bei Männern und Frauen etwa gleich häufig; bemerkenswert ist die bei *Frauen* meist *beiderseitige* Lokalisation, während die Erkrankung bei den Männern in $^2/_3$ der Fälle einseitig ist.

Ätiologisch können folgende Momente verwertet werden:

1. Berufliche Schädlichkeiten sind auszuschließen; bloß 16% unserer Fälle hatten stehende, schwere Arbeit verrichtet.

2. Statische Mißverhältnisse waren außerordentlich häufig. Wir fanden Genua valga bei 21%, Genua vara bei 28%, Plattfüße bei 40% unserer Kranken.

3. Die bereits von ZIMMER betonte Häufigkeit von Krampfadern ist uns auch aufgefallen; sie fanden sich bei 10% der Männer und 32% der Frauen.

Die *Symptome* bestehen meist aus Crepitation bei Bewegungen; die Beweglichkeit war in der Hälfte der Fälle normal, bei der anderen Hälfte war die extreme Beugung behindert. Das *Röntgenbild* zeigte in etwa 90%

der Fälle Zeichen von Deformierungen. Randwulstbildungen sind bei vielen Fällen entweder nur an den Femurkondylen oder an der Tibia oder an *beiden* Knochen nachweisbar. Bei Valgusstellung der Knie sind die Randwulstbildungen am *lateralen* Gelenkrand, bei Varusstellung am medialen Rand stärker entwickelt (vgl. Abb. 25). Der Gelenkspalt ist in vielen Fällen verengt.

Die Rolle der Kniedeformitäten (X- und O-Beine) bei der Genese der Arthrosen ist evident; etwa $^1/_3$ aller Fälle sind eine Folge dieser statischen Deformitäten. Ein X- oder O-Bein kann schon Beschwerden machen, bevor sich eine Arthrose entwickelt; es handelt sich dann, wie LANGE betont, um sekundäre Überanstrengungsmyalgien besonders des Musculus sartorius; der Ansatz desselben ist an der medialen Seite des Kniegelenkes meist umschrieben druckempfindlich. Das Genu valgum ist stets mit *Plattfuß* vergesellschaftet. Obwohl diese Deformitäten der Arthrose meist zeitlich vorausgehen, ist es auch nicht von der Hand zu weisen, daß in einzelnen Fällen, wie E. FREUND zeigen konnte, das Genu varum erst sekundär infolge des „arthrotischen" Umbaues der Femurepiphyse entsteht; nach meinen Erfahrungen ist das aber ein seltenes Ereignis.

Eine besondere Form ist die bei Frauen oft im *Klimakterium* entstehende doppelseitige Arthrose der Knie. Die Knie fühlen sich verdickt an, doch ist kein Erguß nachweisbar. Nach PREISER ist die Verdickung die Folge der starken Synovialhyperplasie (Lipoma arborescens), nach WEISSENBACH und FRANÇON handelt es sich um Wucherung des Fettkörpers. Die letzteren Autoren bezeichnen diese Form als „Lipo-arthrite sèche bilatérale". Ganz ähnlich ist die Beschreibung englischer Autoren, welche die Erkrankung „climacteric arthritis" nennen. MENGE fand die Veränderung auch nach der *künstlichen* Menopause durch Röntgenkastration und nannte sie „Arthropathia ovaripriva". Das bilateral-symmetrische Auftreten, die gleichzeitig häufige Valgusstellung der Knie und Füße lassen es wahrscheinlich erscheinen, daß die Ursache allein in der Mehrbelastung der Knie durch die plötzliche Gewichtszunahme der Frauen liegt; vielleicht tritt auch noch eine gewisse „Bindegewebsschwäche" dazu, wofür das gleichzeitige Auftreten von Krampfadern zu sprechen scheint. Direkte „endokrine" Einflüsse, wie sie ZIMMER vermutet hat, sind nicht anzunehmen, zumal auch die röntgenologischen Veränderungen keine Abweichung von der gewöhnlichen Arthrosis deformans zeigen. Die Beweiskraft der sowohl theoretisch wie methodologisch schlecht fundierten Interferometrie muß ich, in Übereinstimmung mit J. BAUER, entschieden ablehnen.

Ebenso müssen wir es auch ablehnen, in dem häufigen gleichzeitigen Vorkommen von Krampfadern ein *ätiologisches* Moment für die Entstehung der Arthrosen zu sehen, wie das ZIMMER getan hat. Es handelt sich viel eher um koordinierte Prozesse auf der Grundlage einer konstitutionellen Mesenchymschwäche, wozu als weitere Symptome noch die bei Krampfadern oft vorkommenden Hämorrhoiden, Hernien usw. zu zählen sind. Verödung der Krampfadern vermag wohl die durch diese bedingten Beschwerden zu bessern oder zu heheben, die Arthrose der Kniegelenke wird durch diesen Eingriff nicht beeinflußt.

Von selteneren Erkrankungen sei die sog. *Chondropathie der Patella* erwähnt, eine, wie schon der Name besagt, in jugendlichem Alter oft nach Traumen auftretende Knorpelerweichung an der Patella. Die Diagnose ist unsicher und das Krankheitsbild wenig charakteristisch, da ja schon WEICHSELBAUM gezeigt hat, daß der Knorpel der Kniescheibe auch bei gesunden Personen weich sein kann. Trotzdem wird über gute Erfolge nach operativer Entfernung des erweichten Knorpels berichtet. Die SCHLATTERsche Krankheit tritt in der Adoleszenz meist nach Traumen auf, es bestehen Schmerzen und Schwellung in der Gegend der Tuberositas Tibiae. Es handelt sich um eine, auch im Röntgenbild erkennbare Störung der Ossifikation, welche mit den aseptischen Knochennekrosen in Zusammenhang gebracht worden ist.

Arthrosen der Gelenke des Fußes. Deformierende Veränderungen der einzelnen Gelenke des Fußes und der Zehen sind recht häufig; sie sind in der Praxis jedoch nicht als Krankheit sui generis zu werten, sondern als Teilsymptome des Zustandes, der zugleich die Ursache der Gelenkveränderungen ist: nämlich des statischen *Plattfußes*. Am ehesten hat die Arthrose der *Sprunggelenke* nach Knöchelbrüchen eine selbständige Bedeutung. Man findet, besonders bei seitlichen Aufnahmen, leichte Randwucherungen am oberen und unteren Sprunggelenk, besonders an der Gelenkfläche der Tibia und des Talus; der Gelenkspalt kann verschmälert sein. Klinisch findet sich eine mäßige Einschränkung der Beweglichkeit.

Der *Plattfuß* macht sich an Schmerzen bemerkbar, die erst beim Gehen und Stehen auftreten; beim Knickfuß (Valgusstellung) sitzen die Schmerzen in der Gegend der Knöchel, beim Plattfuß (Einsinken des Längsgewölbes) werden die Schmerzen in der Fußmitte, sowohl dorsal wie plantar lokalisiert. Bei dem Einsinken des (vorderen) Quergewölbes (Pes transverso-planus) kommt es oft zu den plötzlich auftretenden Schmerzen zwischen den 2.—4. Metatarsalknochen (MORTONsche Neuralgie). Neben diesen mehr lokalen Symptomen kommt es oft auch zu sekundären Myalgien im medialen Bauch des Gastrocnemius; auch der Musculus peroneus longus (an der lateralen Seite des Unterschenkels) kann druckempfindlich sein. Weiter findet man Druckpunkte am Sartoriusansatz und in den Glutaealmuskeln. — Der Plattfuß ist, wie wir bereits sagten, oft mit einem Genu valgum vergesellschaftet und kommt auch bei der Arthrose der Hüftgelenke außerordentlich oft vor. Bezüglich der Untersuchungstechnik vgl. S. 19.

Deformierende Veränderungen an den Fußwurzelknochen sind bei dem Plattfuß sehr häufig und oft schon in der frühen Jugend nachweisbar; PITZEN fand solche schon im Alter von 13—15 Jahren. An der seitlichen Röntgenaufnahme ist die Randwulstbildung besonders deutlich am Talonaviculargelenk zu erkennen. Jedoch gilt auch hier das Prinzip, daß die Schwere der anatomischen Veränderungen mit den klinischen Erscheinungen keineswegs immer parallel geht. So findet man oft die stärksten Beschwerden bei Fehlen der Knochenveränderungen, selbst bei im unbelasteten Zustand noch erhaltenen Fußgewölbe, während der arthrotisch veränderte „knöchern fixierte“ Plattfuß oft gar keine Beschwerden macht.

Mit dem Plattfuß sind oft eine Reihe anderer Gelenkveränderungen am Fuß vergesellschaftet; so vor allem der *Hallux valgus*, die abnorme Abduktionsstellung der großen Zehe, welche oft Schwielenbildung über dem stark vorspringenden Zehengrundgelenk zur Folge hat. Die sog. *Fußgeschwulst* kommt meist bei Einsinken des Quergewölbes zur Beobachtung; es besteht Schwellung und Schmerz in der Mitte des 2. und 3. Metatarsus, im Röntgenbild sieht man periostale Auflagerungen an den Diaphysen. Die *Hammerzehen* bestehen in der Streckkontraktur der Grundphalangen und Beugekontraktur der Zehenmittelgelenke; sie führen zur Bildung von Schwielen und Hühneraugen. Schmerzen in der Mitte der Ferse sind oft die Folge eines *Calcaneussporns*, welcher mit einer Bursitis subcalcanea vergesellschaftet sein kann; oft ist der Calcaneussporn nur ein harmloser Nebenbefund, der keine Beschwerden macht.

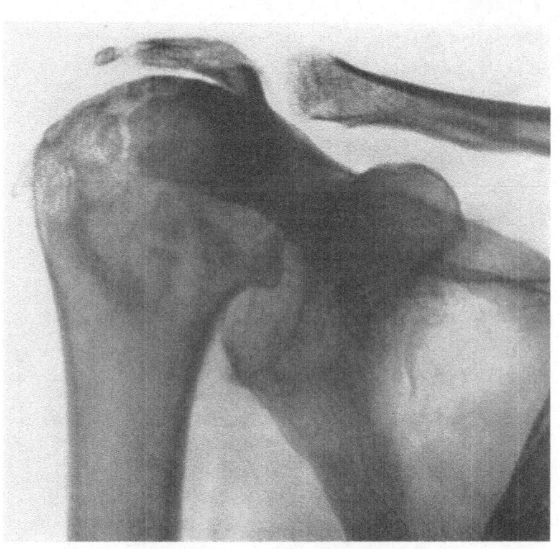

Abb. 26. Arthrose des Schultergelenkes mit Randwulstbildung am unteren Rand des Humeruskopfes und der Gelenkpfanne.

Eine selbständige Bedeutung kommt der Arthrosis deformans des *Großzehengrundgelenkes* zu; sie kommt sowohl mit wie ohne gleichzeitigen Plattfuß vor und ist die Folge der starken Belastung, welche dieses Gelenk beim Stehen und Gehen auszuhalten hat. Nach den anatomischen Untersuchungen von HEINE steht dieses Gelenk in bezug auf die Erkrankungshäufigkeit an Arthrosis deformans an 2. Stelle. *Klinisch* findet sich meist deutliche Crepitation und Einschränkung der Dorsalflexion (Hallux rigidus); die Randwulstbildung ist im Röntgenbild gut zu erkennen und oft auch durch Betasten feststellbar.

Arthrose der Schultergelenke. Arthrosen der Schultergelenke sind verhältnismäßig selten; es handelt sich meist um Männer, die schwere Arbeit zu verrichten haben. *Liniger* fand die Krankheit oft bei Tafelglasbläsern, sie kommt gelegentlich bei Preßluftarbeitern, aber auch bei anderen Berufen vor, welche starke Inanspruchnahme der Armgelenke verlangen. Die Abb. 26 stammt von einem 55jährigen Rohrzieher, der seit 1 Jahr über Schmerzen in der rechten Schulter geklagt hat. Die Schmerzen strahlen oft in die Arme aus; objektiv findet man eine Einschränkung der extremen Bewegungen, vor allem der Rotation; das Schulterblatt bewegt sich schon bei geringen Exkursionen mit. Es entsteht aber keine völlige Ankylose, und stets ist deutliche Crepitation festzustellen, am stärksten bei der Rotation. In einem Teil der Fälle (etwa 25%) fehlt jede Bewegungsbeschränkung. Das *Röntgenbild* zeigt oft nichts Pathologisches; meist findet man aber kleine Randwucherungen am unteren Rand des Humeruskopfes und der Pfanne (vgl. Abb. 26), sowie periostale Auflagerungen in der Nähe des Tuberculum majus. LEDDERHOSE erwähnt die häufige Luxation und gelegentliche Zerreißung der Bicepssehne als Folge der Arthrose des Schultergelenkes; manchmal erfolgt der Bicepsriß nach stärkeren Anstrengungen.

Deformierende Veränderungen in den *Akromioclaviculargelenken* sind nach den anatomischen Untersuchungen von SIEVERS und HEINE sehr häufig; ob ihnen eine größere klinische Bedeutung zukommt, ist zweifelhaft. In manchen Fällen fühlt man im Gelenk ein umschriebenes Reiben, dabei sind diejenigen Bewegungen des Armes, welche im Akromioclaviculargelenk erfolgen, vor allem also die *Elevation* und *Retroversion*, eingeschränkt. Das Röntgenbild muß mit großer Kritik gedeutet werden, da die Gelenkflächen auch normalerweise nicht ganz geradlinig sind und der Gelenkspalt nicht die gleiche Breite besitzt; eine starke, gleichmäßige Einengung des Gelenkspaltes und randwulstartige Wucherungen wird man am ehesten als Zeichen einer Arthropathie verwerten können.

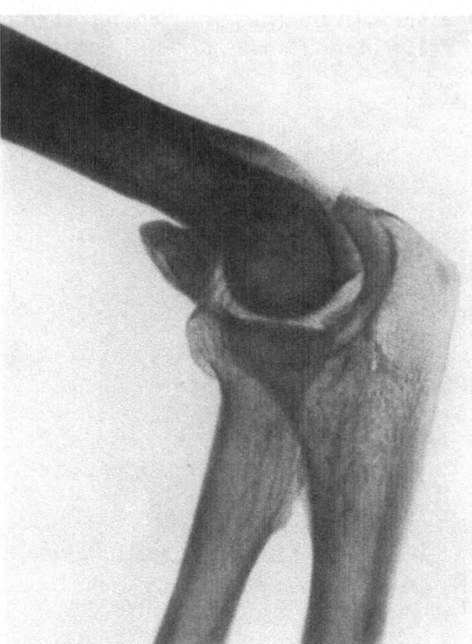

Abb. 27. Arthrose des rechten Ellbogens bei einem 50jährigen Lastwagenführer, Ausziehung des Radiusköpfchens und freier Gelenkkörper.

Arthrose der Ellbogengelenke. Die klinische Bedeutung der Arthropathie des Ellbogens ist erst in den letzten Jahren, seit den Untersuchungen von PANNER, ROSTOCK u. a. erkannt worden. Ihr liegen stets *berufliche Schädigungen* zugrunde; bei 25 Fällen, die ich im letzten Jahre beobachten konnte, handelte es sich in jedem Fall um schwer arbeitende Männer. Besonders die Erschütterungen durch *Preßluftwerkzeuge* führen oft zur Entstehung einer Arthrose; aber auch bei Hammerschmieden, Schlossern und Lastwagenchauffeuren wird die Krankheit oft beobachtet. Bei einem unserer Fälle, einem Kraftwagenführer, trat die Veränderung schon nach 3jähriger Berufstätigkeit auf. Bei 60% der Fälle war die Arthrose nur rechts, bei 12% nur links, bei 28% beiderseits lokalisiert. Die Symptome bestehen in Einschränkung der extremen Beugung und Streckung; die Pronation ist meist voll erhalten. Crepitation wird nur bei einem Teil der Fälle beobachtet. Das *Röntgenbild* zeigt (vgl. Abb. 27) die ersten Veränderungen meist am Radiusköpfchen, welches abgeplattet und seitlich ausgezogen erscheint; oft sieht man auch Ausziehungen am Processus coronoideus und am Olecranon sowie Randwulstbildungen an dem Humerus. Manchmal sieht man einen mächtigen Olecranonsporn. In etwa der Hälfte aller Fälle kommt es zur Bildung von *freien Gelenkkörpern,* welche meist in der Beugeseite des Gelenkes ihren Sitz haben; es sind kirsch- bis pflaumengroße, runde bis ovale

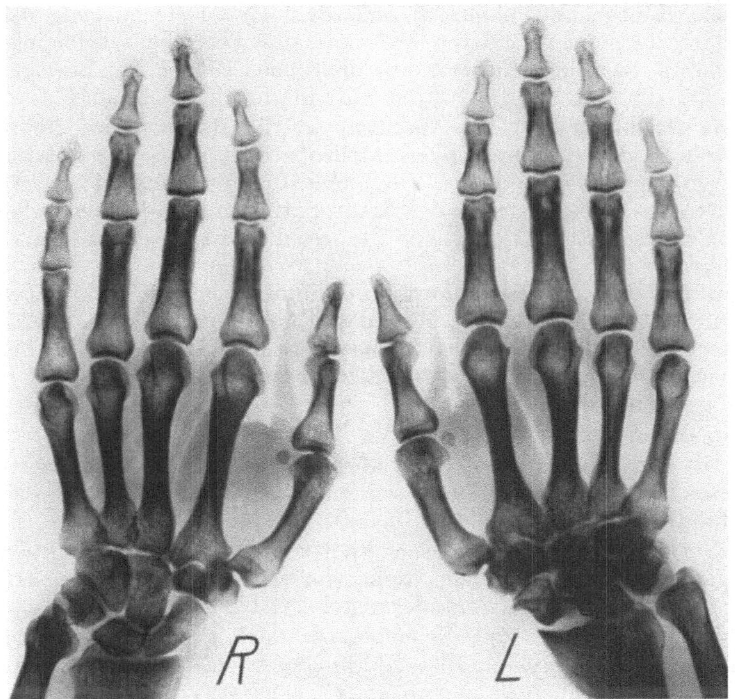

Abb. 28. Arthrose des linken Handgelenkes.

Bildungen, welche teils durch Ablösung von Randwucherungen entstehen (sog. „arthritische" Gelenkmäuse), aber auch an Ellbogen beobachtet werden, welche keine oder nur geringe Zeichen einer Arthrose aufweisen; im letzteren Fall handelt es sich um die sog. „Osteochondritis dissecans". Sie sind meist solitär, selten sind 2—3 Gelenkmäuse vorhanden. Über die *Ätiologie* der Arthrose der Ellbogen können wir nicht im Zweifel sein; es handelt sich um Schädigungen duich die beruflich bedingten, wiederholten kleinen Traumen und Erschütterungen (Mikrotraumatismus nach M. P. Weil), welche auf dem Umwege der Knorpelschädigung sowohl die Arthrose wie auch die Bildung freier Gelenkkörper verursachen.

Arthrose der Handgelenke. Die deformierenden Arthropathien der Handgelenke sind verhältnismäßig selten; ätiologisch kommen ebenfalls berufliche Schädlichkeiten in erster Linie in Frage. Wir haben in der letzten Zeit 4 Fälle beobachtet: 1 Schlosser, 1 Heizer, 1 Gärtner und 1 Spinner; bei dem letztgenannten hat es sich um eine Arthrose des Gelenkes zwischen Os multangulum majus und Metakarpale I gehandelt; klinisch war deutliches Reiben nachzuweisen bei freier Beweglichkeit.

Bei den anderen Fällen war meist das Radiokarpalgelenk befallen; im Röntgenbild war der Gelenkspalt in 2 Fällen verengt, das Gelenkende des Radius seitlich ausgezogen. Bei dem 56jährigen Gärtner H. M. zeigt das Röntgenbild (Abb. 28) außerdem eine Deformierung des Os naviculare, bei einem anderen Fall war der Processus styloideus der Ulna plump verdickt. *Klinisch* war deutliches Reiben bei Bewegungen zu spüren, die Bewegungen waren nur unerheblich behindert.

Freie Gelenkkörper. Im Anschluß an die Besprechung der Symptomatologie der deformierenden Arthropathien müssen wir kurz auf die Frage der Entstehung der *freien Gelenkkörper* eingehen; sie weisen klinisch innige Beziehungen zu den Arthropathien auf und auch ätiologisch stehen sie diesen so nahe, daß eine Besprechung an dieser Stelle gerechtfertigt erscheint.

Man findet freie Gelenkkörper am häufigsten im Ellbogengelenk, sowie in den Kniegelenken; über das Ellbogengelenk vgl. S. 125, im Kniegelenk findet man die Gelenkmäuse meist unter dem medialen Femurcondylus. Seltener sind freie Gelenkkörper auch in Sprung- und Hüftgelenk gefunden worden.

Man unterscheidet 3 Formen:

1. Die sog. arthritischen Gelenkkörper. Sie sind mit deformierenden Arthrosen vergesellschaftet und werden durch traumatische Loslösung von Randwülsten verursacht.

2. Die sog. traumatischen Gelenkkörper. Bei diesen ist das Gelenk im allgemeinen intakt, nur die Stelle, von welcher die Ablösung erfolgt, das sog. Mausbett, zeigt Veränderungen des Knorpels.

3. Endlich können freie Gelenkkörper auch aus Knorpelinseln der Gelenkkapsel herstammen. Diese Bildungen treten manchmal in großer Zahl auf, wir sprechen dann von einer *Chondromatose*.

Eine strenge Trennung der Gruppen 1 und 2 ist nicht immer möglich; die Anwesenheit von traumatischen Gelenkkörpern kann sekundär Veranlassung zu deformierenden Gelenkveränderungen geben. *Klinisch* macht die Gelenkmaus manchmal gar keine Beschwerden und wird mehr zufällig entdeckt. Oft sind es die plötzlichen Einklemmungserscheinungen, besonders im Kniegelenk, welche die Diagnose ermöglichen; dabei kommt es zur Reizung der Synovialis und zu Gelenkerguß. Meist sind es aber die arthrotischen Beschwerden, welche die Kranken zum Arzt führen. Die *Diagnose* kann durch die Palpation der Gelenkmaus (meist im oberen Recessus des Kniegelenkes) nur selten gestellt werden; entscheidend ist der Röntgenbefund, welcher die *verknöcherten* Gelenkkörper gut erkennen läßt, während knorpelige Gelenkmäuse nur einen schwachen Schatten zeigen.

Nach König entstehen die Gelenkmäuse durch Schädigung eines Gelenkabschnittes und nachheriger allmählicher Loslösung des geschädigten Bezirkes (Osteochondritis dissecans); nach Axhausen handelt es sich dabei um lokale Nekrosen, verursacht durch Embolien. Nach H. Walter gehört daher das Gelenkmausleiden zu den Epiphysennekrosen wie die PERTHESsche Krankheit usw. und W. MÜLLER macht auch endokrine Einflüsse verantwortlich. Dagegen hält BARTH an der rein traumatischen Genese der Gelenkmäuse fest; BURCKHARDT neigt auch der traumatischen Theorie zu, wobei die besonderen mechanischen Verhältnisse der am meisten betroffenen Knie- und Ellbogengelenke eine große Rolle spielen sollen.

Wir haben früher gesehen, wie eng die durch berufliche Schädigungen verursachte Arthrose der Ellbogen mit der Bildung freier Gelenkkörper zusammenhängt; zweifellos haben beide Vorgänge eine gemeinsame Ursache, welche wir in den „mikrotraumatischen" Einflüssen der Berufsarbeit erkannt haben. Es ist nicht ein *einmaliges* Trauma, welches zur Loslösung von Knochen- und Knorpelteilen führt, sondern die gehäuften, kleinen Erschütterungen. Auf diese Weise lassen sich die klinischen Erscheinungen (Fehlen eines Unfalls in der Anamnese, Befallensein exponierter Gelenke, meist männliche Kranke mit anstrengenden Berufen) ungezwungen erklären. *Therapeutisch* ist die operative Entfernung der Gelenkmaus angezeigt.

Die *Chondromatose* entsteht auf Grund von Knorpelinseln in der Synovialis, wobei wahrscheinlich auch gehäufte kleine Traumen auslösend wirken können. Wir haben einen Fall von Chondromatose des Ellbogens bei einem Hammerschmied gesehen. Im Röntgenbild sieht man zum Teil einzelne große, zum Teil viele kleine wolkige Schatten, welche die Gelenkhöhle völlig ausfüllen können; falls die knorpeligen Gelenkkörper verknöchern, bezeichnet man den zustand als Osteomatose. *Klinisch* ist das Gelenk etwas verdickt, es besteht ein knirschendes Reiben bei Bewegungen. Die Chondrome können tastbar sein. *Therapeutisch* ist Synovektomie indiziert.

Therapie der deformierenden Arthropathien. Das Ziel der Behandlung muß sein, durch Ausschaltung der Krankheitsursache das Fortschreiten der Veränderungen zu verhindern und die Beschwerden der Kranken zu lindern. Das erste Ziel ist in vielen Fällen — das zweite in jedem Fall zu erreichen. Eine Heilung des Leidens — sofern darunter das Rückgängigmachen der anatomischen Veränderungen verstanden wird — ist so gut wie ausgeschlossen; wie wir aber gesehen haben, sind es weniger die Veränderungen des Knorpels, welche die Schmerzen und auch einen Teil der Bewegungsbehinderung verursachen, als die sekundäre Synovitis und die Myalgien, und diese sind der Behandlung gut zugänglich. Tatsächlich sehen wir tagtäglich viele Kranke, die trotz erheblicher Veränderungen ihre oft schwere Arbeit ohne Unterbrechung verrichten können und nach durchgeführter Behandlung völlig beschwerdefrei werden.

Die *ätiologische Behandlung* muß vor allem bei den Arthrosen der Beingelenke dafür sorgen, daß etwaige statische Anomalien ausgeglichen werden. Zunächst müssen die etwaigen *Plattfüße* durch richtige, nach Gipsabguß hergestellte Einlagen korrigiert werden; besonders geeignet sind die Randeinlagen nach LANGE. Dazu sollen die Kranken möglichst hohe Schnürschuhe tragen. Gleichzeitige Massage und Faradisation der Fuß- und Unterschenkelmuskeln soll nicht unterlassen werden; auch die Behandlung mit „aktiven" Kugeleinlagen nach SPITZY kann bei nicht zu weit fortgeschrittenen Fällen versucht werden. Kontrakte Plattfüße werden mit Wärme und Bettruhe behandelt, nach Verschwinden der Spasmen schreitet man zur Korrektur.

Bei Deformitäten der *Knie* sind die Randeinlagen nach LANGE ebenfalls recht nützlich; beim X-Bein wird die Innenseite, beim O-Bein die Außenseite des Fußes erhöht. Wichtig ist die *Prophylaxe im Kindesalter:* die Verhütung und die rechtzeitige orthopädische Korrektur der rachitischen Deformitäten.

Völlige Ruhigstellung der Gelenke ist nicht notwendig; ebenso sind operative Maßnahmen jeglicher Art bei den (genuinen) Arthropathien nicht indiziert. Andererseits ist eine allzu aktive funktionelle Behandlung auch nicht angebracht und überflüssig, da Ankylosen nicht zu befürchten sind. Man wird daher jeder vermeidbaren Belastung der Gelenke — besonders im schmerzhaften Stadium — widerraten und möglichste Ruhe verordnen. Um eine weitere Schwächung der Muskulatur zu verhindern, sind aktive Bewegungen an ZANDERschen Apparaten angezeigt; sie sind unbedenklich, da die Gelenke von der Körperlast befreit bleiben. Massage der Muskulatur ist in jedem Fall nützlich, da sie dem „Haltungsverfall" entgegenwirkt. Eine weitere Entlastung wird man bei adipösen Kranken — besonders bei den klimakterischen Formen — durch Entfettungskuren erreichen. Bei der Arthrose der Kniegelenke bringt eine fest sitzende *Kniekappe* aus dickem Gummitrikot stets große Erleichterung. Daß bei einseitiger Beinverkürzung, gleich welcher Ursache, orthopädische Schuhe mit erhöhter Sohle verordnet werden müssen, ist selbstverständlich.

Bei Arthrosen der Armgelenke ist die ursächliche Schädlichkeit, die meist in bestimmten beruflichen Anstrengungen liegt, möglichst auszuschalten; das kann in vielen Fällen nur durch Berufswechsel erfolgen, indem z. B. ein Lastkraftwagenführer nur noch leichte, gut gefederte Personenwagen führen soll u. dgl.

Neben dieser ätiologischen Behandlung spielt auch die *symptomatische Therapie* eine große Rolle; sie hat die Rückbildung der entzündlichen Reizsymptome und der sekundären Myalgien zum Ziel. Diesem Zwecke dienen lokale Wärmeanwendungen in Form von Heißluft und Fangopackungen und Dampfstrahl; auch die zu Hause bequem anzufertigenden Leinsamenmehlpackungen leisten gute Dienste. Die Massage schmerzhafter Muskelstellen, die meist typisch lokalisiert sind, ist oft von ausgezeichneter Wirkung, besonders wirksam ist die Kombination von Wasser- oder Dampfduschen mit manueller Massage. Bei der Arthrose der Hüftgelenke ist die Diathermie den anderen Wärmeanwendungen durchaus gleichwertig. Wenn erheblichere Bewegungsbehinderungen bestehen, sind diesen Anwendungen vorsichtig dosierte Bewegungsübungen anzuschließen; wie bereits gesagt, ist aber auf Schonung der Gelenke möglichst zu achten. Badekuren sind oft sehr nützlich, wobei in erster Reihe Moor- und Schlammbäder sowie die Anwendung der Duschemassage zu empfehlen sind.

Von medikamentösen Mitteln habe ich — mit Ausnahme der gelegentlich erwünschten, aber meist überflüssigen schmerzstillenden Wirkung — niemals einen Erfolg gesehen. Auch die Reizkörpertherapie ist nicht von Erfolg begleitet. Bei Fettsucht mit endokrinem Einschlag können zur Unterstützung der diätetischen Entfettungskur natürlich auch Schilddrüsenpräparate gegeben werden. Es versteht sich nach dem über die Ätiologie Gesagten von selbst, daß operative Entfernung etwaiger „fokaler Herde“ völlig zwecklos ist. Röntgenbestrahlung des erkrankten Gelenkes wirkt bei Fällen mit Synovialisreizung ausgezeichnet; man gibt mehrmals 10—20% HED. Wie schon früher gesagt, beeinflußt die Varicenbehandlung zwar die Arthrose der Kniegelenke nicht, sie behebt aber die gleichzeitigen Krampfaderbeschwerden und soll daher gegebenenfalls nicht versäumt werden: Es kommen, je nach Lage des Falles, Gummistrümpfe, Zinkleimverband, Klebrobinde und vor allem die Verödung mit Calorose (Nobl) in Anwendung.

Literatur.

Axhausen: Randwülste bei der Arthritis deformans. Virchows Arch. **255**, 144.
Burckhardt: Arthritis deformans. Stuttgart 1932.
Duvernay: L'arthrite chronique de la hanche. Paris 1930.
Fischer: Klinik der rheumatischen Erkrankungen. Z. klin. Med. **117**, 443.
— Rheumatismus als Berufskrankheit. Acta rheumatol. Nr 15.
Heine: Arthritis deformans. Virchows Arch. **260**, 521.
Krebs: Röntgenbild der Arthritis deformans. Fortschr. Röntgenstr. **25**, 355.
Ledderhose: Chronische Gelenkerkrankungen. Erg. Chir. Orthop. **15**, 204.
Menge: Arthropathia ovaripriva. Zbl. Gynäk. **30**, 1617.
Nobl: Konservative Krampfaderbehandlung. Berlin u. Wien 1932.
Pommer: Arthritis deformans. Virchows Arch. **263**, 434.
Preiser: Statische Gelenkerkrankungen. Stuttgart 1911.
Rostock: Arch. orthop. Chir. **29**, 284.
Schede: Rheumaprobleme, Bd. 1.
Zimmer: Veröff. dtsch. Ges. Rheumabekämpfg, H. 4.

C. Erkrankungen der knöchernen Epiphysen.

Den Epiphysenerkrankungen liegt, wie wir insbesondere auf Grund der histologischen Untersuchungen von Axhausen wissen, eine aseptische Nekrose im Bereich der knöchernen Epiphyse zugrunde; der Gelenkknorpel ist zunächst intakt, es besteht keine Arthritis. Infolge dieser Nekrose kommt es zum Umbau der knöchernen Gelenkenden und dadurch sind — auf statischem Wege — die Bedingungen für eine sekundäre deformierende Arthrose gegeben. Am bedeutungsvollsten ist die Epiphysenmalacie des jugendlichen Hüftgelenkes, die *Perthessche Krankheit*; im weiten Abstand folgen die Nekrosen im Bereich des Fußes und der Hand.

1. Die Perthessche Krankheit (gleichzeitig auch von Calvé und Legg beschrieben) tritt meist einseitig auf, bevorzugt werden Knaben im Alter von 4—11 Jahren. Die Kinder beginnen zu hinken, klagen mitunter über Schmerzen im Hüftgelenk, welche in das Knie ausstrahlen und werden rasch müde. Bei der Untersuchung ist oft die Abduktion behindert, auch die Rotation kann leicht eingeschränkt sein, die Beugung ist — im Gegensatz zur Coxitis — stets frei. Das *Röntgenbild* zeigt nach Freund bei Beginn Aufhellungszonen an den Randpartien und in der Mitte des Hüftkopfes, auch eine Frakturlinie kann erkennbar sein. Die völlige Regeneration der Epiphyse dauert etwa 2 Jahre; es kann eine nahezu völlige Restitution erfolgen, wobei nur ein leicht abgeflachter

Schenkelkopf und leichte Varusstellung an die Krankheit erinnern; in anderen, ungünstigeren Fällen bleibt die Regeneration aus; Abb. 29 zeigt das Becken eines 27jährigen Mädchens, das mit 16 Jahren erkrankt ist. Der Schenkelkopf ist nahezu ganz geschwunden, es besteht Coxa vara mit Beinverkürzung von 2 cm. Die Abduktion und Rotation im linken Hüftgelenk ist stark eingeschränkt. — In vielen Fällen bleibt die Krankheit symptomlos und wird erst erkannt, wenn im vorgerückten Alter sich statische Beschwerden oder eine Arthropathia deformans hinzugesellen. Über diese Verlaufsart haben wir auf S. 118 berichtet.

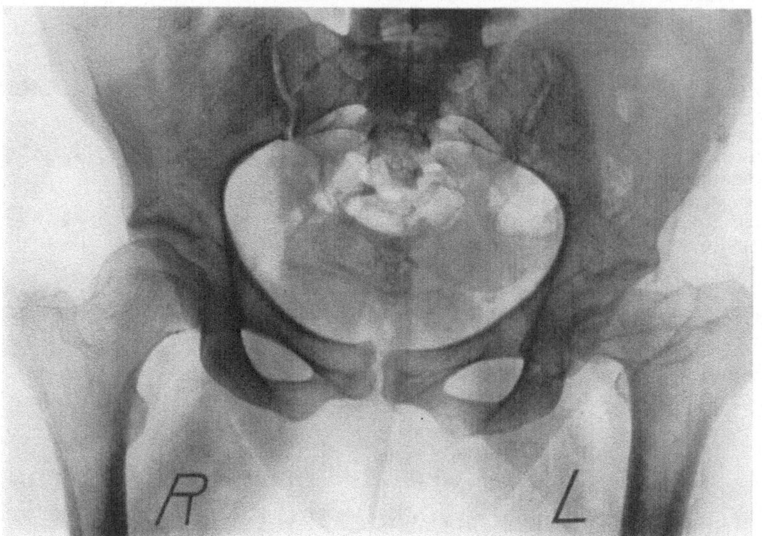

Abb. 29. PERTHESsche Krankheit des linken Schenkelkopfes, sekundäre Coxa vara.

Ätiologisch besteht große Unklarheit; AXHAUSEN macht blande Embolien verantwortlich, die vielleicht traumatisch verursacht werden. Manchmal entwickelt sich eine PERTHESsche Krankheit nach eingerenkten kongenitalen Luxationen, und CALOT vermutet, daß die PERTHESsche Krankheit stets auf einer Subluxation des Hüftgelenkes beruht. *Erbliche Belastung* ist so oft festgestellt worden, daß von einem Zufall keine Rede sein kann. Manchmal ist die PERTHESsche Krankheit mit Störungen endokriner Funktionen vergesellschaftet; insbesondere sind Hypofunktion der Schilddrüse, Keimdrüse und der Hypophyse wiederholt beobachtet worden. Nach der Ansicht von W. MÜLLER schaffen die endokrinen Störungen bloß eine *erhöhte Disposition* zur Entstehung der Malacien, welche durch mechanische Kräfte verursacht werden.

Therapeutisch kommt im akuten Stadium möglichste Ruhigstellung durch Gipsverband oder Extensionsverband in Frage; bei Beinverkürzung sorge man für Ausgleich durch orthopädische Schuhe. Im Spätstadium deckt sich die Therapie mit der Behandlung der Arthropathien.

2. Die *zweite* KÖHLER*sche Krankheit* ist eine Malacie des 2. oder 3. Metatarsusköpfchens; sie tritt in jedem Alter auf, jedoch werden Frauen zwischen 14—18 Jahren bevorzugt. Klinisch findet man Schwellung an umschriebener Stelle des Fußrückens und starken Druckschmerz;

das Röntgenbild zeigt Abflachung des Metatarsusköpfchens 2. oder 3., daneben besteht fleckige Knochenatrophie. Therapeutisch kommt Hebung des Quergewölbes durch Einlage in Frage.

3. Die *erste* KÖHLER*sche Krankheit* ist die Nekrose des Kahnbeins des Fußes; sie wird nur bei Kindern im Alter von 5—10 Jahren beobachtet, es besteht umschriebene Schwellung und Druckempfindlichkeit. Das (seitliche) Röntgenbild des Fußes zeigt das Os naviculare der kranken Seite stark verschmälert und verdichtet.

4. *Die Malacie des Os lunatum* wurde 1911 von KIENBÖCK beschrieben. Bevorzugt sind Männer im Alter von 17—30 Jahren, meist Schwerarbeiter. Ätiologisch kommen sowohl richtige Unfälle wie auch „Mikrotraumatismen“ in Betracht, nach ROSTOCK vor allem die Preßluftarbeit. Jedenfalls ist von allen Epiphysennekrosen die Lunatummalacie ätiologisch am eindeutigsten geklärt. Klinisch besteht umschriebene Schwellung und Druckschmerz am Handrücken und Schmerzen bei Bewegungen der Hand, die jedoch nicht eingeschränkt sind. Im Röntgenbild ist das Mondbein eckig verändert mit verdichteter Knochenstruktur; es ist ratsam, zum Vergleich von der gesunden Hand eine Kontrollaufnahme zu machen. Bei akutem Beginn dauert es meist 2—3 Wochen, bis im Röntgenbild die typischen Veränderungen sichtbar werden. Therapeutisch empfiehlt sich ein konservatives Vorgehen mit feuchten Verbänden, Wärme und Einreibungen. Preßluftarbeit muß natürlich eingestellt werden.

D. Gelenkerkrankungen in Folge von Stoffwechselstörungen.

1. Die Harnsäuregicht.

Die Harnsäuregicht beruht auf einer Störung des Purinstoffwechsels, bei welcher es zu Ablagerung von harnsaurem Natron in den Gelenken, Schleimbeuteln und Sehnenscheiden kommt; diese Ablagerungen führen zur Zerstörung des Knorpels und der knöchernen Epiphysen unter Bildung von Gichtknoten (Tophi), welche bis ins subcutane Gewebe vordringen und die Haut perforieren können. Besonders charakteristisch für die Gicht sind die *Anfälle*; diese treten plötzlich unter erheblichen allgemeinen und lokalen entzündlichen Erscheinungen auf und ermöglichen, wenn sie typisch verlaufen, oft schon ohne weiteres die Stellung der Diagnose.

Infolge der seit WOLLASTON und GARROD gesicherten ätiologischen Beziehungen der Gicht zu der Harnsäure ist diese Erkrankung der Gegenstand zahlreicher experimenteller und klinischer Arbeiten geworden; trotzdem die pathologisch-anatomischen und physiologisch-chemischen Befunde im großen und ganzen ziemlich eindeutig geschildert werden, ist ihre Deutung und somit die Frage der Pathogenese der Gicht auch heute noch widerspruchsvoll und der Gegenstand vieler Kontroversen.

Zunächst ist es ratsam, die *primäre*, genuine Gicht von den Erscheinungen abzutrennen, welche als Folge der Störung der Nierenfunktion beobachtet werden und die wir als *sekundäre* Gicht bezeichnen können;

diese Trennung ist aus klinischen Gründen berechtigt, obwohl pathologisch-anatomisch keine wesentlichen Unterschiede bestehen.

Pathologisch-anatomisch ist das hervorstechendste Merkmal der erkrankten Gelenke die flächenhafte Infiltration des Knorpels mit Uratsalzen; man sieht Flecke von weißer Farbe, die *unterhalb* der Oberfläche des Knorpels liegen; doch kommen auch Ablagerungen auf dem Knorpel vor, dieser ist dann uneben und rauh. Die *Histogenese* der Gicht ist noch nicht völlig geklärt; Munk vermutet, daß es unter dem Einfluß der Harnsäureanreicherung in der Gelenk- und Gewebsflüssigkeit zu Nekrose und Tophusbildung im Knochenmark kommt und erst *sekundär* die Zerstörung des gegen die Harnsäure sehr resistenten Knorpels erfolgt. Dagegen vermutet Brogsitter, daß es *primär* zum Ausfallen der Urate in dem Knorpel kommt; der Knorpel wird nekrotisch, es kommt zur Tophusbildung und Einbruch der Tophi in das Knochenmark, welch letzteres daher stets *sekundär* erkrankt ist. Unter dem Einfluß der Nekrose kann es zu reparativen Prozessen im Sinne der „Arthritis deformans" kommen, auch Ankylosen können sich durch Synovialiswucherungen oder infolge bindegewebiger Umwandlung des Knorpels entwickeln. Im Gegensatz sowohl zu Brogsitter wie auch zu Munk vertritt Pommer die Ansicht, die Uratablagerung gehe von der *Synovialis* aus, welche eine pannusartige „Überwachsungsmembran" über den Knorpel bildet, von wo aus der Knorpel und später auch der Knochen zerstört wird. Zu deformierenden Veränderungen kommt es nach Ansicht von Pommer nur sehr selten.

Klinisch wichtig ist die Tatsache, daß bei Schrumpfnieren oft Harnsäureinfiltration der Großzehengrundgelenke gefunden wird, ohne daß jemals Schmerzen, Erguß oder Anfälle bestanden haben. Auch bei der echten Gicht werden oft völlig beschwerdefreie Tophi (z. B. an den Ohrmuscheln) beobachtet. Die Uratinfiltration des Knorpels ist daher an sich noch nicht identisch mit den klinischen Symptomen der Gicht.

Gelenksymptome und Tophi. In der Mehrzahl aller Gichtfälle beginnt die Erkrankung mit dem *typischen Gichtanfall*; in der überwiegenden Mehrzahl ist die große Zehe befallen, seltener die Fußgelenke, ausnahmsweise können alle anderen Gelenke Sitz des ersten Gichtanfalls sein.

Entweder plötzlich oder nach unbestimmten Prodromalerscheinungen kommt es — besonders oft des Nachts — zu akuter, stark schmerzhafter Schwellung des erkrankten Gelenkes. Die Haut ist rot bis bläulich verfärbt und fühlt sich heiß an. Es können lymphangitische Stränge sichtbar sein und das Krankheitsbild kann einer Phlegmone täuschend ähnlich sehen. Daneben besteht oft mäßiges Fieber. In anderen Fällen (30%) verläuft der Anfall milder, ohne Fieber, es besteht bloß Schwellung eines Gelenkes.

Nach einigen Tagen ist der Anfall völlig abgeklungen, es bleiben meist keine Störungen zurück. Nach kurzer oder längerer Zeit wiederholt er sich aber, wobei der Reihe nach viele Gelenke befallen werden, es kommt zur Tophusbildung und zu dauernder funktioneller Schädigung vieler Gelenke.

Die *Tophi* bestehen aus harnsaurem Natrium und Kalium; sie gehen vom Gelenkknorpel, Periost, von den Sehnen und der Synovialis aus und führen zur Verunstaltung der Hände und Füße. Häufig sitzen die Tophi in der Bursa präpatellaris (Abb. 30) und in der Bursa olecrani, besonders charakteristisch sind sie an der Ohrmuschel; wir fanden sie an letzterer Stelle bei 30% unserer Fälle. Das Aussehen der Tophi ist sehr charakteristisch: die Haut ist glänzend, bläulich verfärbt, die weißen Massen schimmern durch und bei der Perforation ergießen sich breiförmige Uratmassen. Falls diagnostische Schwierigkeiten bestehen, so zeigt die mikroskopische Untersuchung die charakteristischen Nadeln von Mononatriumurat, die meist büschelförmig beisammen liegen; sie geben positive Murexidprobe.

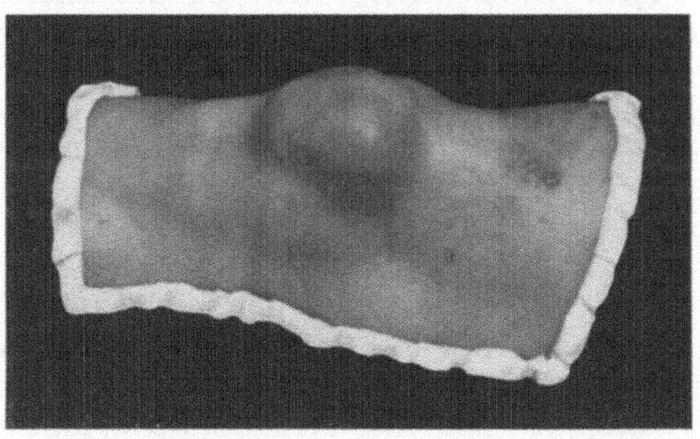

Abb. 30. Gichttophus in der Bursa präpatellaris; 51jähriger Mann (vgl. Abb. 31).

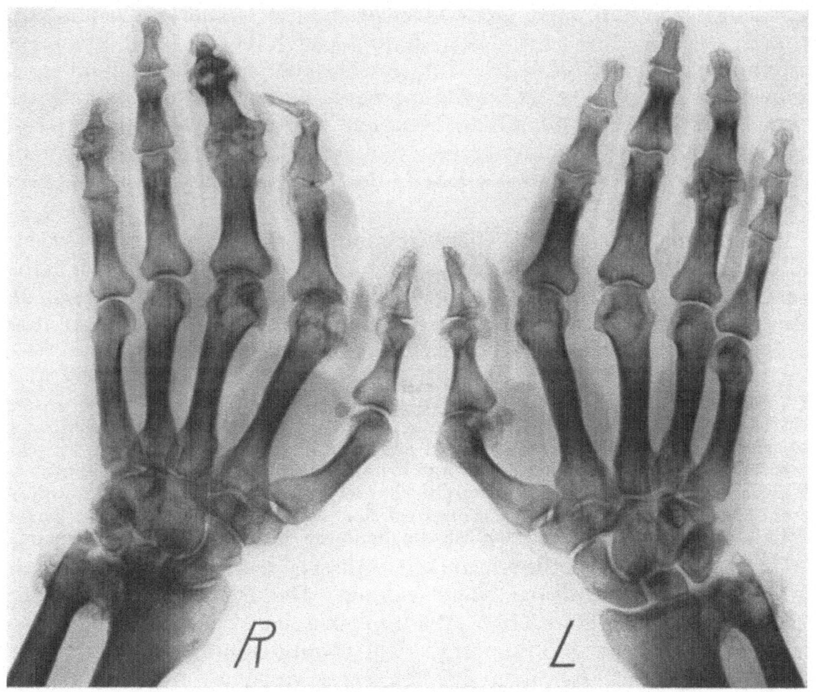

Abb. 31. Arthritis urica.

Die chronisch erkrankten Gelenke zeigen oft Erguß, in anderen Fällen besteht bloß ein feines, sandiges Reiben. Als Folge der Synovialiswucherung kann es zur Beschränkung der Bewegungen kommen und auch völlige Ankylose resultieren. Durch ausgedehnte Tophusbildung kommt es manchmal zur Verkürzung und Subluxation einzelner Phalangen. Zum Unterschied von der Infektarthritis ist die Tendenz zur Ankylose jedoch auffallend gering.

Das Röntgenbild zeigt nur dann charakteristische Bilder, wenn größere Marktophi vorhanden sind. Abb. 31 zeigt die Hände eines 51jährigen Küfers, der vor 17 Jahren den ersten Anfall hatte. Es fanden sich Tophi an den Händen, Fingern, am Knie (Abb. 30), Ellbogen und Füßen; die Bewegungen der Zehen-, Fuß-, Knie- und Handgelenke waren zum Teil nicht unerheblich eingeschränkt, es bestand aber nirgends völlige Ankylose. Das *Röntgenbild* zeigt durch Tophi bedingte große Aufhellungen in der Epiphyse der Ulna links und in dem Köpfchen des 2. Metacarpus rechts, ferner mehrere Lochdefekte in den Epiphysen der Phalangen. Die Gelenkspalten des rechten Handgelenkes und mehrerer Interphalangealgelenke sind verschmälert und verschattet, das Mittelgelenk des rechten Mittelfingers zeigt Ankylose neben deformierenden Veränderungen; Weichteilverdickung besonders am rechten Mittelfinger sowie an der lateralen Seite des linken Handgelenkes.

Während die großen Aufhellungen in der Diaphyse für die Gicht sehr charakteristisch sind, gilt das *nicht* für die kleineren Lochdefekte, da diese, wie KREBS nachweisen konnte, auch bei der Infektarthritis vorkommen. Die *Tophi* sind für gewöhnlich im Röntgenbild nicht nachweisbar; sie werden es nur dann, wenn sie verkalken, was gelegentlich (so z. B. bei der Abb. 30) vorkommen kann. *Deformierende Prozesse* (Randwulstbildung) sind, entgegen der Ansicht von POMMER, bei der Gicht nicht selten; wir haben solche in der Hälfte unserer Fälle röntgenologisch feststellen können.

Allgemeinsymptome. Die Gicht ist ein im Verhältnis zu den infektiösen und deformierenden Gelenkerkrankungen *sehr seltenes Leiden*; wir haben in den letzten 3 Jahren bloß 20 Fälle beobachten können. Erbliche Belastung soll oft vorhanden sein, wenn auch die Zahlen stark schwanken; wir fanden eine solche nur bei 2 Kranken.

In der großen Mehrzahl der Fälle sind *Männer* befallen, der erste Anfall war bei 75% unserer Fälle im Alter von 30—50 Jahren aufgetreten. Von unseren 20 Fällen waren 14 ausgesprochen adipös, 5 in gutem, 1 in mittlerem Ernährungszustand; so gut wie alle Kranke waren ausgesprochene Vertreter des pyknischen Konstitutionstypus. Der *Beruf* war nur insofern bemerkenswert, als 6 Patienten beruflich mit Alkohol zu tun hatten (Bierbrauer, Bierkutscher, Küfer), 1 weiterer Kranker war Alkoholist. Die Senkungsreaktion war bei 7 Kranken beschleunigt, bei 13 normal; nach KAHLMETER ist die Senkung im Anfall stets beschleunigt.

Ganz besondere Aufmerksamkeit müssen wir dem Verhalten des Blutgefäßapparates und der Niere widmen. Der *Blutdruck* war bei 55% unserer Kranken erhöht (160—195 mm systolisch) und nur bei einem einzigen Fall unter 135 mm Hg. Die Röntgendurchleuchtung zeigte bei allen bis auf 2 Kranken Zeichen einer Aortensklerose und Linksverbreiterung des Herzschattens. Eine *Nierenfunktionsprüfung* haben wir bei den 11 mit Hypertonie komplizierten Fällen durchgeführt; bloß ein einziger Fall zeigte normale Verhältnisse; 9 Kranke hatten mangelhaft konzentriert (durchschnittlich bis 1013—1020), 6 Kranke hatten eine verzögerte Wasserausscheidung und 9 Kranke einen erhöhten

Reststickstoffwert im Blut (40—60 mg-%, bei 1 Fall 72 mg-%). Es hatten also 90% der untersuchten Fälle bereits eine fortgeschrittene Nephrosklerose; es muß aber betont werden, daß alle unsere Patienten über 40 Jahre alt waren und bis auf einen einzigen schon viele Jahre krank waren. Allerdings hatte dieser eine — ein 58jähriger Bierbrauer, der seinen ersten Anfall erst vor 1 Jahr hatte — auch schon eine Nephrosklerose. Albuminurie war nur bei einem Kranken nachweisbar, im Sediment fanden sich hyaline Zylinder.

Der Blutstatus ergibt oft hohe Hämoglobin- und Erythrocytenwerte, sonst nichts Besonderes. Leberschwellung fanden wir nur bei einem Fall, Urobilinogen war im Harn niemals nachweisbar. Von Nebenkrankheiten sahen wir bloß einmal Bronchialasthma. Von anderer Seite ist eine gichtische Iritis und Episkleritis beschrieben worden. In Frankreich hat man unter dem Begriff „*Arthritismus*“ eine Reihe von krankhaften Zuständen zusammengefaßt, welche konstitutionell, hereditär und pathogenetisch zusammenhängen sollen: Gicht, Diabetes, Nierensteine, Migräne, Asthma bronchiale und Dermatosen. Wie GUDZENT mit Recht betont, ist die Zusammengehörigkeit dieser Krankheiten keinesfalls erwiesen.

Die Störung des Harnsäurestoffwechsels. Seitdem WOLLASTON nachgewiesen hat, daß der Inhalt der Gichttophi hauptsächlich aus Harnsäure besteht und GARROD die Hyperurikämie der Gichtkranken mit der Fadenprobe festgestellt hat, wissen wir, daß die Gicht mit einer Störung des Harnsäurestoffwechsels zusammenhängt.

Wir können als gesicherte Tatsache annehmen, daß der Gehalt an Harnsäure im Blut der Gichtiker meist erhöht ist; 80% unserer Fälle hatten im Serum einen Wert von über 6 mg-%, der höchste Wert war 9,6 mg-%; kein einziger Kranke hatte weniger als 4,5 mg-%. Wiederholt ist festgestellt worden, daß vor dem Anfall die Blutharnsäure anstieg, nach dem Anfall abgenommen hat. Andererseits sind auch sichere Fälle beschrieben worden, bei welchen trotz normaler Harnsäurewerte Gichtanfälle aufgetreten sind. Die Ausscheidung der Harnsäure erfolgt zum größten Teil durch die Niere; wir unterscheiden seit BURIAN und SCHUR 1. eine endogene Quote, welche aus dem Zerfall der Zellkerne stammt und etwa 0,3 g pro die beträgt; 2. eine exogene Quote, welche aus den Purinen der Nahrung stammt.

Bei Belastung durch Injektion von 0,5—1 g Mononatriumurat kommt es beim *Gesunden* innerhalb von 3 Tagen zur völligen Ausscheidung; anders beim Gichtkranken; BRUGSCH und SCHITTENHELM, UMBER und GUDZENT haben festgestellt, daß da nur ein geringer Teil zur Ausscheidung gelangt, daß daher die Harnsäure im Gewebe haften muß. In dieser Haftung, der „Uratohistechie“ erblickten UMBER und GUDZENT das Wesen oder wenigstens die Voraussetzung der Gicht, ohne allerdings die hohen Blutharnsäurewerte damit erklären zu können. THANNHAUSER nimmt dagegen an, daß das Wesen der Gicht in einer partiellen Funktionsschwäche der Nieren besteht; während die anderen harnfähigen Stoffe noch gut konzentriert werden können, bleibt die Konzentration für Harnsäure im *Harn,* welche normalerweise das 15—30fache des Blutwertes erreicht, trotz der hohen Harnsäurewerte im Blut unter 50 mg-%, erreicht also nicht den zehnfachen Blutwert und bleibt meist erheblich darunter.

Von UMBER und LOEWENHARDT ist dagegen eingewandt worden, daß es auch sichere Gichtfälle gibt mit gut erhaltener Konzentrationsfähigkeit der Niere für Harnsäure. Bei unseren Fällen haben wir stets eine auffallend niedrige Harnsäurekonzentration im Urin gefunden; sie betrug im Durchschnitt 24 mg-%, der höchste Wert war 48 mg-%. Das entspricht einer durchschnittlichen Konzentration auf das Vierfache. Wir müssen allerdings betonen, daß die Mehrzahl unserer Fälle eine deutliche Nephrosklerose aufgewiesen hat, wir daher nicht gut von einer *partiellen* Störung der Harnsäureausscheidung sprechen können. THANNHAUSER hat einige Frühfälle veröffentlicht, welche die partielle Natur der Nierenstörung einwandfrei erkennen ließen. Ob aber nicht diese partielle Störung nur ein Vorläufer der Nephrosklerose ist? Wir wissen ja, daß die Harnsäure (und auch das Kreatinin) bei beginnender Niereninsuffizienz trotz normaler Rest-N-Werte im Blut bereits vermehrt sein kann, daß die Harnsäurevermehrung im Blut auch bei Nicht-Gichtkranken ein Frühsymptom der Niereninsuffizienz ist.

Die Harnsäureretention *allein* kann jedenfalls die Pathogenese der Gicht nicht erklären; abgesehen von den Fällen echter Gicht mit normalem Bluthamsäurewert (GUDZENT) und normaler Harnsäureausscheidung spricht auch noch der Umstand dagegen, daß bei der Schrumpfniere trotz hohen Harnsäurewerten im Blut und gestörter Ausscheidung es doch nur sehr selten zu Erkrankung an Gicht kommt; wohl findet man gelegentlich Harnsäureinfiltrate im Gelenkknorpel der großen Zehe und gelegentlich auch klinisch-manifeste Symptome einer Gicht (sog. sekundäre Gicht), aber es handelt sich um sehr seltene Ereignisse.

Ätiologie der Gicht. Die Theorie der Gichtpathogenese muß zwei wesentliche Punkte befriedigend erklären können, 1. die Entstehung der Harnsäuretophi, 2. das Zustandekommen der Gichtanfälle.

Was die Tophusentstehung betrifft, so herrscht die mechanische Theorie vor; nach ihr sollen es *mechanische* Momente sein, welche das Ausfallen des Mononatriumurats bei bestehender, dauernder Hyperurikämie in den nicht oder nur *schlecht durchbluteten* Geweben (Knorpel, Sehnen) erleichtern. Auf Grund dieser Theorie müssen wir annehmen, daß die zirkulatorischen Verhältnisse im Grundgelenk der großen Zehe für die Harnsäureniederschläge besonders günstig sind; gestützt wird diese Ansicht durch die Tatsache, daß bei der Schrumpfniere der Knorpel dieses Gelenkes oft mit Harnsäure infiltriert ist, ohne das *klinisch* eine Gicht besteht.

UMBER und GUDZENT haben eine besondere Affinität gewisser Gewebe mesenchymatöser Abstammung für die Harnsäure angenommen; daß eine solche „Uratohistechie" auch bei gesunden Leuten besteht, ist sehr unwahrscheinlich, wenn sie aber nur bei dem Gichtiker existieren soll, so muß man annehmen, daß diese Gewebe eben primär verändert sind. LICHTWITZ vermutet, daß diese Änderung vielleicht die Folge der Hyperurikämie sein könnte. Die meisten Gichtforscher stehen auf dem Standpunkt, daß die Uratniederschläge im völlig gesunden Gewebe stattfinden und die Nekrose erst die Folge der Uratausfälle ist. Da die elektive Harnsäureaffinität durch experimentelle Tatsachen nicht erwiesen werden konnte, ist die *mechanische Theorie*, welche die Tophusbildung in bevorzugten Geweben auf die dort bestehenden besonderen zirkulatorischen Bedingungen zurückführt, als die zur Zeit beste Erklärung anzusehen. Die *Vorbedingung* der Tophusbildung ist die ständige oder zumindest zeitweise vorhandene Harnsäurevermehrung im Blut; diese ist die Folge einer Partialstörung der Niere, welche die Harnsäure nicht ausreichend konzentrieren und nur mangelhaft ausscheiden kann. Alle Beobachtungen sprechen dafür, daß diese gestörte Partialfunktion bloß ein *Vorläufer der Nephrosklerose* ist, welche nach längerem Bestehen der Krankheit wohl niemals ausbleibt. Es ist daher *nicht* richtig, alle Gichtfälle mit bereits bestehender Nephrosklerose als „sekundäre Gicht“ zu bezeichnen, vielmehr sollte man diesen Namen nur für diejenigen seltenen Fälle anwenden, bei welchen es erst im Stadium der Niereninsuffizienz zu Tophusbildung und Gichtanfällen kommt.

Wie kommen aber die Gicht*anfälle* zustande? Nach BROGSITTER ist das ein rein mechanischer Vorgang, indem vorher latente und nur auf den Knorpel beschränkte Harnsäuredepots unter dem Einfluß eines starken Harnsäureschubes oder eines Traumas in die Gelenkhöhle perforieren und eine heftige entzündliche Reaktion der Synovialis verursachen. Gegen diese an sich sehr plausible Erklärung kann man einwenden, daß nach POMMER die Synovialis schon *vor* dem Gelenkknorpel der Sitz von Harnsäureinfiltrationen ist; wiederholt ist auch im Gelenkpunktat von Gichtkranken ein höherer Harnsäurewert gefunden worden als im Blut. Entscheidend sind aber die Untersuchungen von RONDONI und CHINI; dieser letztere Autor konnte zeigen (und wir konnten die Befunde zum Teil bestätigen), daß die intraartikuläre Injektion einer 1% Harnsäuresuspension in Phosphatpufferlösung von $p_H = 7,8$ *keine* entzündliche Reaktion beim normalen, nicht vorbehandelten Versuchstier verursacht, daß jedoch eine Arthritis entsteht, wenn die Injektion ins Gelenk im Stadium der Eiweißanaphylaxie erfolgt ist; die Harnsäure soll die Fähigkeit haben, die Permeabilität der Gewebe zu erhöhen und auf diesem Wege das Allergen im Gelenk anzureichern, wodurch, analog wie bei der Pathogenese der Eiweißanaphylaxie (vgl. S. 51), eine lokale hyperergische Arthritis entsteht.

Diese Versuche leiten zu der *allergisch-anaphylaktischen Theorie* der Gicht über, welche in England von LLEWELLYN, in Frankreich von WIDAL und in Deutschland von GUDZENT und LICHTWITZ vertreten wird. Diese Theorie ging von der Beobachtung aus, daß die Gichtanfälle durch den Genuß bestimmter Weinsorten und Speisen ausgelöst werden können, während purinhaltige Speisen oft ganz gut vertragen werden; auch kommt es oft trotz streng purinfreier Ernährung zu Gichtanfällen. Es liegt in diesen Fällen offenbar eine Nahrungsidiosynkrasie vor, welche mit dem Bronchialasthma große Ähnlichkeiten aufweist. WIDAL hat nachgewiesen, daß man mittels Cutanproben feststellen kann, gegen welche Weinsorten der Gichtkranke allergisch reagiert; das Allergen ist nicht etwa der Alkohol, sondern die esterartigen Geschmackstoffe des Champagners und der roten Burgunderweine. Die Harnsäure selbst kommt als Allergen wohl nur bei einem Teil der Gichtfälle in Betracht;

Gudzent hat mit Harnsäure keine positiven Cutanproben bei Gichtkranken erhalten.

Die Erklärung des Gichtanfalls als anaphylaktische Reaktion ist durchaus nicht unvereinbar mit der pathogenetischen Bedeutung der Harnsäure; wir müssen annehmen, daß es sich bei der Gicht um zwei ätiologisch verschiedene, pathogenetisch aber eng zusammenhängende Vorgänge handelt: 1. die Tophusbildung, welche Folge der nephrogen verursachten Hyperurikämie ist, 2. der Gichtanfall, welcher an den mit Harnsäure sensibilisierten Gelenken als anaphylaktische Reaktion auf verschiedene, hauptsächlich aus der Nahrung stammende Allergene entsteht. Beide ätiologische Faktoren haben verschiedene Entstehungsbedingungen. Die *Hyperurikämie* als Folge einer zunächst partiellen Störung der Nierenfunktion entsteht auf der Basis einer Nephrosklerose; alle Faktoren, welche die Sklerose der Nierengefäße begünstigen, kommen auch hier ätiologisch in Frage. Vor allem ist der *Alkoholismus* zu nennen, der bei 35% unserer Fälle evident war, ferner eine allzu opulente Lebensweise, welche sich in der *Fettsucht* der Kranken (70%) manifestiert. Hierher gehört die Gicht infolge der *Bleivergiftung,* deren Häufigkeit etwas übertrieben worden ist; ich habe keinen einzigen Fall gesehen.

Die *Idiosynkrasie* ist zum Teil hereditär, zum Teil konstitutionell bedingt; für das letztere spricht das gleichzeitige oder familiäre Vorkommen von anderen „allergischen" Krankheiten, wie Bronchialasthma, Ekzeme u. dgl. Im Begriff des „Arthritismus" wurden rein empirisch die Vorbedingungen *beider* ätiologischen Faktoren zusammengefaßt. Auf Grund der hier gegebenen Analyse gewinnt der alte Kern eine neue, besser fundierte Form.

Diagnose. Die Diagnose der Gicht gründet sich auf die Beobachtung des akuten Gichtanfalls und den Nachweis der Tophi.

Der akute Gichtanfall ist zwar an sich sehr charakteristisch, besonders wenn er in typischer Weise im Grundgelenk der großen Zehe erfolgt; er ist jedoch, wie wir bereits gesagt haben, keine conditio sine qua non: wir haben ihn in der Anamnese von 40% unserer Kranken vermißt.

Der Anfall selbst kann mit einer entzündeten Schwiele über einem Hallux valgus, mit einer beginnenden Phlegmone u. dgl. verwechselt werden. Bei weniger stürmischen Erscheinungen kommt auch die Arthrose des Gelenkes (Hallux rigidus) differentialdiagnostisch in Frage.

Entscheidend für die Diagnose ist der Nachweis der *Tophi.* Verwechslungen sind mit den rheumatischen Knoten bei dem chronischen Gelenkrheumatismus möglich, besonders bei dem Sitz über dem Olecranon. Der mikroskopische und chemische Nachweis der Harnsäure im Inhalt des Tophus sichert im Zweifelsfall die Diagnose. Die Form der Gichthände unterscheidet sich wesentlich von dem chronischen Gelenkrheumatismus; bei der Gicht unregelmäßig verteilte, harte, zum Teil perforierende Knoten, bei Gelenkrheumatismus symmetrische, spindelförmige Gelenkschwellungen und Kontrakturen. Auch die Muskelatrophie ist bei der Gicht selten so hochgradig, wie bei der Infektarthritis. Das *Röntgenbild* ist nur dann entscheidend, wenn ausgedehnte Knochenpartien durch Tophi zerstört sind; Tophi im Femur und der

Tibia werden im Röntgenbild, wie BROGSITTER zeigen konnte, nur selten sichtbar.

Die Bestimmung der Harnsäure, die nüchtern und nach purinarmer Diät erfolgen soll, hat nur dann eine diagnostische Bedeutung, wenn der Blutwert hoch (über 6 mg-%) und die Konzentration im Harn niedrig ist (höchstens das 5—10fache des Blutwertes). Gleichzeitig soll aber, besonders bei Hypertonikern, der Reststickstoff bestimmt werden, da bei bestehender Niereninsuffizienz der Nachweis der Störung der Harnsäureausscheidung nicht spezifisch für die Gicht ist. *Normale* Harnsäurewerte sind zwar kein sicheres, aber doch ein wertvolles Zeichen dafür, daß eine Gicht *nicht* vorliegt.

Von verschiedener Seite ist versucht worden, die Gicht ätiologisch für eine Reihe von Gelenkerkrankungen verantwortlich zu machen, die weder Tophi aufweisen noch mit typischen Anfällen einhergehen. GOLDSCHEIDER hält ein „sandiges Reiben" in den Gelenken nebst dem Nachweis von subcutanen Verhärtungen als Zeichen der „larvierten Gicht", und FRANÇON beschreibt einen „Rhumatisme goutteux", wobei die Diagnose auf Grund der „arthritischen Diathese" und der erhöhten Bluthamsäurewerte gestellt wird. Wir können nach dem vorhin Gesagten die Berechtigung dieser „atypischen" Gichtformen nicht anerkennen; es handelt sich entweder um degenerative Arthrosen oder um einen atypisch verlaufenden, mit Nephrosklerose kombinierten chronischen Gelenkrheumatismus.

Prognose. Die Prognose der Gicht hängt quoad vitam von der Gefäß- und Nierenerkrankung ab; GUDZENT hat nachgewiesen, daß etwa die Hälfte aller Gichtkranken an Schrumpfniere sterben, daneben sind Arteriosklerose und Apoplexie die häufigsten Todesursachen. Das Verhalten des Blutdrucks, der Ausfall der Nierenfunktionsprüfung können prognostisch wertvolle Hinweise geben.

Die Therapie der Gicht. *a) Ätiologische Therapie.* Zunächst müssen wir alle Faktoren, welche eine Schädigung der Niere bewirken, möglichst ausschalten. Völliges Verbot des Alkohols, Aussetzen der Bleiarbeit sind im gegebenen Fall Selbstverständlichkeiten. Die Regelung der Diät im Sinne einer reizlosen, die Niere schonenden und vor allem auch in quantitativer Hinsicht mäßigen Kost ist in jedem Falle durchzuführen. Obwohl wir auf die Durchführung einer streng „purinfreien" Diät keinen absoluten Wert legen, empfiehlt es sich doch, alle zellreichen Organe (Leber, Niere, Hirn) zu verbieten und den Fleischgenuß in mäßigen Grenzen zu halten. Im Anschluß daran müssen wir alle Nahrungsmittel, die der Kranke auf Grund seiner eigenen Erfahrung „nicht verträgt", völlig ausschalten. In Anbetracht der Möglichkeit, daß die Allergene erst im Darm entstehen, muß die Darmtätigkeit geregelt werden; subaquale Darmbäder, hohe Einläufe u. dgl. können nützlich sein.

b) Symptomatische Therapie. Der Gichtanfall wird medikamentös behandelt; es stehen uns 2 Mittel zur Verfügung: das Colchicin und das Atophan. Vom *Colchicin* (Merck) gebe man am 1. Tag 4—5 Tabletten zu 1 mg, am 2. Tag 3, am 3. Tag 2 Tabletten. Falls Durchfälle auftreten, muß das Mittel sofort ausgesetzt werden. Während der Mechanismus der Colchicinwirkung noch unbekannt ist, wissen wir, daß dem *Atophan* eine starke antiphlogistische, analgetische und antipyretische Wirkung zukommt; es scheint auch, daß das Atophan eine Erleichterung der Harnsäureausscheidung bewirken kann. Ein Nachteil des Atophans ist die Leberschädigung, weshalb eine lange Zeit hindurch fortgesetzte kontinuierliche Atophandarreichung nicht ungefährlich ist. Man gibt 4—5 Tage lang täglich 6 × 0,5 g und macht dann eine Pause von 14 Tagen, wonach diese Dosis wiederholt werden kann. Falls dyspeptische Erscheinungen oder Urobilinogenurie eintreten, muß die Atophanbehandlung unterbrochen werden; man kann die Behandlung mit Salicylpräparaten (Aspirin u. dgl.) fortsetzen. Von GUDZENT wird die *Radiumtherapie* mittels Inhalation oder Trinkkuren von emanationshaltigem Wasser oder mit Injektionen von Radiophan empfohlen; die Erfolge wurden von anderer Seite (UMBER) nicht bestätigt.

Die *lokale Behandlung* der Gelenke erfolgt mit Wärme (Heißluftbäder, Fangopackungen). Badekuren können sehr wirksam sein; bei schweren Gelenkveränderungen kommen Moor- und Schlammbäder in Frage, doch sei man bei stärkerer Hypertonie und Aortensklerose vorsichtig; im letzteren Fall wird man Thermalbädern (eventuell radiumhaltigen Quellen) den Vorzug geben. In den Kurorten ist meist Gelegenheit gegeben für zweckmäßige Diätkuren; die Wirksamkeit der viel geübten *Trinkkuren* mit alkalischen Quellen konnte experimentell nicht erwiesen werden; das wirksame Prinzip beruht wahrscheinlich im Durchspülen des Körpers mit Wasser, wobei die mineralischen Bestandteile nicht von Bedeutung sind. Es ist selbstverständlich, daß man solche Trinkkuren nur bei leistungsfähiger Zirkulation durchführen darf.

2. Gelenkveränderungen bei der Alkaptonurie.

Die Alkaptonurie ist eine sehr seltene Stoffwechselanomalie; es sind bis heute etwa 50 Fälle bekannt geworden. Sie beruht darauf, daß die zyklischen Aminosäuren Tyrosin und Phenylalanin nur bis zum Zwischenprodukt Homogentisinsäure oxydiert werden und diese mit dem Harn ausgeschieden wird. Der Harn wird beim Stehen dunkel, gibt eine positive TROMMERsche Probe, reduziert aber *nicht* das NYLANDERsche Reagens. Sehr charakteristisch ist die blaugrüne Farbe in der Achselhöhle, welche durch die Ausscheidung der Talgdrüsen erzeugt wird. Die Gelenkknorpel, sowie Ohr- und Nasenknorpel werden schwarzbraun gefärbt; VIRCHOW bezeichnete diesen Zustand als *Ochronose.* Durch die Ablagerung der Homogentisinsäure wird der Gelenkknorpel besonders der großen Gelenke geschädigt und es entsteht eine typische deformierende Arthrose, welche die sonst völlig beschwerdefreien Kranken oft erst zum Arzt bringt. Die *Therapie* besteht in der Einschränkung der Eiweißnahrung und in der symptomatischen Behandlung der Gelenke.

Literatur.

BROGSITTER: Histopathologie der Gelenkgicht. Dtsch. Arch. klin. Med. **153**, **154**.
CHINI: Genesi allergica dell' artrite gottosa. Bull. Accad. med. Roma **57**.
FRANÇON: Le Sang **5**, 340.
GUDZENT: Gicht und Rheumatismus. Berlin 1928.
LICHTWITZ u. STEINITZ: Die Gicht. Handbuch der inneren Medizin, Bd. 4. Berlin 1926.
POMMER: Mikroskopische Untersuchungen über Gelenkgicht. Jena 1929.
THANNHAUSER: Rheumaprobleme, Bd. 1.
UMBER: Ernährungs- und Stoffwechselkrankheiten. Berlin. u Wien 1925.

E. Gelenkerkrankungen bei der Hämophilie.

Bei etwa einem Drittel der Bluter treten Gelenkerkrankungen auf, die zwar im ganzen genommen selten sind, differentialdiagnostisch jedoch wichtig sind, da sie zu verhängnisvollen Fehldiagnosen Anlaß geben können.

Bei den meist jugendlichen — selten über 30 Jahre alten — stets männlichen Patienten tritt entweder nach einem leichten Trauma oder auch ohne jede erkennbare Ursache plötzlich ein mächtiger Erguß im Knie- oder Ellbogengelenk auf; es besteht anfangs Fieber, nach einigen Tagen tritt „Schneeballknirschen" bei Bewegung des Gelenkes auf. In einzelnen Fällen soll die Haut durch das Durchsickern des Hämatoms in die Subcutis verfärbt sein.

Die ersten Blutungen pflegen auch bei dem Hämophilen gut resorbiert zu werden; an dieser Stelle sei bemerkt, daß auch bei *gesunden* Personen die Resorption der Blutergüsse aus dem Gelenk verhältnismäßig langsam erfolgt. Der Grund liegt darin, daß das Hämatom als Fremdkörper wirkt und eine exsudative Synovitis erzeugt; es ist daher begreiflich, daß bei wiederholten Blutungen die Resorption immer schlechter wird, die Synovialis mächtige Wucherungen aufweist und mit eisenhaltigem Pigment durchsetzt wird. Durch den mechanischen Druck des Hämatoms wird der Knorpel geschädigt und zuletzt ganz zerstört; durch das bindegewebig organisierte Hämatom wird auch der Knochen arrodiert und teilweise zerstört.

So sehen wir, je nach der Zahl und der Schwere der stattgefundenen Blutungen, bei den Blutern mehr oder weniger fortgeschrittene Gelenkveränderungen entstehen. Das *Röntgenbild* kann das Bild der deformierenden Arthrose zeigen mit Knorpelschwund und Randwulstbildung, *ohne* erhebliche Knochenatrophie; in der Epiphyse können runde Aufhellungsbezirke sichtbar sein. Bei weiter fortgeschrittenen Fällen kann es zur völligen Ankylose kommen; sehr charakteristisch ist der wolkenförmige Schatten der Gelenkkapsel, der nach FREUND die Folge der Imbibition mit eisenhaltigem Pigment ist.

Die *Diagnose* kann aus dem Nachweis der Hämophilie meist schon anamnestisch gestellt werden; häufige starke Nasenblutungen, subcutane Hämatome nach geringen Verletzungen, Blutungen nach Zahnextraktionen sind sehr charakteristische Symptome. Bestätigt wird die Diagnose durch den Nachweis der verzögerten Gerinnungszeit des Blutes. Das Gelenkhämatom kann mit einer Infektarthritis, vor allem der Tuberkulose, verwechselt werden.

Die *Therapie* besteht in Bluttransfusionen; auch die perorale Darreichung des Vitaminpräparates Nateina wird empfohlen. Im akuten Stadium muß das Gelenk ruhig gestellt werden, später können Kompressionsverbände, Kniekappen u. dgl. angewandt werden. Wärmeapplikationen werden meist schlecht vertragen.

F. Neuropathische Gelenkerkrankungen.

Man hat seit der ersten Mitteilung von CHARCOT bei organischen Nervenerkrankungen eine Reihe von charakteristischen Gelenkveränderungen kennengelernt; obwohl es sich um ätiologisch verschiedene Prozesse handelt, ist die Natur der Veränderungen so ähnlich, daß wir annehmen müssen, daß es sich trotz der Verschiedenheiten der Lokalisation um pathogenetisch einheitliche Erkrankungen handelt. Man neigt heute der Ansicht zu, daß es die Zerstörung *trophischer Nerven* ist, welche die Arthropathien verursacht (L. R. MÜLLER); KEN KURÉ hat in den hinteren Rückenmarkswurzeln efferente Nervenfasern mit trophischer Funktion nachgewiesen. Diese verlaufen innerhalb der sensiblen Nervenstränge und gehören zum vegetativen (parasympathischen) Nervensystem; es ist daher verständlich, daß sich trophische Störungen besonders bei Läsionen der sensiblen Nerven entwickeln.

Am häufigsten sind die neuropathischen Arthropathien die Folge der Tabes und der Syringomyelie. Bei der Tabes sind am häufigsten (80%) die Knie-, Fuß- und Hüftgelenke oft symmetrisch befallen, bei der Syringomyelie sind, entsprechend der Höhlenbildung im Halsmark, die Schulter-, Ellbogen- und Handgelenke am häufigsten befallen. Charakteristisch für die Erkrankung ist die absolute oder zumindest relative *Schmerzlosigkeit* der Gelenkveränderungen. Diese bestehen 1. in hochgradiger Knochenbrüchigkeit ohne ausgesprochene Knochenatrophie, 2. in deformierenden Veränderungen, Knorpelschwund und Randwucherungen, 3. in hochgradiger Knochenzerstörung, Abbrüchen von Knochenteilen, periostalen Wucherungen und Callusbildung. Bei der sog. atrophischen Form, die sich besonders am Schulter- und Hüftgelenk findet, wird die Humerus- bzw. Femurepiphyse völlig zerstört. 4. Neben diesen Prozessen am Knorpel und Knochen findet man, besonders am Kniegelenk, eine starke entzündliche Wucherung der Synovialmembran. Klinisch tritt die Arthropathie bei der *Tabes* in etwa 1—2% aller Fälle, und zwar oft als Frühsymptom, im präataktischen Stadium auf; die Kranken bemerken einen akut entstandenen Erguß im Kniegelenk, dessen Beweglichkeit nicht wesentlich eingeschränkt ist; im weiteren Verlauf, falls die Kapsel überdehnt und die Epiphysen zerstört werden, können sich Subluxationen entwickeln; das Knie steht in Hyperextension, und es entwickelt sich ein Schlottergelenk. Schwere Veränderungen treten auch am *Fuß* auf. Durch Spontanfrakturen der Fußwurzelknochen ist das Gewölbe verschwunden, der Fußrücken wölbt sich vor, es entsteht das Bild des *tabischen Plattfußes*; durch ein gleichzeitiges Malum perforans kann es zur Infektion und Vereiterung kommen. Die relativ häufigen (20%) Veränderungen bei der *Syringomyelie* unterscheiden sich von der Tabes durch die, wenigstens anfangs meist vorhandene Schmerzhaftigkeit, welche eine reflektorische Fixation der Gelenke zur Folge haben kann. Im *Schultergelenk* wird der Humeruskopf abgeplattet und oft ganz zerstört; starke Ergüsse sind häufig, es bilden sich manchmal Fisteln, aus welchen sich sterile Gelenkflüssigkeit entleert. Im *Ellbogengelenk* kommt es sowohl zu Frakturen und Knochenzerstörungen, wie auch zu mächtigen Callus- und Randwulstbildungen.

Bei der Erkrankung der *Hand* können ganze Finger zerstört werden. Besonders charakteristisch sind im Röntgenbild der neuropathischen Arthropathien die Verknöcherungen der Kapsel und der Muskelansätze. Die Ansicht von VOLKMANN, daß die Arthropathien nur die Folge der Anästhesie und Ataxie sind, ist heute allgemein aufgegeben, wenn auch die Schmerzlosigkeit sehr wohl dazu beitragen kann, durch die fortgesetzte Inanspruchnahme der bereits erkrankten Gelenke das Fortschreiten des Prozesses zu beschleunigen. Auch die Ansicht, daß die Arthropathien Folge der spezifisch-luischen Infektion sind, läßt sich nicht aufrechterhalten. Entweder handelt es sich, wie bereits erwähnt, um den Ausfall trophischer Nervenfunktionen oder um vasomotorische Störungen (HILDEBRAND) auf Grund des Wegfallens normaler Reflexe.

Die *Diagnose* ergibt sich aus dem Gelenkerguß, der Schmerzlosigkeit und der abnormen Beweglichkeit der Gelenke. Das Röntgenbild ist mit dem bunten Durcheinander von destruktiven und reparativen Vorgängen und der Weichteilverkalkung meist sehr charakteristisch. Die Diagnose wird letzten Endes durch die neurologische Untersuchung bestätigt.

Eine ätiologische *Therapie* wird man nur bei der Tabes versuchen; von einer lokalen Behandlung der Gelenke mit Wärmeprozeduren ist mit Rücksicht auf den Sensibilitätsausfall und der daraus resultierenden Verbrennungsgefahr besser ganz abzusehen.

Außer der Tabes und Syringomyelie sind vereinzelt Fälle von Arthropathien bei Verletzung peripherer sensibler Nerven und nach Hemiplegien beschrieben worden. Wichtiger sind die Gelenkveränderungen bei der *Lepra,* deren Kenntnis wir hauptsächlich DEYCKE verdanken. Bei der *Nervenform* des Aussatzes kommt es zu hochgradiger Atrophie der Hand- und Fußknochen, wobei ganze Knochenpartien zerstört werden; die Hände und Füße werden verstümmelt, wobei die Weichteile der Finger und Zehen noch erhalten sein können, wenn die knöchernen Phalangen bereits ganz zerstört sind. Die Ursache dieser Veränderungen ist die lepröse *Neuritis,* wobei offenbar die trophischen Nerven zerstört werden.

G. Vasomotorisch-trophische Gelenk- und Knochenerkrankungen.

Seit 1902 (BECK) ist es bekannt, daß bei der RAYNAUDschen symmetrischen Gangrän trophische Störungen an den Fingergelenken und Phalangen vorkommen. Ähnliche Prozesse kommen bei der *Sklerodaktylie,* einer besonderen Form der Sklerodermie auch vor. Diese Veränderungen, deren praktische Bedeutung nicht sehr groß ist, haben ein erhebliches theoretisches Interesse, seitdem man auf die vasomotorisch-trophischen Störungen bei dem chronischen Gelenkrheumatismus aufmerksam geworden ist. CASSIRER bezeichnet die RAYNAUDsche Krankheit, die Sklerodermie, die Erythromelalgie, die Akroasphyxie und Akroparästhesie als vasomotorisch-trophische Erkrankungen. Alle diese Prozesse sind klinisch durch zahlreiche Übergangsfälle verbunden und sollen pathogenetisch einheitlich sein; man vermutet eine funktionelle Störung des vegetativen Nervensystems. Ob die organischen Veränderungen, vor allem die Knochenatrophie, lediglich die Folge der Ernährungsstörung durch Gefäßspasmen sind, oder ob es sich um die Schädigung besonderer trophischer Nerven handelt (GÖHRING) ist noch nicht entschieden.

Gemeinsam sind diesen Erkrankungen die folgenden Symptome: 1. die vasomotorischen Erscheinungen, bestehend aus Asphyxie der Finger infolge Gefäßspasmen, welche anfangs oft anfallsweise auftreten, 2. trophische Störungen der Haut (Gangrän bzw. Sklerodermie), 3. Parästhesien. Die von BORAK genauer studierten *Knochenveränderungen* bestehen in Atrophie und Einschmelzung nebst periostalen Auflagerungen; die Gelenkspalten der Fingergelenke werden verschmälert, die Gelenkflächen rauh. Ähnlich sind die Veränderungen bei der Sklerodaktylie, bei beiden Erkrankungen kann es zum Schwund ganzer Fingerglieder kommen. Die operative Entfernung des Ganglion stellatum soll nach BRÜNING sehr erfolgreich sein; wir erinnern in diesem Zusammenhang an die Sympathektomie nach ROWNTREE (vgl. S. 89) bei dem chronischen Gelenkrheumatismus.

Eine Ähnlichkeit dieser vasomotorisch-trophischen Erkrankungen mit gewissen Erscheinungen des chronischen Gelenkrheumatismus ist, wie wir früher schon gesehen haben, unverkennbar. Auffallend ist auch bei den ersteren die stärkere Beteiligung des weiblichen Geschlechtes. Das Röntgenbild erinnert an Veränderungen, die wir bei der psoriatischen Arthritis kennengelernt haben; auch mit

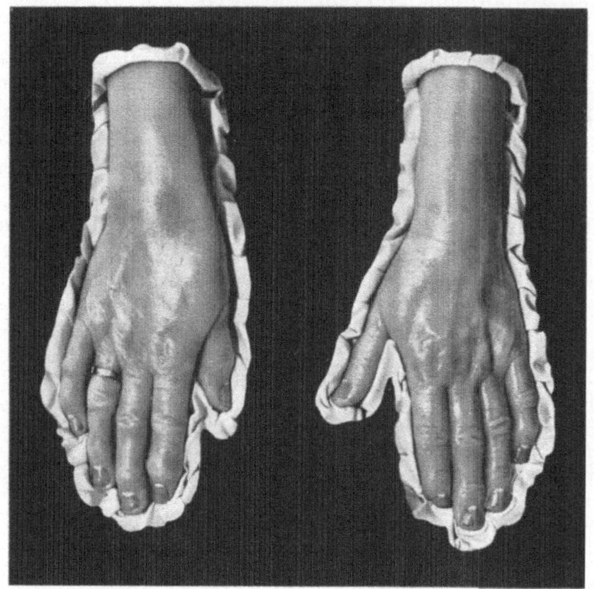

Abb. 32. HEBERDENsche Knoten an den Fingerendgelenken einer 56jährigen Frau; Menopause seit 2 Jahren.

den Veränderungen bei der Lepra und der Syringomyelie bestehen gewisse Ähnlichkeiten. Wir haben jedenfalls alle Veranlassung, der vegetativ-trophischen Komponente des chronischen Gelenkrheumatismus in der Zukunft erhöhte Aufmerksamkeit zu widmen.

In diesem Zusammenhang müssen noch 2 Gelenkveränderungen besprochen werden, die an anderer Stelle nur schlecht eingereiht werden können: die HEBERDEN*schen Knoten* und die *Osteophytose.*

1. HEBERDENsche Knoten. Die HEBERDENschen Knoten sind harte Auftreibungen an den Endgliedern der Finger; ihre Entstehung ist chronisch, nach vorausgehenden Parästhesien und vasospastischen Erscheinungen. Betroffen sind in 75% Frauen, meist im Klimakterium; nach PINELES werden sie auch nach künstlicher Menopause beobachtet. Gegen ihre, von PINELES vermutete endokrine Natur spricht allein schon der Umstand, daß typische HEBERDENsche Knoten auch bei Männern vorkommen.

Die Knoten sind oft indolent, manchmal, besonders am Anfang, bestehen leichte Beschwerden, sie sind dann auch druckschmerzhaft. Es kommt oft zu Deviation und Subluxation der Fingerendglieder, aber niemals zur völligen Ankylose (vgl. Abb. 32).

Das *Röntgenbild* zeigt sehr typische Veränderungen: Durch Degeneration des Knorpels kommt es zu Verschmälerung der Gelenkspalten, Verbreiterung der Epiphysen und Randwulstbildung. Knochenatrophie ist nicht vorhanden, wohl kann man gelegentlich kleine Knochenusuren sehen.

Die HEBERDENschen Knoten wurden lange Zeit für ein Symptom der Gicht gehalten; besonders PFEIFFER ist für diese Genese eingetreten. Nach den histologischen Untersuchungen von BROGSITTER haben die HEBERDENschen Knoten nichts mit der Gicht zu tun; es handelt sich um degenerative Knorpel- und Knochenveränderungen auf der Grundlage von Gefäßverengerungen vom Typus der Endarteriitis obliterans; dadurch erscheint die Zugehörigkeit der HEBERDENschen Knoten zu der Gruppe der vasomotorisch-trophischen Erkrankungen gesichert.

Die *Prognose* der HEBERDENschen Knoten ist insofern eine gute, als die Krankheit sich nur auf die Fingergelenke beschränkt und nie zur völligen Ankylose führt; eine Heilung ist allerdings nicht möglich Die *Therapie* ist mehr tastend und symptomatisch. Von Ovarialpräparaten wird mitunter eine Besserung gesehen, FREUND empfiehlt Trinkkur oder Inhalation von Radiumemanation, ferner Vierzellenbäder; von Badekuren kommen radioaktive Thermen und Moorbäder in Betracht.

2. Unter der Bezeichnung *Osteophytose* werden verschiedene Prozesse an den Gelenkweichteilen und Knochen zusammengefaßt, welche nur das eine gemeinsam haben, daß sie bei Bronchiektasien, tuberkulösen Kavernen und kongenitalen Herzfehlern beobachtet werden. Am längsten bekannt sind die *Trommelschlägerfinger* (Osteoarthropathie hypertrophiante von P. MARIE); sie bestehen in einer charakteristischen Verbreiterung der Weichteile der Endglieder der Finger mit begleitender Cyanose. Nach STERNBERG kommt es im weiteren Verlauf zu periostalen Verdickungen der Meta- und Diaphysen, es sollen auch Ergüsse in den Mittelgelenken der Finger vorkommen. Die *Ätiologie* dieser Veränderungen ist noch ungeklärt; man nimmt an, daß es sich um Toxinwirkungen handelt. Die Veränderungen sind rückbildungsfähig, wenn die Grundkrankheit beseitigt werden kann.

Literatur.

BORAK: Knochenveränderungen bei der RAYNAUDschen Krankheit. Fortschr. Röntgenstr. **36**, 609.
BROGSITTER: Veröff. dtsch. Ges. Rheumabekämpfg, H. 6.
BRÜNING: Therapie des vegetativen Nervensystems. Jena 1930.
PINELES: Endokrinologie und Gelenkkrankheiten. Z. Bäderkde **3**, 9.

H. Endokrine Gelenkerkrankungen.

Die ätiologische und pathogenetische Unsicherheit in der Beurteilung der Gelenkerkrankungen ist Schuld daran, daß im letzten Jahrzehnt die verschiedensten Formen der Gelenkleiden als endokrin verursacht angesehen worden sind. Dabei ist weniger von physiologisch-experimentellen Tatsachen und Erwägungen als von der klinischen Beobachtung ausgegangen worden, welche schon seit langem ergab, daß zur Zeit des Klimakteriums gewisse Gelenkerkrankungen gehäuft auftreten. Nichts war einfacher, als diese Gelenkveränderungen mit dem Ausfall der

Ovarialtätigkeit in ursächliche Verbindung zu bringen, obwohl ähnliche Krankheitsbilder auch bei noch intakter Keimdrüsentätigkeit und auch bei Männern vorkommen. Es ist daher nur allzu begreiflich, daß von autoritärer Seite die Existenz der „endokrinen" Arthritis angezweifelt worden ist, ohne dabei die *disponierende* Rolle der endokrinen Fehlfunktionen zu bestreiten. Vor allem hat J. BAUER mit voller Berechtigung darauf hingewiesen, daß es biologisch nicht denkbar ist, in endokrinen Störungen die Ursache von *entzündlichen* Arthritiden zu sehen. Aus diesem Grunde haben wir die sog. *Periarthritis destruens* von UMBER, eine polyartikuläre, mit Schwellung und Kapselschrumpfung einhergehende Erkrankung vornehmlich des Klimakteriums, *nicht* als endokrin bedingt ansehen können; dasselbe gilt für das von WIESEL beschriebene, ähnliche Krankheitsbild, das bei Mädchen zur Zeit der Menarche entstehen soll. Übrigens hat gerade WIESEL davor gewarnt, dem Umstand, daß bei Polyarthritiden die Menses ausbleiben, als Beweis für die endokrine Ätiologie anzusehen, da auch bei anderen entzündlichen Krankheiten, z. B. der Tuberkulose, die Menstruation aussetzen kann.

Es ist aber auch sehr fraglich, wieweit primär-cartilaginöse Gelenkveränderungen vom Typus der deformierenden Arthropathien endokrin verursacht werden; ich verweise darauf, was ich über die sog. klimakterische Arthrose der Kniegelenke gesagt habe (vgl. S. 121). Ich habe auch erwähnt, daß die HEBERDENschen Knoten als endokrine Erscheinungen aufgefaßt worden sind, und zwar mit Unrecht (vgl. S. 144).

MUNK hat unter dem Namen „Arthritis sicca usurosa endocrina" eine Erkrankung beschrieben, die bei Frauen im Klimakterium auftreten soll. Die Erkrankung betrifft hauptsächlich die Fingergelenke, welche eine druckschmerzhafte Auftreibung, aber *keine* Schwellung zeigen; das *Röntgenbild* zeigt einen feinen, von der Gelenkkapsel herrührenden periartikulären Schatten und Knochenusuren. Von KREBS, ASSMANN u. a. ist dagegen betont worden, daß dieser Röntgenbefund für die „endokrine" Arthritis nicht charakteristisch sei. Man hat den Eindruck, daß diese Veränderung, die keineswegs häufig ist, große Ähnlichkeit mit den HEBERDENschen Knoten aufweist. Wieweit sie mit den letzteren identisch ist, läßt sich in Ermangelung histologischer Untersuchungen nicht entscheiden.

Außer den Keimdrüsen sind vor allem Veränderungen der *Schilddrüsenfunktion* als ätiologisch wirksam angesprochen worden. Insbesondere sollten hypothyreotische Zustände (LÉVY und ROTHSCHILD) chronischen Gelenkrheumatismus zur Folge haben. Von den meisten Autoren wird betont, daß mit den klimakterischen Gelenkveränderungen oft auch eine Unterfunktion der Schilddrüse verbunden ist.

Wenn wir der endokrinen, insbesondere der klimakterischen Genese von Gelenkerkrankungen auch skeptisch gegenüberstehen, so unterliegt es wohl keinem Zweifel, daß die endokrinen Drüsen auf dem Umweg des vegetativen Nervensystems sehr wohl als *disponierende Faktoren* für gewisse Gelenkerkrankungen eine Rolle spielen können. Auch an Veränderungen der Trophik der Gewebe, an die Entstehung einer „Mesenchymschwäche" kann gedacht werden; auffallend ist z. B. das Entstehen von Krampfadern und Arthrosen im Klimakterium. Auch die statischen Folgen der klimakterischen Gewichtszunahme haben wir bereits erwähnt. Ob es bei ausgebildeten Veränderungen möglich ist, durch substituierende Organtherapie einen Erfolg zu erzielen, ist sehr zweifelhaft; wir haben nicht viel Überzeugendes gesehen. Von anderer Seite wird über Erfolge mit Schilddrüsen- und Ovarialpräparaten berichtet.

Mit der Unterfunktion der Schilddrüse wird eine im Transbaikalgebiet endemische Gelenkerkrankung, die BECK*sche Krankheit* in Zusammenhang gebracht. Ein großer Teil (32%) der Bevölkerung soll im Alter von 8—13 Jahren an Verdickung, Crepitation und Deformierung der Gelenke, besonders der Finger, erkranken; bei vielen Kranken besteht gleichzeitig ein *Kropf*. Es besteht kein Fieber, es kommt nicht zu Ankylosen. Im Röntgenbild ist die fleckige Knochenatrophie sehr auffallend; daneben bestehen Zeichen der Rachitis. Ob die Schilddrüsenerkrankung für die Gelenkerkrankung verantwortlich ist, läßt sich nicht bestimmt entscheiden; man führt die Krankheit auf schlechtes Trinkwasser zurück.

W. MÜLLER unterscheidet neben primär-synovialen endokrinen Gelenkerkrankungen solche *primär ossärer* Natur. Bei den letzteren bewegen wir uns auf wesentlich sicherer Grundlage, da die weitgehende Beeinflussung des Knochenwachstums durch endokrine Drüsen eine experimentell gesicherte Tatsache ist. Wir haben bereits bei der PERTHESschen Krankheit erwähnt (vgl. S. 130), daß Epiphysennekrosen, die auch *doppelseitig* auftreten, oft bei endokrinen Störungen beobachtet worden sind. Meist waren hypophysäre Störungen (Dystrophia adiposo-genitalis) oder pluriglanduläre Störungen vorhanden. Ob es berechtigt ist, auf Grund dieser Beobachtungen endokrine Störungen für *alle* Fälle von Epiphysennekrosen verantwortlich zu machen, ist allerdings sehr fraglich; meist werden solche völlig vermißt. Dagegen sind die Gelenkveränderungen bei der *Akromegalie* sicher hypophysär verursacht; viele Kranke kommen nach FREUND wegen Gelenkbeschwerden in ärztliche Behandlung und erst dann wird die Akromegalie festgestellt. Meist bestehen Beschwerden in den Fingergelenken; im Röntgenbild sieht man Veränderungen, welche an die HEBERDENschen Knoten erinnern: Verengerung der Gelenkspalten, leichte Randwucherungen. Sehr charakteristisch ist daneben die Vergrößerung der Hände und Hyperplasie der Knochen. Die Diagnose wird durch den röntgenologischen Nachweis der vergrößerten Sella turcica gesichert.

Literatur.

MÜLLER, W.: Biologie der Gelenke. Leipzig 1929.
THANNHAUSER: Rheumaprobleme, Bd. 2.
WIESEL: Gelenkerkrankungen und Keimdrüsen. Z. Bäderkde 3, 297.

IV. Erkrankungen der periartikulären Gewebe.

Die periartikulären, anatomisch und funktionell mit den Gelenken eng zusammenhängenden Gewebe: Schleimbeutel, Sehnenscheiden u. dgl., wozu wir auch noch den ligamentären Apparat und die Menisken zählen können, erkranken oft regelmäßig zusammen mit den Gelenken; in diesem Fall ist die Miterkrankung eine Komplikation zweiten Ranges. Wir haben bereits erwähnt, daß bei den Gelenkergüssen im Rahmen der Infektarthritis die mit der Gelenkhöhle kommunizierenden Schleimbeutel regelmäßig miterkranken; dasselbe gilt, vor allem bei dem chronischen Gelenkrheumatismus, auch für die Sehnenscheiden. Eine klinische Selbständigkeit gebührt jedoch den Erkrankungen der *nicht* mit der Gelenkhöhle kommunizierenden Schleimbeuteln; vor allem sind die Entzündungen der Bursa achillea, praepatellaris und olecrani sowie die Bursitiden in der Schulterregion von großem praktischen Interesse.

Ätiologisch kommt auch für diese Bursitiden in erster Reihe eine rheumatische Infektion in Frage; KLINGE hat zahlreiche Fälle histologisch untersucht und gefunden, daß es sich um ein „rheumatisches“ Gewebsbild handelt, wenn auch typische ASCHOFFsche Knötchen nicht nachweisbar waren. Wiederholt habe ich eine Entzündung in der Bursa praepatellaris und achillea im Verlauf eines Gelenkrheumatismus beobachtet, und die rheumatischen Knoten bevorzugen, wie wir gesehen haben, besonders die Bursa olecrani.

Neben dem Rheumatismus specificus haben noch andere Infekte eine Prädilektion für Bursitiden; bekannt ist die Bursitis achillea bei der Gonorrhöe, die tuberkulöse Tendovaginitis der Fingersehnen. Bei der *Gicht* sind Schleimbeutel sehr oft der Sitz von Harnsäuretophi.

Sehr oft werden *Traumen* und *Überanstrengung* als Entstehungsursache genannt; ich habe den Eindruck, daß die Bedeutung dieser Faktoren überschätzt wird. Man kann sich auch schwer vorstellen, wieso durch Überanstrengung von mehr *passiv* beanspruchten Geweben entzündliche Reaktionen von oft (trotz der Ruhigstellung) wochenlanger Dauer erzeugt werden können. Wahrscheinlich kommen die Traumen bloß als *auslösende* Faktoren in Frage, indem sie einen locus minoris resistentiae schaffen, auf welcher sich die Infektion leichter ausbreiten kann.

Die Symptomatologie und Diagnose der meisten Bursitiden ist sehr einfach: Umschriebene Schwellung und Druckschmerz mit mehr oder weniger starker Behinderung des Gehens, der Kniebewegung bzw. der Ellbogenbewegungen. Besonderer Besprechung bedürfen sowohl wegen ihrer großen praktischen Bedeutung wie auch in Anbetracht der diagnostischen Schwierigkeiten die Schleimbeutelerkrankungen im Bereiche des Schultergelenkes.

Wie wir bereits früher ausgeführt haben (vgl. S. 26) unterscheiden wir in der Schultergegend zwei Schleimbeutel, die mit dem Humeroscapulargelenk kommunizieren: die Bursa subscapularis und subcoracoidea sowie zwei selbständige Schleimbeutel: die Bursa subdeltoidea und subacromialis; die letzteren zwei stehen oft miteinander in Verbindung. Die Bursa subdeltoidea liegt zwischen der Schultergelenkkapsel und dem Deltamuskel; sie ist identisch mit dem „Spatium deltoideum", dem „subdeltoidalen Gleitspalt" von Seifert, welcher nach Fick ein sog. „Muskelgelenk" darstellt, dessen Funktion für die Mechanik der Schulterbewegungen sehr wichtig ist. Erkrankungen der Bursa subdeltoidea und der subacromialis treten unabhängig von Erkrankungen des Schultergelenkes auf; sie wurden zuerst von Duplay beschrieben und werden in der chirurgischen Literatur als „*Periarthritis humeroscapularis*" bezeichnet. Es scheint zweckmäßiger, bei der Bezeichnung „Bursitis" zu bleiben.

Im akuten Stadium sieht man eine leichte Schwellung entweder in der Gegend des Akromions oder in der Gegend des Deltamuskels. Je nach dem erkrankten Schleimbeutel findet man umschriebene Druckpunkte entweder über dem Akromion oder über dem Tuberculum majus und dem Deltamuskel (vgl. Abb. 6). Im akuten Stadium wird der Arm durch Muskelspasmen in Adduktionsstellung festgehalten, und jede Bewegung erscheint unmöglich; trotzdem wird man bei vorsichtiger Untersuchung feststellen können, daß die Rotation im Schultergelenk *nicht* behindert ist. Die Schmerzen sind nicht allein auf die erkrankte

Partie beschränkt sondern strahlen in den Arm aus, was zu Verwechslungen mit der Brachialneuralgie führen kann.

Im weiteren Verlauf kann es bei unbehandelten Fällen zur Versteifung in Adduktionsstellung kommen; die Ursache liegt wohl in fibrösen Verwachsungen, welche die Bewegungen des Deltamuskels behindern. Der Deltamuskel selbst wird atrophisch und wir haben das Bild der „schmerzhaften Schulterversteifung" (SEIFERT). Nur selten ist der Ausgang so ungünstig; meist, besonders bei geeigneter Behandlung, lassen die Schmerzen allmählich nach, die Beweglichkeit kehrt langsam wieder. Im chronischen Stadium ist die noch vorhandene Bewegungsbeschränkung sehr charakteristisch, es ist vornehmlich die Abduktion des Armes behindert, wobei die Hebung bis 90° am schmerzhaftesten ist, darüber hinaus geht es besser und das völlige Erheben des Armes ist wieder schmerzlos. Die *Behandlung* muß im akuten Stadium für Entlastung und Ruhigstellung sorgen; das geschieht am besten durch Anlegen einer Abduktionsschiene. Daneben wird man lokale Wärme in Form von Fangopackungen und Lichtkasten anwenden. Meist dauert es 2—4 Wochen, bis die akuten Reizerscheinungen abgeklungen sind. HÖGLER empfiehlt Radiumbestrahlung und subcutane Injektionen von steriler Milch über der erkrankten Partie. Im chronischen Stadium hängt die Art der Behandlung von dem Grad der Bewegungsbeschränkung ab; ist diese nur gering, so gelingt es mit Wärme, Dampfstrahl, Massage und darauffolgenden Bewegungsübungen, die volle Beweglichkeit wieder herzustellen. Ist die Schulter erheblich versteift, so müssen die Adhäsionen getrennt werden, was auch auf unblutigem Wege möglich ist, indem der Arm in Narkose abduziert wird.

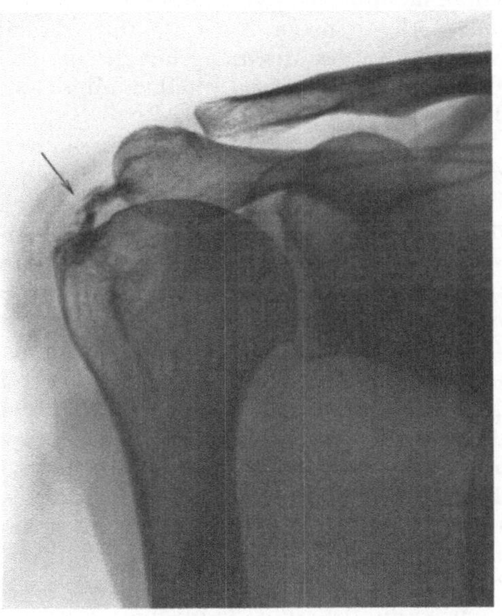

Abb. 33.
Bursitis calcarea in der Bursa subacromialis; 49jährige Frau, seit 1 Jahr Schulterbeschwerden.

Bei einer Anzahl von Fällen findet man im *Röntgenbild* Kalkeinlagerungen im periartikulären Gewebe; sie finden sich besonders oft in der Bursa subacromialis, zwischen Akromion und Tuberkulum majus (vgl. Abb. 33). Nicht immer sind sie die Folge einer Bursitis; sie können auch im Sehnengewebe liegen und gelegentlich als Zufallsbefund entdeckt werden, ohne daß Beschwerden bestanden haben. Man nimmt an, daß diese sog. *Bursitis calcarea* nichts anderes ist, als heterotope Verknöcherung von indifferenten Mesenchymzellen unter dem Einfluß von traumatischen und infektiösen Reizen. Prognostisch ist die Bursitis calcarea nicht ungünstig zu bewerten, da der Kalkschatten nach längerer Behandlung vollständig verschwinden kann. Auch in der Umgebung anderer Gelenke, vor allem der Knie, sind periartikuläre Verkalkungen beschrieben worden. Vielleicht handelt es sich um ähnliche, aber nur lokalisierte Prozesse, wie sie in generalisierter Form als sog. *Kalkgicht* (Calcinosis universalis) beschrieben worden sind. Bei dieser sehr seltenen Erkrankung kommt es zu Knotenbildungen in der Haut, die den Gichttophi zum Verwechseln ähnlich sein können; die chemisch-mikroskopische Untersuchung des Knoteninhaltes ergibt das Fehlen der Harnsäure und das Vorhandensein von Calcium. Es handelt sich um die generalisierte Verkalkung des Mesenchyms; dieses ist nach Versé hyalin entartet auf Grund einer konstitutionellen Minderwertigkeit. Die Calciumwerte im Blut sind normal.

In diesem Zusammenhang müssen wir kurz die sog. *Binnenverletzungen des Kniegelenkes* streifen; diese gehören zwar zum Bereich der Chirurgie, beschäftigen aber oft auch den praktischen Arzt, da nur bei einem Teil der Fälle ein Trauma vorgelegen hat. Am wichtigsten sind die *Meniscusschädigungen,* wobei meist der *mediale* Meniscus betroffen ist. Man findet im medialen Kniegelenkspalt eine umschriebene Druckempfindlichkeit, oft auch mäßigen Erguß; das Knie kann nicht ganz gestreckt werden. Gelegentlich ist der abgerissene Meniscus auch tastbar, nach intraartikulären Abrodilinjektionen soll er im Röntgenbild erkennbar sein. Im weiteren Verlauf kann es zu Einklemmungserscheinungen kommen. Ätiologisch kommt neben Traumen auch allmähliche Abnutzung in Frage; in diesem Fall findet man histologisch am Meniscus Zeichen der Degeneration. Sowohl bei der deformierenden Arthrose, wie auch bei der entzündlichen Arthritis der Kniegelenke können die Menisken geschädigt und auch völlig zerstört werden; daß es auch umgekehrt, auf Grund einer primären Meniscusschädigung zu einer sekundären Arthrose kommen kann, ist sehr wahrscheinlich, wenn es auch im konkreten Fall schwierig ist, zu entscheiden, was primär und sekundär ist. In den Fällen, wo der Meniscus abgerissen ist und eingeklemmt wird, ist die operative Entfernung die Therapie der Wahl.

Zum Schluß soll noch die sog. *Styloiditis radii* erwähnt werden. Die Symptome sind schmerzhaftes Anschwellen in der Gegend des Processus styloideus radii und die Unmöglichkeit, den Daumen zu abduzieren. Im Röntgenbild sieht man gelegentlich periostale Auflagerungen am Processus styloideus. Diesen Symptomen liegt nach de Quervain eine *Tendovaginitis stenosans* der Sehnenscheiden des extensor und abductor pollucis zugrunde; im akuten Stadium wird man Wärme, vor allem Dampfstrahl und Fango anwenden, daneben, wie bei allen oberflächlich gelegenen Sehnenscheiden- und Schleimbeutelentzündungen, Einreibungen mit Rheumasan, Analgit u. dgl. Falls diese Therapie nicht zum Ziele führt, ist die operative Spaltung der Sehnenscheide indiziert.

Literatur.

Högler: Erkrankungen der Schleimbeutel im Bereiche der Schulter. Wien. Arch. inn. Med. **15**, 63.

Seifert: Schmerzhafte Schulterversteifung. Würzburg. Abh. **26**, H. 8.

V. Erkrankungen der Wirbelsäule.

Anatomische und pathologische Vorbemerkungen.

Die klinische Pathologie der Wirbelsäule ist im wesentlichen eine Schöpfung der Röntgenära; bevor die Röntgendiagnostik ausgebaut war, konnten nur grobe Veränderungen klinisch erkannt werden. Wenn die Bereicherung der Diagnostik durch die Anwendung der Röntgenstrahlen auch nicht hoch genug eingeschätzt werden kann, so haben sich andererseits auch gewisse Schattenseiten ergeben. Nur allzuoft wurden Krankheitsbilder allein auf Grund des Röntgenbefundes gedeutet und Zusammenhänge zwischen Beschwerden und röntgenologischen Befunden konstruiert, wo solche gar nicht existierten. Die Wandlungen der Unfallbegutachtung sind ein beredter Zeuge für diese Art der Diagnostik; aber auch therapeutisch haben sich Folgerungen ergeben (z. B. die operative Behandlung der Sakralisation), die unterblieben wären, wenn die Diagnose mit mehr Kritik gestellt worden wäre und sich nicht allein auf die Deutung des Röntgenbildes beschränkt hätte. Die Röntgendiagnostik ist für die Erkrankungen der Wirbelsäule unentbehrlich; man soll ausgiebig und methodisch von ihr Gebrauch machen. Die *Krankheitsdiagnose* beruht jedoch auf der genauen *klinischen Untersuchung*, für welche das Röntgenbild bloß ein wertvolles Hilfsmittel bedeuten soll.

An den Wirbeln unterscheiden wir die folgenden Bestandteile: 1. den *Wirbelkörper*; dieser besteht aus Knochenbälkchen und Lamellen, deren Aufbau, ähnlich wie bei der Spongiosa der Extremitätenknochen, nach funktionellen Gesichtspunkten erfolgt ist. Seitlich wird der Wirbelkörper von einer dünnen Compactaschicht begrenzt, oben und unten von der knöchernen Schlußplatte, welche siebartig durchlöchert ist, um die Ernährung der Bandscheibe zu ermöglichen. An den Rändern befindet sich die früher als „Epiphyse" bezeichnete *Randleiste*; es ist eine 3 bis 4 mm breite und $1^1/_2$—2 mm hohe, zirkulär verlaufende Knochenspange, welche den Wirbelkörper leicht überragt und zum Haften der Bandscheibe dient.

2. Die *Bandscheiben* bestehen aus dem zentral gelegenen *Nucleus pulposus* und dem peripheren *Faserring* (Annulus fibrosus). Als Abschluß gegen die knöcherne Schlußplatte der Wirbelkörper dient die *Knorpelplatte*. Die Bandscheiben werden im jugendlichen Alter durch Gefäße, vom 25. Jahr ab nur durch Diffusion von der Schlußplatte aus ernährt; sie haben, ebenso wie der Gelenkknorpel, die Fähigkeit der Regeneration verloren. Die Bandscheibe steht unter starkem Druck vor allem seitens des Nucleus pulposus, der eine besondere *Schwellkraft* ausübt. Die Bandscheibe dient als Puffer zwischen den Wirbelkörpern; sie wird bei Bewegungen nicht komprimiert, sondern verschoben und sorgt für die gleichmäßige Druckverteilung auf die Wirbelkörper.

3. Die *Zwischenwirbelgelenke* bedingen die Bewegungen der einzelnen Abschnitte der Wirbelsäule; Ankylose der Zwischenwirbelgelenke hat völlige Versteifung zur Folge. Die Hemmung der Bewegungen erfolgt zum Teil auch durch die Ligamente, vor allem durch das vordere Längsband, welches fest an den Wirbelkörpern haftet, sich vor den Rand-

leisten abhebt und die Bandscheiben überspringt; es soll gleichzeitig Periost der Wirbelkörper sein.

Die Beweglichkeit der Wirbelsäule hängt von 2 Faktoren ab: von der Bandscheibe und von den Zwischenwirbelgelenken mit ihrem ligamentären Apparat. Aber auch bei Erkrankungen der Wirbel*körper* kommt es oft zu reflektorischen Hemmungen muskulärer Natur. Die Bewegungsbeschränkung gibt daher für die Diagnose der Wirbelsäulenerkrankungen nur in einzelnen typischen Fällen sichere Anhaltspunkte.

Entzündliche Erkrankungen werden sich, je nach der Natur des Infektes teils im Wirbelkörper abspielen (metastatische Osteomyelitis), teils in den Zwischenwirbelgelenken; die primäre Synovitis der letzteren ist weiter nichts als eine besondere Lokalisation der Infektarthritis; sehr oft lokalisiert sich der chronische Gelenkrheumatismus in den Wirbelgelenken. Das Charakteristische bei den Arthritiden der Zwischenwirbelgelenke ist die häufige Beteiligung des Ligamentapparates; dieser Vorgang ist bei Erkrankungen der Extremitätengelenke sehr selten. Die gefäßlose Bandscheibe kann bei entzündlichen Prozesen höchstens sekundär zerstört werden; sehr oft wird sie jedoch bei Verletzungen mitbeschädigt.

Degenerative Veränderungen gehen meist von den Bandscheiben aus. Als Folge treten regeneratorisch-proliferative Prozesse an den Wirbelkörpern auf, die *Spondylosis deformans,* die in mancher Hinsicht mit den deformierenden Arthropathien verglichen werden kann. Auch bei den Zwischenwirbelgelenken sind deformierende Prozesse sehr häufig. Eine besondere Erkrankungsform der Wirbelsäule sind die von SCHMORL entdeckten *Knorpelknötchen*; es handelt sich um Bandscheibenhernien, welche in die Spongiosa der Wirbelkörper eingebrochen sind.

Die Wirbelsäule ist eine *statische Einheit*; jede lokale Veränderung wirkt sich auf die kranialen und kaudalen Abschnitte aus, welche bestrebt sind, durch Umbauprozesse an den Wirbelkörpern den Schaden auszugleichen. Auch bei Veränderungen der Beckenlage, der Hüftgelenke, bei Beinverkürzungen usw. treten sehr häufig solche statisch bedingten Umbauprozesse an der Wirbelsäule auf. Vielfach bewirken die kompensatorischen Fehlhaltungen degenerative Schädigungen der Bandscheiben und der Zwischenwirbelgelenke, welche nun ihrerseits zur Entstehung von Spondylosen führen.

Auf Grund dieser Vorbemerkungen können wir die Krankheiten der Wirbelsäule folgendermaßen einteilen:

1. Variationen, Spaltbildungen und Mißbildungen;
2. Verbiegungen;
3. degenerative Veränderungen;
4. entzündlich-infektiöse Erkrankungen;
5. Neoplasmen.

Im Laufe der letzten Jahre hat die Pathologie der Wirbelsäule durch die Arbeiten von SCHMORL und seiner Schule große Fortschritte gemacht; wir sind über die Häufigkeit und Bedeutung der Wirbelsäulenveränderungen heute sehr wohl unterrichtet, wenn auch manche Frage über die Ätiologie und die klinische Bedeutung von pathologisch-anatomisch bereits hinreichend geklärten Zuständen noch nicht befriedigend beantwortet werden kann. Wir werden uns an dieser Stelle nur auf die Besprechung derjenigen Veränderungen beschränken, welchen eine klinische Bedeutung zukommt und müssen in bezug auf alle anderen, pathologisch-anatomisch und röntgenologisch interessanten Fragen auf die jüngst erschienenen Monographien von SCHMORL und JUNGHANNS, sowie W. MÜLLER verweisen. Die klinische Bedeutung der Wirbelsäulenveränderungen ist eine außerordentlich große; ein großer Teil der früher mit der Verlegenheitsdiagnose „Muskelrheumatismus", „Lumbago" und „Ischias" bezeichneten Schmerzzustände nimmt zweifellos, wie besonders KREBS oft betont hat, von der Wirbelsäule ihren Ursprung. Die Zahl der Kranken, die solche Beschwerden haben, ist eine außerordentlich große; bei einer Massenuntersuchung in gewerblichen Betrieben haben 40% der Arbeiter über Kreuzschmerzen geklagt, und bei 24% fand sich eine bereits klinisch erkennbare Bewegungsbeschränkung im Sinne der Spondylosis deformans. Auf die soziale Bedeutung dieser Verhältnisse werde ich noch später zurückkommen.

Die Häufigkeit der auf Wirbelsäulenveränderungen zurückführbaren Beschwerden wird noch übertroffen durch die Häufigkeit der röntgenologisch und pathologisch-anatomisch feststellbaren Veränderungen der Wirbelsäule. Das Problem in der Klinik der Wirbelsäulenerkrankungen liegt weniger darin, daß man keine, als vielmehr darin, daß man *zuviel* objektive Veränderungen gefunden hat, so daß der Zusammenhang zwischen den Beschwerden und diesen pathologischen bzw. röntgenologischen Befunden oft zweifelhaft erscheint. Die Entscheidung kann nur die gründliche klinische Untersuchung bringen, welche ergänzt werden muß durch röntgenologische Serienuntersuchungen an beschwerdefreien und kranken Personen.

1. Variationen, Spaltbildungen und Mißbildungen.

a) Lumbosacrale Übergangswirbel. Es ist seit langem bekannt, daß in vielen Fällen der 5. Lendenwirbel mit dem Kreuzbein knöchern verbunden ist; man bezeichnete diesen Befund als *„Sakralisation"*. Ebenso oft fand man den 1. Kreuzbeinwirbel mehr oder weniger differenziert, so daß 6 Lendenwirbel vorhanden waren. Dieser Zustand wurde als *Lumbalisation* bezeichnet. Da es sich herausgestellt hat, daß das Kreuzbein sehr oft numerische Varietäten aufweist, empfiehlt es sich, die differenzierten Wirbel nach dem Vorschlag von ROSENBERG mit Zahlen zu bezeichnen und an Stelle der „Sakralisation" bzw. „Lumbalisation" die Bezeichnung „24. oder 25. präsacraler Übergangswirbel" zu gebrauchen.

Die Verschmelzung des letzten präsacralen Wirbels mit dem Kreuzbein erfolgt in der Weise, daß sich der verbreiterte Querfortsatz des Wirbels mit den Massae laterales des Kreuzbeins vereinigt. Wir können verschiedene Grade der Verschmelzung unterscheiden: einfache Verbreiterung des Querfortsatzes, gelenkige Verbindung mit dem Kreuzbein und knöcherne Vereinigung. Die Verschmelzung kann einseitig und doppelseitig sein (vgl. Abb. 18 auf S. 102).

Über die *Häufigkeit* der Übergangswirbel schwanken die Angaben nicht unerheblich; meist wird 1—5% Sakralisation angegeben; die

Lumbalisation soll nach LÉRI und LÜBKE häufiger vorkommen. Bei wahlloser Durchsicht von 200 frontalen Röntgenbildern der Lendenwirbelsäule fand ich 5 doppelseitige und 2 einseitige *knöchern* sakralisierte 5. Lendenwirbel, 1 einseitige gelenkige Sakralisation und 6 Fälle von Lumbalisation.

Was die *klinische Bedeutung* der Übergangswirbel betrifft, so gehen die Meinungen weit auseinander. Während LIEK ihnen jede klinische Bedeutung abspricht, werden sie von LÉRI und BERTOLOTTI für die Quelle vieler lumbago- und ischiasähnlichen Beschwerden gehalten. Als Mechanismus der Schmerzentstehung wurde Nervenkompression, sekundäre Skoliose, Arthrose der Lumbosacralgelenke und Schleimbeutelbildung angeführt; diese Erklärungsversuche können zum Teil als überholt angesehen werden, zum Teil haben sie nur für einen kleinen Teil der Fälle Gültigkeit, wie z. B. die sekundäre Skoliose. Von der großen Mehrzahl der Autoren wird heute nur noch die *einseitige, gelenkige* Sakralisation als mögliche Ursache von Beschwerden angesehen, wobei die Schmerzen von den arthrotisch veränderten Gelenkflächen zwischen Querfortsatz und Kreuzbein herrühren sollen. Die Existenz solcher arthrotisch veränderten Gelenke ist pathologisch-anatomisch und röntgenologisch einwandfrei festgestellt worden; fraglich ist nur, wieweit sie die etwaigen Beschwerden erklären können. Ich habe wiederholt Fälle beobachtet, wo bei einseitigen ischiasartigen Beschwerden eine gelenkige Sakralisation *derselben Seite* im Röntgenbild gefunden wurde, ebenso oft, wenn nicht häufiger, war aber die Sakralisation auf der *gesunden* Seite nachzuweisen. Das Röntgenbild allein gibt uns keinen Aufschluß, ob der Übergangswirbel Beschwerden verursacht oder nicht; vielleicht vermag es die klinische Untersuchung. MENNELL hat neuerdings ein einleuchtendes Symptom angegeben: Man dreht den Rumpf des Untersuchten, der auf einem Stuhl ohne Rückenlehne mit am Nacken zusammengelegten Händen sitzt, nach der Seite, dabei wird der verbreiterte Querfortsatz am Kreuzbein gequetscht und verursacht Schmerzen. Wenn die Rotation bei nach *vorne* geneigter Stellung wiederholt wird, entfernt man den Querfortsatz von dem Kreuzbein und die Schmerzen werden *geringer*; sie werden dagegen *verstärkt*, wenn man bei nach *hinten* geneigtem Rumpfe rotiert. Therapeutisch kommt dann, wenn die einseitige, gelenkige Sakralisation als Ursache von Beschwerden erkannt ist, vor allem die Fixation der Lumbosacralgegend durch Lendengurt in Frage (vgl. bei der Spondylose).

LÜBKE fand bei 10% seiner 200 anatomisch untersuchten Wirbelsäulen eine Gelenkneubildung zwischen dem *normal* konfigurierten Querfortsatz des 5. Lendenwirbels und dem Kreuzbein; es handelt sich dabei wahrscheinlich *nicht* um eine kongenitale Veränderung wie bei den Übergangswirbeln, sondern um eine erworbene Veränderung älterer Männer, die auf Grund der Degeneration und Höhenabnahme der lumbosacralen Bandscheibe zustande kommen dürfte. Die *klinische Diagnose* wird nur auf Grund des MENNELschen Symptoms gestellt werden können. Die *Röntgendiagnose* setzt, ebenso wie bei den Übergangswirbeln, eine ventrodorsale Aufnahme mit besonderer Technik voraus. Der Patient liegt mit angezogenen, im Knie gebeugten und gespreizten Beinen, um die Lendenlordose völlig auszugleichen.

b) Blockwirbelbildung; KLIPPEL-FEILsches Syndrom. Obwohl angeborene Mißbildungen, vor allem mangelhafte Differenzierung der Wirbelkörper, an allen Stellen der Wirbelsäule beobachtet worden sind, haben sie praktisch vor allem in der *Halswirbelsäule* eine gewisse Bedeutung; die Mißbildung an dieser Stelle wurde von KLIPPEL und FEIL zuerst beschrieben. Bei der Inspektion der Kranken fällt bereits die Kürze des Halses auf, sowie der Tiefstand der Nacken-Haargrenze; bei der Untersuchung findet man eine starke Einschränkung der Kopfbewegungen. Im Röntgenbild (Abb. 34) sieht man, besonders bei seitlichen Aufnahmen, eine Verschmelzung mehrerer Wirbelkörper zu einem undifferenzierten „Wirbelblock". Diese Mißbildung ist nicht selten; ich habe in den letzten Jahren 5 Fälle gesehen. Mitunter sieht man auch Fälle, wo die Wirbelkörper gut differenziert aber die Wirbelbögen verwachsen sind. Die Beschränkung der Beweglichkeit der Halswirbelsäule macht den Kranken einige Beschwerden, außerdem kommt es zu sekundären Myalgien und Neuralgien im Nacken und in den Armen. Es ist auffallend, daß die Mehrzahl der Fälle auch sonstige kongenitale Entwicklungsstörungen zeigt; es sind oft zurückgebliebene, schwachsinnige Leute, in einem Fall von INGELRANS bestand hereditäre Syphilis. Die *Therapie* kann nur symptomatisch sein und deckt sich mit der Behandlung der Spondylosis deformans.

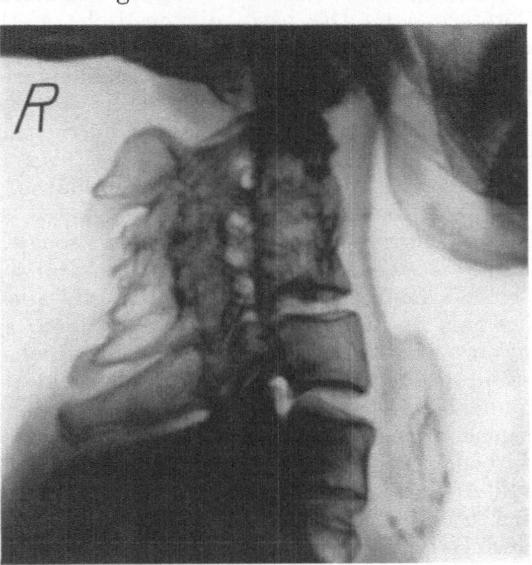

Abb. 34. KLIPPEL-FEILsches Syndrom (Blockwirbelbildung) bei einem 56jährigen Mann.

c) Spina bifida occulta. Spaltbildungen in den hinteren Bögen der Wirbel in der Lumbosacralgegend sind sehr häufig; in der Literatur schwanken die Zahlen zwischen 12—24%, wir fanden sie bei 7% unserer Röntgenaufnahmen. Oft findet man äußerlich an der Stelle des Bogendefektes eine abnorme Behaarung der Haut. Man hat eine große Reihe von Störungen (Klauenfüße, Gangstörungen, Enuresis nocturna) mit der Spina bifida in Zusammenhang gebracht, ohne jemals den exakten Beweis für den Zusammenhang erbracht zu haben. Tatsächlich sieht man die Spina bifida überaus häufig als harmlosen Nebenbefund an Röntgenaufnahmen, die aus anderer Ursache angefertigt worden sind. Meist ist sie allerdings auf den 5. Lenden- oder 1. Kreuzbeinwirbel beschränkt; die Spaltbildungen, welche höher hinaufreichen, können nach HINTZE schon eher Beschwerden verursachen, wobei meist remittierende Kreuzschmerzen entstehen sollen.

2. Verbiegungen der Wirbelsäule.

a) Die Kyphosen sind stets die Folge von degenerativen Prozessen der Wirbelkörper oder der Bandscheiben; sie werden im nächsten Kapitel besprochen.

b) Die Skoliosen haben eine große praktische Bedeutung, und zwar nicht allein infolge ihrer Häufigkeit, die auf etwa 8% geschätzt wird, sondern auch infolge der oft sehr erheblichen Beschwerden, die auch im Erwachsenenalter, nach jahrzehntelanger Latenz auftreten können: es sind sekundäre intercostale Neuralgien und Myalgien der Lenden- und Rückenmuskeln, welche infolge der gestörten Statik der Wirbelsäule entstehen und die hauptsächlichen Schmerzen verursachen.

Bezüglich der *Diagnose* sei nur soviel gesagt, daß die Betrachtung der Dornfortsatzlinie kein ausreichendes Bild über die Schwere der Verbiegung gibt, da die Wirbelkörper stets stärker skoliotisch sind als die Dornfortsätze. Die beste diagnostische Methode ist das Röntgenbild. Wir müssen ferner in jedem Fall feststellen, ob die Skoliose schon fixiert oder noch ausgleichbar ist; das geschieht durch Seitenbeugen des sitzenden Patienten, wobei es zweckmäßig ist, die Dornfortsatzlinie vorher mit Fettstift zu markieren. Auch die Suspension in der GLISSONschen Schlinge dient zu diesem Zweck, ist aber in der Praxis entbehrlich.

Ätiologisch sind nicht alle Fälle zu klären. In der Mehrzahl der Fälle wird wohl die Rachitis eine Rolle spielen, ebenso wird das einseitige Tragen schwerer Lasten im Adoleszentenalter mit Recht beschuldigt; bei älteren Leuten spielt die kompensatorische Skoliose bei einseitiger Beinverkürzung eine große Rolle. Es gibt auch angeborene Skoliosen, die meist auf überzähligen Keilwirbeln beruhen; auch bei einseitiger Sakralisation soll gelegentlich sekundär eine Skoliose entstehen. Die *Pathogenese* der Skoliose ist noch völlig ungeklärt. SCHMORL macht darauf aufmerksam, daß auf der *Bogeninnenseite* der Skoliose die Bandscheiben degeneriert und sogar nekrotisch werden; an diesen Stellen werden die Wirbelkörper sklerotisch und es entstehen spondylotische Randwülste (vgl. Abb. 38). Auf diese Vorgänge ist die „Fixation" der Skoliose zurückzuführen; ob aber die Nekrose der Bandscheibe die *Ursache* oder die *Folge* der Skoliose ist, läßt sich noch nicht entscheiden. Die *Prophylaxe* der Skoliose sowie die Therapie der noch beweglichen Skoliosen im Kindesalter gehört in den Bereich der Orthopädie; bei veralteten Skoliosen kann man einen Versuch mit kurzer Extension im Schrägbett machen (SPITZY) und leichte Stützapparate verordnen, die jedoch nicht zu stark einschnüren sollen, da kein Redressement, sondern nur eine *Stützung* beabsichtigt ist. Die sonstige Therapie ist nur symptomatisch, wenn es auch mit Hilfe der physikalischen Therapie stets möglich ist, den Kranken weitgehende Linderung zu verschaffen (vgl. unter Spondylosis deformans).

c) Spondylolisthesis. Diese von NEUGEBAUER 1881 zuerst methodisch erforschte Veränderung besteht aus einem Abgleiten des Körpers des 5. (seltener des 4.) Lendenwirbels mit den oberen Gelenkfortsätzen nach vorne, unter Zurücklassung der unteren Gelenkfortsätze und des Dornfortsatzes an der normalen Stelle. Die Veränderung ist keine große Seltenheit, da JUNGHANNS 60 und MEYER-BURGDORFF 40 Fälle beschrieben haben. Die Voraussetzung für die Entstehung des Wirbelgleitens ist eine Spaltbildung im Zwischengelenkstück (*Spondylolysis*), die meist $^1/_2$—1 cm breit und durch Bindegewebe ausgefüllt ist. Diese Spaltbildung kommt am 4. und 5. Lendenwirbel auch ohne Wirbelgleiten nicht selten vor; NEUGEBAUER fand sie bei 5% aller untersuchten Wirbelsäulen.

Bei intakter lumbosacraler Bandscheibe ist ein Abgleiten des Wirbelkörpers nicht möglich; die Bandscheibe ist in allen Fällen von Spondylolisthesis weitgehend zerstört.

Durch das Abgleiten des 4. oder 5. Lendenwirbels ist die Fixation der Wirbelsäule auf dem Kreuzbein unterbrochen und muß durch Muskelspasmen, vermehrte Lendenlordose und Änderung der Beckenneigung kompensiert werden. Die Kranken bemerken, daß sie kleiner werden, die Brust ist dem Becken genähert, rings um die Lenden bildet sich eine Hautfalte. Das Bücken erfolgt nur vorsichtig, mit erhaltener Lendenlordose, die Kranken stehen leicht nach vorne gebückt mit etwas gebeugten Knien. Das *Röntgenbild* ermöglicht sofort die Diagnose: Bei seitlichen Aufnahmen der Lendenwirbelsäule sieht man den 4. bzw. 5. Lendenwirbel nach vorne verschoben, bei guter Technik ist auch die Spaltbildung im Wirbelbogen zu erkennen. (Vgl. Abb. 35.) Die Spongiosa des Sacrums ist sklerosiert und nach vorne verlängert; SCHMORL bezeichnet diesen Zustand als „konsolartigen Vorbau", der dazu dient, den nach vorne gleitenden Wirbelkörper von unten her zu stützen.

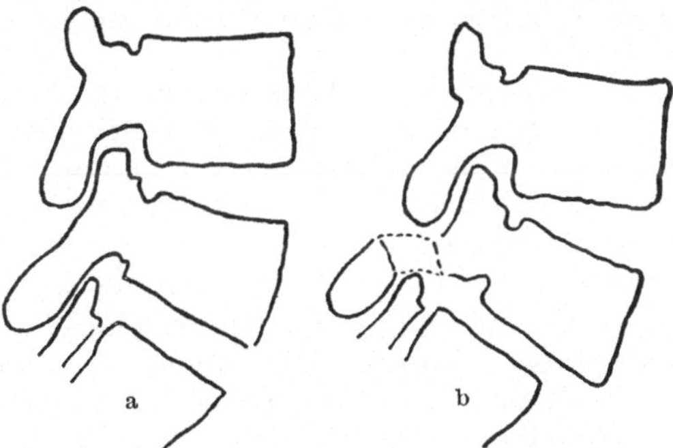

Abb. 35. Schema der Spondylolysthesis nach W. MÜLLER.
a Normale Lumbosacralgegend; b Spondylolysis (punktiert) und Wirbelgleiten.

Die *Ätiologie* der Spondylolisthesis ist noch nicht völlig geklärt; während NEUGEBAUER die Spaltbildung im Zwischengelenkstück für angeboren hält und SCHMORL sich dieser Ansicht anschließt, glauben MEYER-BURGDORFF und BURCKHARDT, daß die Spondylolyse auch erworben werden kann, wobei starke Belastung, Traumen und vielleicht eine gewisse Minderwertigkeit des Bogenmaterials eine Rolle spielen. Ich glaube, daß die funktionellen Momente nur für das Wirbelgleiten, d. h. die Spondylolisthesis, von Bedeutung sind; dafür spricht das verhältnismäßig häufige Vorkommen bei Lastenträgern (BOWMANN). Die Voraussetzung dafür, daß es zum Wirbelgleiten kommt, ist aber die *angeborene* Spondylolyse, die *nicht* erworben werden kann, da wir sonst bei Schwerarbeitern sehr viel häufiger die Spondylolisthesis beobachten könnten, als das tatsächlich der Fall ist. *Therapeutisch* ist auch bei der Spondylolisthesis die Anfertigung einer Stützbinde mit Pelotte über der Lumbosacralgegend vorzuschlagen.

3. Degenerative Veränderungen.

a) Veränderungen der Bandscheiben, Alterskyphose. Degenerative Veränderungen der Bandscheiben sind mit fortschreitendem Alter außerordentlich häufig; nach SCHMORL ist am Ende des 5. Jahrzehntes kaum eine Wirbelsäule zu finden, bei der alle Bandscheiben normal wären. Die Veränderungen bestehen in Wasserverlust, brauner Degeneration und Zermürbung; die Folge ist Nachlassen der Schwellkraft des Nucleus pulposus, Verlust der Elastizität und Zusammensinken der Bandscheibe. Meist sind die Veränderungen im Lendenteil am stärksten ausgeprägt.

Während diese Veränderungen im Röntgenbild nur am verschmälerten Zwischenwirbelraum und der Randsklerose der Wirbelkörper zu erkennen sind, kommt es bei einer geringeren Anzahl (6% nach RATHCKE) zu *Kalkeinlagerungen* in den Nucleus pulposus, welche zuerst von BÁRSONY und KOPPENSTEIN im Röntgenbild nachgewiesen worden sind. Kalkeinlagerungen in den Annulus sind nach anatomischen Untersuchungen viel häufiger, im Röntgenbild aber kaum darzustellen. Die klinische Bedeutung dieser „Calcinosis intervertebralis" ist nur gering; falls Beschwerden bestehen, so sind sie durch die ursprüngliche Erkrankung, die *Degeneration* und nicht durch die Verkalkung verursacht. Außer Kalk kann sich auch *fibröses Gewebe* in die Bandscheiben einlagern. Da es sich um ein wenig elastisches Gewebe handelt, ist völlige Versteifung die Folge, für welche im Röntgenbild keine Ursache gefunden werden kann („fibröse Versteifung" nach SCHMORL). Ich habe nicht selten Fälle von klinischer Versteifung mit negativem Röntgenbefund beobachtet; wahrscheinlich waren es fibröse Einlagerungen, auf deren Vorhandensein höchstens aus der verminderten Zwischenwirbelscheibenhöhe im Röntgenbild geschlossen werden kann. Es ist jedoch dringend davor zu warnen, eine beginnende Spondylarthritis ankylopoetica als belanglose Fibrose zu diagnostizieren (vgl. unten).

Im vorgerückten Alter kommt es in der mittleren Brustwirbelsäule zur Zerstörung der vorderen Bandscheibenabschnitte. Als Folge davon nähern sich die Wirbelkörper einander, es entsteht die *Alterskyphose*. Die nekrotischen Bandscheibenteile werden durch Bindegewebe ersetzt, welches verknöchert und die vorderen Teile der Wirbelkörper knöchern vereinigt. Die Folge ist die Versteifung in kyphotischer Haltung.

b) Veränderungen der Knorpelplatten: Knorpelknötchen, Adoleszentenkyphose. Falls bei Vorhandensein intakter Bandscheiben mit normaler Quellkraft die knorpelige Schlußplatte beschädigt wird, quillt die Bandscheibe in den Wirbelkörper hinein; es entstehen hernienartige Einstülpungen von Bandscheibengewebe in die Wirbelkörperspongiosa hinein, die von SCHMORL 1926 zuerst beschriebenen *Knorpelknötchen*.

Es handelt sich um stecknadel- bis erbsengroße Knoten, die unmittelbar unter der Schlußplatte in der Höhe des Nucleus pulposus liegen; sie kommen selten vereinzelt vor, meist sind mehrere Knötchen vorhanden, wobei die Brustwirbelsäule bevorzugt wird. Es handelt sich um einen überaus häufigen Vorgang. SCHMORL fand bei 38% von 3000 anatomisch untersuchten Wirbelsäulen Knorpelknötchen. Im *Röntgenbild* ist nur ein kleiner Teil der Bandscheibenhernien darzustellen. Man findet sie am leichtesten bei seitlichen Aufnahmen der Brustwirbelsäule, aber nur im fortgeschrittenen Stadium, wenn sich um das Knötchen herum eine knöcherne Schale gebildet hat oder das Knötchen verkalkt ist (Abb. 36).

Die Entstehung der Knorpelknötchen hat, wie bereits betont, normale Bandscheiben zur Voraussetzung; degenerierte Bandscheiben älterer Personen haben keine Quellkraft, um in die Spongiosa einzudringen. Die eigentliche *Ursache* des Prolapses ist aber eine Beschädigung der knorpeligen Schlußplatte, welche normalerweise die Bandscheibe gegen den Wirbelkörper fest abschließt. Besonders bei Jugendlichen ist die Knorpelplatte in der Nähe des Nucleus besonders dünn und kann durch Traumen oder übermäßige Belastung einreißen; die siebartig durchlöcherte knöcherne Schlußplatte ist nur wenig widerstandsfähig. Auch die bei jugendlichen Personen noch vorhandenen Gefäßlücken der Knorpelplatte können die Entstehung der Knorpelknötchen begünstigen, bei älteren Individuen können Degeneration der Knorpelplatte und Osteoporose disponierend wirken.

Die *Bedeutung* der Knorpelknötchen besteht vor allem darin, daß die Bandscheibe verschmälert wird und ihre Elastizität verliert; es kann ferner die Bandscheibe vom Knorpelknötchen aus vascularisiert und durch Bindegewebe ersetzt werden, was fibröse Versteifung (vgl. oben) zur Folge hat. Ferner sind vereinzelte Fälle von Knorpelknötchen beschrieben worden, die sich unter dem hinteren Längsband nach *hinten* vorgewölbt haben, wodurch Druckerscheinungen am Rückenmark hervorgerufen wurden. Auch nach vorne und seitlich wird gelegentlich Bandscheibengewebe verlagert, was an Röntgenbildern von Spondylosis deformans gut zu erkennen ist. Am bedeutungsvollsten ist aber die Entstehung der Adoleszentenkyphose.

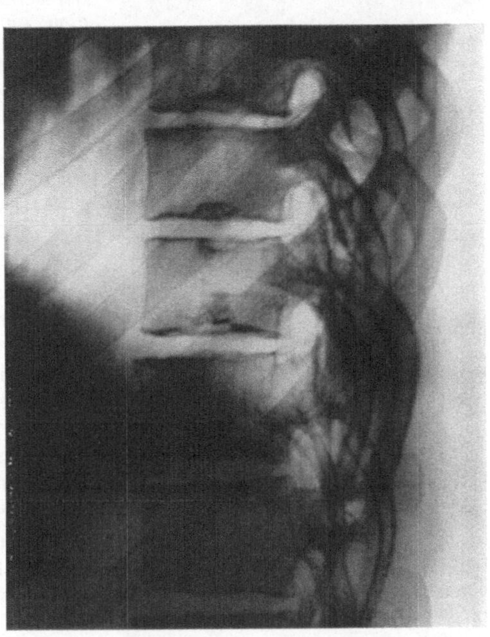

Abb. 36. SCHMORLsche Knorpelknötchen bei einem 32jährigen Mann; Kreuzschmerzen seit 12 Jahren.

Die von SCHEUERMANN ursprünglich als Epiphysennekrose der Wirbelkörper aufgefaßte *Adoleszentenkyphose* beruht, wie W. MÜLLER und HARRENSTEIN gezeigt haben, auf Zerstörung der Knorpelplatte durch Knorpelknötchen; da die Knorpelplatte aber gleichzeitig die Wachstumszone des Wirbels darstellt, wird das Wachstum der *vorderen* Abschnitte der Wirbelkörper gehemmt, wodurch diese Keilform annehmen und durch Zusammensinken der Bandscheibe vorne aneinanderstoßen. Die Bandscheiben werden zuletzt durch Bindegewebe ersetzt; dadurch kommt der „fixierte Rundrücken" zustande.

Klinisch entwickelt sich im Alter von 14—19 Jahren im Laufe von 2 Monaten bis 1 Jahr eine schmerzhafte Kyphose der mittleren Brustwirbelsäule; bevorzugt werden Knaben mit anstrengender Beschäftigung, vor allem Landwirte. Im seitlichen *Röntgenbild* erkennt man die leicht keilförmigen Wirbelkörper im Bereich der kyphotischen Brustwirbelsäule, ferner sieht man oft typische Knorpelknötchen oder unregelmäßige Begrenzung der Wirbelkörper gegen die Bandscheiben.

Ätiologisch kommt eine angeborene, vielleicht auch erbliche Anlagestörung der Bandscheiben in Frage; auch innersekretorische Störungen seitens der Hypophyse sind beschuldigt worden (W. MÜLLER). Neben der disponierenden Veranlagung spielen übermäßige Belastung und

Traumen als auslösende Ursache eine große Rolle. *Therapeutisch* wird man möglichste Ruhigstellung durch Bettruhe, Extensionsbehandlung und Stützkorsett anstreben.

c) Veränderungen am Wirbelkörper: Osteoporose, Fischwirbel. Bei fortschreitendem Alter, aber auch bei kachektischen Zuständen und bei der Osteomalacie, kommt es zu hochgradiger Osteoporose der Wirbelkörper. Falls die Bandscheiben gleichzeitig noch intakt sind, können die rarefizierten Wirbelkörper dem Druck nicht mehr Widerstand leisten und werden eingebuchtet, wobei, entsprechend der verschiedenen Belastung, im Lendenteil eine zentrale Einbuchtung („Fischwirbelbildung"), im Brustteil eine keilförmige Kompression der Wirbelkörper resultiert. Als Folge dieser Vorgänge entsteht eine Kyphose, die jedoch erheblich seltener ist, als die Alterskyphose infolge Bandscheibendegeneration.

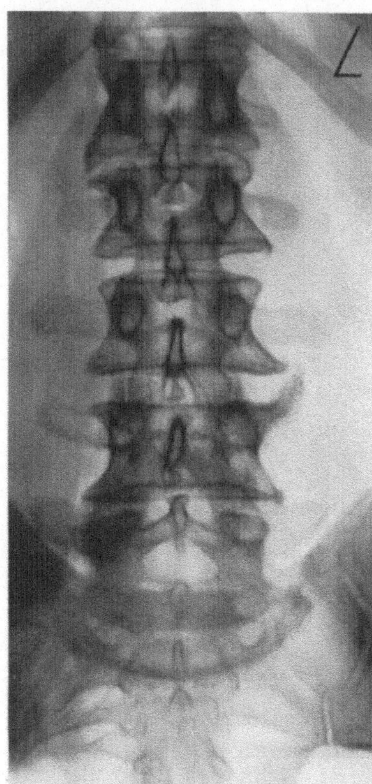

Abb. 37. Spondylosis deformans bei einem 51jährigen Mann; seit 2 Jahren Kreuzschmerzen.

d) Die Spondylosis deformans. Von allen Veränderungen der Wirbelsäule hat die Spondylose am meisten das Interesse der inneren Medizin erweckt; die Ursache liegt in der außerordentlichen Häufigkeit dieser Veränderung und ihrer leichten Erkennbarkeit im Röntgenbild. Seit den Veröffentlichungen von Erben, Plate, Krebs u. a. werden viele Schmerzzustände im Kreuz, Rücken und Nacken, aber auch irradiierende neuralgiforme Schmerzen in Armen und Beinen auf diese Veränderung zurückgeführt.

Die Spondylose ist ein *Umbau der Wirbelkörper*, verursacht durch *funktionelle Insuffizienz* der Wirbelsäule. Die Insuffizienz resultiert aus der primären Bandscheibendegeneration und der erhöhten funktionellen Inanspruchnahme.

Wir wissen seit den Untersuchungen von Beneke, daß die *Voraussetzung* für die Entstehung der Spondylose die Degeneration der Bandscheiben ist; andererseits geht die Schwere der Degeneration keineswegs mit der Spondylose parallel, es kann trotz schwerer Degeneration die Spondylose völlig ausbleiben. Falls die Degeneration zur Alterskyphose oder zur Fibrose der Bandscheibe führt, erfolgt die Versteifung *ohne* daß sich eine Spondylose entwickelt. Auch bei der durch Bänderverknöcherung fixierten Versteifung bei der Spondylarthritis ankylopoetica bleibt die Spondylose meist aus. Es muß daher die Wirbelsäule *beweglich* sein, damit sich eine Spondylose entwickelt; damit ist der *funktionelle Faktor* erwiesen.

Der Umbau der Wirbelkörper erfolgt in der Weise, daß sich an den Rändern Wucherungen bilden, die dem nächstfolgenden Wirbel zustreben; je nach der Größe dieser Wucherungen sind sie im *Röntgenbild* als Spitzen oder Spangen zu erkennen. Sehr oft vereinigen sich die Spangen benachbarter Wirbel (vgl. Abb. 37), wobei sie die oft etwas vorquellende Bandscheibe umklammern. Weiter sieht man im Röntgenbild oft die Verengung des Zwischenwirbelraumes als Folge der Bandscheibendegeneration. Die Lendenwirbel erscheinen oft taillenförmig eingeschnürt; die Architektur der Spongiosa ist verändert, die Knochenbälkchen gehen in die Randwucherungen über. Wenn die Randwülste mehrerer Wirbel sich vereinigen, wachsen sie zusammen und werden an der Oberfläche durch umformende Resorption geglättet, wodurch die Wirbelsäule stellenweise eine zuckergußähnliche Oberfläche erhält, die jedoch nicht mit der Bandverknöcherung bei der Spondylarthritis ankylopoetica verwechselt werden darf.

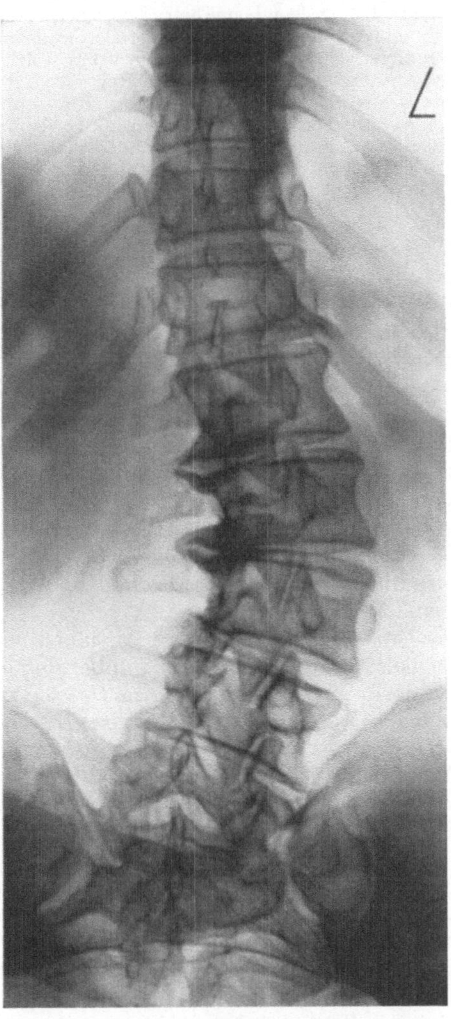

Abb. 38.
Knöchern fixierte Skoliose; 50jähriger Mann.

Die funktionelle Bedeutung der Randwülste ist am eindeutigsten bei der *Skoliose* ersichtlich (vgl. Abb. 38); es handelt sich um einen Reparationsvorgang zur Stützung funktionell insuffizienter Wirbelsäulenpartien. Denselben morphologischen und funktionellen Vorgang sehen wir bei abgeheilten infektiösen Spondylitiden und bei Wirbelbrüchen in Form der Entstehung von *isolierten Spangen* zwischen den erkrankten und insuffizient gewordenen Wirbelkörpern; es unterliegt wohl keinem Zweifel, daß es sich um wesensgleiche Prozesse handelt, obwohl natürlich die generalisierte Spondylose von diesen isolierten Spangenbildungen aus klinischen Gründen streng zu trennen ist. Mitunter findet man bei jugendlichen Personen isolierte Spangen zwischen 2 röntgenologisch intakten Wirbelkörpern; stets wird in der Anamnese ein Trauma angegeben, und es ist wahrscheinlich, daß es bei dem Trauma zu *isolierter*

Bandscheibenverletzung gekommen ist, welche zur Entstehung einer lokalen Spondylose führte.

SCHMORL betont, daß die Randwulstbildung nicht vom obersten Rand des Wirbelkörpers ausgeht, sondern *unterhalb der Randleiste* beginnt, an der Stelle, wo das vordere Längsband sich abhebt. SCHMORL erklärt das Zustandekommen der Randwülste folgendermaßen: Die ursächliche Schädigung besteht in Zerreißungen der *peripheren* Bandscheibenanteile, wodurch die gelockerte Bandscheibe bei Bef wegungen vorgepreßt und das vordere Längsband gezerrt wird; dadurch wird au- die Ansatzstelle des Bandes ein Reiz ausgeübt und die Knochenwucherung an dieser Stelle ausgelöst. An einer Reihe von anatomischen Präparaten hat SCHMORL diese Genese überzeugend nachweisen können; ob sie für *alle* Randwucherungen zutrifft, erscheint mir sehr fraglich, zumal an vielen Röntgenbildern die Spitzen und Spangen eindeutig von dem obersten Rand der Wirbelkörper ihren Ausgang nehmen.

Die Spondylose ist eine außerordentlich häufige Veränderung. So fand JUNGHANNS bei der anatomischen Untersuchung von über 4200 Wirbelsäulen im Alter von 40—50 Jahren bereits bei 78%, im Alter von 50—60 Jahren 93% Spondylosen; allerdings sind da bereits die leichtesten Grade mitgerechnet. Wenn nur schwerere Formen gezählt werden, sind die entsprechenden Zahlen 10% und 12% (nach HEINE 3% und 14%). Bei *Frauen* sind die letzteren Zahlen noch erheblich niedriger; sie betragen 4,4% und 7,4%. Dabei handelte es sich um wahllos untersuchte Wirbelsäulen; ich selber fand im Röntgenbild von Patienten, die typische Beschwerden hatten, im Alter von 40—50 Jahren 70% und im Alter von 50—60 Jahren 92% Spondylosen. Zur Kontrolle habe ich eine Anzahl von über 50 Jahre alten Leuten untersucht, die niemals Beschwerden von seiten der Wirbelsäule hatten. Es wurden Röntgenaufnahmen in 3 Strahlenrichtungen angefertigt. Spondylosen fanden sich bei 46%, also nur halb so häufig als bei Kranken, welche spondylotische Beschwerden hatten.

Die bisherigen Zahlen beziehen sich auf die Brust- und Lendenwirbelsäule, welche schon infolge der größeren Belastung am häufigsten erkrankt sind. Aber auch im *Halsteil* der Wirbelsäule ist die Spondylose keine Seltenheit, wie BURCKHARDT vermutet. Am geeignetsten für die Diagnose ist die *seitliche* Röntgenaufnahme (Abb. 39); ich fand bei Männern, die Nackenbeschwerden hatten, im Alter von über 50 Jahren 73% Spondylosen der Halswirbelsäule, während bei beschwerdefreien Kontrollpersonen im selben Alter bloß 20% eine Spondylose hatten.

Es geht bereits aus den erwähnten Zahlen von JUNGHANNS hervor, daß Frauen erheblich seltener an Spondylose erkranken als Männer. Aber auch unter den Männern scheint es erhebliche *berufliche* Unterschiede zu geben. So fand z. B. GANTENBERG unter Bergleuten häufiger Spondylosen als bei anderen Berufen; bei Serienuntersuchungen in gewerblichen Betrieben konnte ich allerdings *keine* Unterschiede in der Funktion der Wirbelsäule bei den einzelnen Arbeitszweigen finden, auch nicht bei Bergleuten; doch stehen mir leider keine Röntgenbefunde zur Verfügung.

Wenn wir nun auf Grund der besprochenen pathologischen Befunde uns fragen, welche *klinische Bedeutung* der Spondylose eigentlich zukommt, so müssen wir von den Symptomen ausgehen, die sie verursachen muß. Das ist in erster Reihe die *Abnahme der Beweglichkeit* der Wirbelsäule, die dann, wenn die Randwucherungen mehrerer Wirbel zusammenwachsen, in völlige Versteifung ganzer Abschnitte der Wirbelsäule übergehen muß. Dieselben Symptome werden allerdings auch schon durch die einfache Bandscheibendegeneration hervorgerufen, wenn auch die Versteifung dabei nicht sehr hochgradig sein wird. Diese Einschränkung der Beweglichkeit wird sich an den Stellen am meisten bemerkbar machen, wo normalerweise die Exkursionen der Wirbelsäule am größten

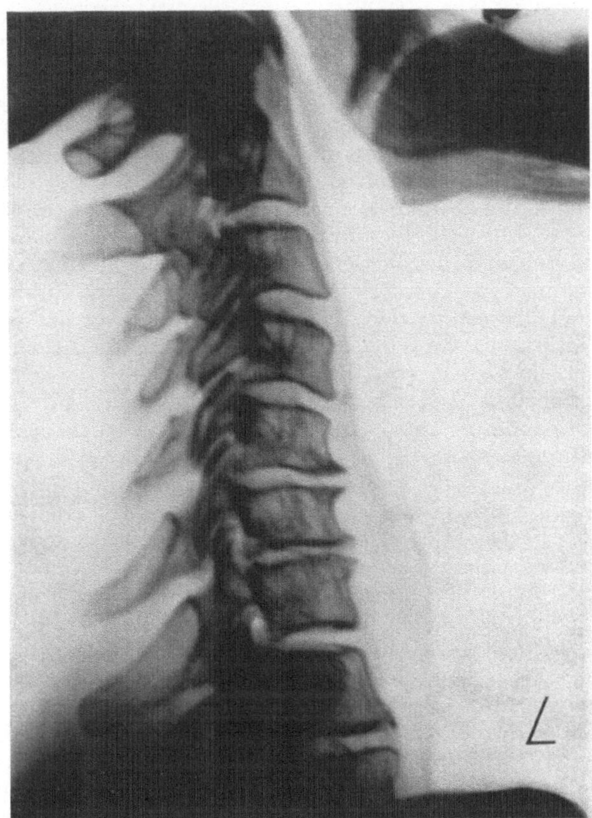

Abb. 39. Spondylose der Halswirbelsäule bei einem 49jährigen Mann.

sind: im Lendenteil und Halsteil. Da im Halsteil die Spondylose nur selten zur knöchernen Vereinigung zweier Wirbel führt, ist die Versteifung an dieser Stelle nicht so hochgradig, wie bei der Spondylose der *Lendenwirbelsäule,* welcher klinisch seit jeher eine überragende Bedeutung zugemessen wurde.

Die Kranken klagen über allmählich entstandene Schmerzen im Kreuz, die besonders beim Bücken auftreten und in das Gesäß, auf die Hinterfläche der Oberschenkel und in die Lendengegend ausstrahlen. Das Bücken, das Aufrichten und Heben ist besonders schmerzhaft und eingeschränkt. Bei der Untersuchung bemerkt man, daß bei den

Bewegungen die Lendenwirbelsäule partiell versteift ist; beim Bücken gleicht sich die Lordose nicht oder nur ungenügend aus, bei Seitenbewegungen entsteht kein gleichmäßig gekrümmter Bogen der Dornfortsatzlinie. Falls Muskelspasmen vorhanden sind, empfiehlt es sich, im Sitzen zu untersuchen. Stauchungsschmerz und stärkerer Klopfschmerz besteht nicht. Die Senkungsreaktion ist — wie bei allen degenerativen Veränderungen der Wirbelsäule — stets normal.

Die langen Rückenmuskeln sind bei einem Teil der Fälle stark gespannt und leicht druckempfindlich, der LASÈGUEsche Versuch fällt oft beiderseits angedeutet positiv aus. Es handelt sich um sekundäre Myalgien und Neuralgien, die jedoch viele Ärzte heute noch verführen, das Krankheitsbild selbst bei deutlicher Versteifung der Wirbelsäule als Ischias oder „Muskelrheumatismus" aufzufassen.

Wenn die erwähnten Symptome bei *negativem* Röntgenbefund beobachtet werden, so denke man an Bandscheibendegeneration oder an die früher erwähnte „fibröse" Versteifung; es genügt jedoch nicht, eine einzige Röntgenaufnahme anzufertigen, da oft erst die seitliche bzw. halbseitliche Aufnahme die spondylotischen Veränderungen aufdeckt.

Über den Mechanismus der Schmerzentstehung bei der Spondylose ist sehr viel diskutiert worden; so viel steht fest, daß eine Kompression der Nervenwurzeln *niemals* stattfindet. Ein Teil der Beschwerden beruht ebenso, wie bei den deformierenden Arthropathien, auf sekundären Myalgien; ein anderer Teil wird wohl der Ausdruck irradiierender Organempfindungen sein.

Von vielen Seiten ist die klinische Bedeutung der Spondylose gänzlich in Frage gestellt worden, da sie oft bei Röntgenaufnahmen *beschwerdefreier* Personen festgestellt werden konnte. Wir haben gesehen, daß solche Leute tatsächlich Spondylosen haben können, aber erheblich seltener, als Kranke mit typischen Beschwerden. Die Spondylose ist ebenso wie die deformierenden Arthropathien und ebenso wie die Arteriosklerose eine *Aufbrauchskrankheit*, und wir wissen, daß es viele Leute mit fortgeschrittener Arteriosklerose gibt, die niemals Beschwerden hatten. Niemand wird aus diesem Grunde die klinische Bedeutung der Arteriosklerose in Zweifel ziehen. Dasselbe gilt für die Spondylose auch: Bei vielen Leuten verläuft sie völlig symptomlos und wird nur als Zufallsbefund entdeckt, bei anderen verursacht sie jahrelang Beschwerden. Zu starke funktionelle Beanspruchung, kleine Traumen u. dgl. können eine bis dahin latente Spondylose manifest machen. Wir erinnern daran, daß die Spondylose ein Reparationsvorgang an insuffizienten Wirbelsäulen ist.

Bei der Spondylose der mittleren *Brustwirbelsäule* entstehen Schmerzen vom Charakter der Intercostalneuralgien; die überwiegende Mehrzahl aller Intercostalneuralgien hat sekundären Charakter und wird durch Wirbelsäulenveränderungen verursacht.

Erheblich größere Bedeutung hat die Spondylose der *Halswirbelsäule*; sie verursacht hartnäckige Schmerzen im Nacken und der Schultergegend, die gelegentlich in die Arme ziehen und dann als „Brachialneuralgie" diagnostiziert werden. Objektiv findet man bei einem Teil der Fälle eine gewisse Einschränkung der Kopfbewegungen, gelegentlich leichten

Klopfschmerz der befallenen Wirbel; am häufigsten ist eine mäßige Druckempfindlichkeit des Musculus trapezius nachweisbar.

Die *Differentialdiagnose* der Spondylose kann mitunter große Schwierigkeiten bereiten. Wie bereits gesagt, können ähnliche Symptome auch durch einfache Bandscheibendegeneration, durch Fibrose und wahrscheinlich auch durch Knorpelknötchen erzeugt werden. Es sind ätiologisch und symptomatologisch verwandte Erscheinungen, die aber nur zum Teil aus dem Röntgenbild erkannt werden können. Über die Abgrenzung gegen die entzündlichen Erkrankungen der Wirbelsäule wird noch die Rede sein; vor allem möge man aber bedenken, daß die etwaigen Beschwerden trotz bestehender Spondylose von Erkrankungen der Muskeln oder der inneren Organe herrühren können. Eine sorgfältige klinische Untersuchung ist in jedem Fall unentbehrlich.

Die *Prognose* der Spondylose ist keine schlechte: Völlige Versteifung der Wirbelsäule ist eine große Seltenheit und die vorhandenen Beschwerden können therapeutisch gut beeinflußt werden. Die Bewegungseinschränkung ist natürlich eine dauernde, sie bedingt aber keine erhebliche Beeinträchtigung der Arbeitsfähigkeit.

Die *Therapie* der Spondylose (und der wesensverwandten Bandscheibendegeneration) besteht zunächst darin, etwaige statische Mißverhältnisse (z. B. Beinverkürzung) zu korrigieren und die sekundären Myalgien und Neuralgien zu beseitigen. Das geschieht durch Wärmeanwendungen (Solluxlampe, Wintersonne, Dampfstrahl), sowie Bädern und Fangopackungen. Nach SCHEDE führt der Haltungsverfall der Muskulatur zur Insuffizienz der Wirbelsäule und ist daher eine der Hauptursachen der Spondylose; es ist daher durch systematische Massagebehandlung eine Stärkung der Rückenmuskeln zu erstreben, besonders wirkungsvoll ist die kombinierte Duschemassage, wie sie auch in einigen Kurorten geübt wird.

Bei schwer arbeitenden Männern kommt man mit dieser Behandlung allein auf die Dauer nicht aus; sie bekommen nach jeder stärkeren Anstrengung Rückfälle und müssen die Arbeit immer häufiger unterbrechen. In diesen Fällen ist die von KREBS befürwortete Stützung der Lendenwirbelsäule mit Hilfe eines Lendengurtes eine nur selten versagende Maßnahme. Es sollen keine festen, von der Schulter bis zum Becken reichenden Korsetts angefertigt werden, die den Träger am Arbeiten erheblich behindern und in keinem Verhältnis zu der relativen Harmlosigkeit der Erkrankung stehen. Das Wesentliche ist eine nach Maß angefertigte *Pelotte,* die vom unteren Ende des Kreuzbeins bis zur unteren Brustwirbelsäule reicht und an einem leichten, vorne schließenden Mieder befestigt ist. MENNELL verbindet die am Kreuz liegende Pelotte am oberen und unteren Ende mittels zweier Gurte mit einer vorne liegenden, der Bauchform angepaßten Pelotte; diese Form gewährleistet bei festem Sitz die beste Beweglichkeit.

e) Arthrosen der Zwischenwirbelgelenke, besonders des Lumbosacralgelenkes. Falls infolge degenerativer Prozesse die Bandscheiben zusammensinken, müssen sich die benachbarten Wirbelkörper nähern und es kommt zu nicht unerheblichen Verschiebungen der Gelenkflächen der Zwischenwirbelgelenke. Die Folgen sind Veränderungen im Sinne der

Arthrosis deformans; es kommt zu Randwulstbildungen, die so hohe Grade annehmen können, daß die Gelenkfortsätze in einer knöchernen Tasche zu liegen kommen. Die Folge muß die Versteifung der befallenen Wirbelsäulenabschnitte sein; dieser Vorgang ist nach LÜBKE, der 200 Wirbelsäulen anatomisch untersucht hat, sehr häufig; im Alter von 30 bis 40 Jahren sieht man bereits an 62% der Lumbosacralgelenke arthrotische Veränderungen. Nach LÜBKE soll die Arthrose der Zwischenwirbelgelenke mit der Spondylose keineswegs immer parallel gehen.

Die Arthrose der Zwischenwirbelgelenke, vor allem des Lumbosacralgelenkes, hat auch das Interesse der *Röntgenologen* erweckt; PUTTI, GOLJANITZKY und vor allem KIENBÖCK haben im Röntgenbild die ,,Arthrosis lumbosacralis" beschrieben und als Ursache von Kreuzschmerzen angesehen. KIENBÖCK hat unter dem Namen ,,präsenile trophostatische Osteoarthrose" ein Syndrom beschrieben, das im Röntgenbild Arthrose der Lumbosacralgelenke und Iliosacralgelenke, Spondylose der Lendenwirbel und eine leichte Skoliose der unteren Lendenwirbelsäule zeigt; auffallend sind die starken Randsklerosen. Nach meinen Erfahrungen ist die röntgenologische Darstellbarkeit der Veränderungen der Zwischenwirbelgelenke heute noch zu unsicher, um klinische Schlüsse zu erlauben; insbesondere muß ich davor warnen, in der ,,Verschattung" der Gelenke bei der frontalen Aufnahme einen pathologischen Prozeß zu sehen; es können eben die Gelenkflächen in einem anderen Winkel liegen, so daß der Spalt bei der Frontalaufnahme nicht darstellbar ist, er kommt dann bei der Halbseitenaufnahme nach DITTMAR meist zum Vorschein. In einigen Fällen erkennt man wohl einen unregelmäßig konturierten Gelenkspalt sowie verdickte und höckerige Gelenkfortsätze, doch müßten erst Parallelaufnahmen an anatomischen Präparaten die Verhältnisse klären.

Entscheidend ist die klinische Untersuchung, die durch MENNELL ausgebaut wurde; ich verweise auf die bereits bei der Diagnostik (S. 17) geschilderten Symptome. Nach MENNELL sind die Lumbosacralgelenke oft *traumatisch* erkrankt; bei Verhebungen, plötzlichen Wendungen des Körpers sollen Schädigungen im Lumbosacralgelenk entstehen, die meist als traumatische Lumbago, Muskelriß u. dgl. gedeutet werden, und deren wahre Natur nur durch genaue Untersuchung mit Hilfe der angegebenen Methoden erkannt werden kann.

Sowohl pathologisch wie klinisch ist die Bedeutung der Arthrosen der Zwischenwirbelgelenke noch wenig geklärt und weitere Untersuchungen sind sehr wünschenswert. *Therapeutisch* wird man nach denselben Grundsätzen vorgehen, wie bei der Spondylosis deformans; bei traumatischen Beschwerden ist Ruhigstellung durch Lendengurt angezeigt.

f) Arthrose des Iliosacralgelenkes. Zum Schluß sei der Vollständigkeit halber die Arthrose der Kreuzdarmbeinfuge an dieser Stelle kurz besprochen. Wie wir bereits bei der Besprechung der Untersuchungstechnik (S. 16) ausgeführt haben, sind *aktive* Bewegungen in dem durch starke Bänder fixierten straffen Gelenk nicht ausführbar. Nach den anatomischen Untersuchungen von ZÖLLNER, LÜBKE und SASKIN sind deformierende Veränderungen sehr häufig; LÜBKE fand unter 200 Fällen 72 geringe, 20 mittelstarke und 24 hochgradige Randwülste, davon 15 mit breiter Ankylose am oberen Rand. Die im *Röntgenbild* am unteren Ende des Gelenkes oft sichtbaren Randzacken haben keine pathologische Bedeutung; auf die von KIENBÖCK für pathognostisch gehaltene Randosteosklerose haben wir schon hingewiesen. Besonders in England und Amerika wird den traumatisch entstandenen Veränderungen im Iliosacralgelenk eine große Bedeutung zugemessen; die Mehrzahl aller Fälle von „traumatischer Lumbago“ soll auf einer Distorsion des Iliosacralgelenkes beruhen. Jede brüske Bewegung, das sog. Verheben u. dgl., soll eine starke Torsion und Beschädigung des Gelenkes verursachen können.

Die *Symptome* bestehen in Schmerzen, die jedoch nicht nur an der erkrankten Stelle empfunden werden, sondern in die Oberschenkel-, Leisten- und Lendengegend ausstrahlen können. Im akuten Stadium steht der Kranke nach vorne gebückt, es kann zu einer Skoliose mit der Konvexität zur kranken Seite entstehen. Die *Diagnose* kann nur durch indirekte Bewegungen erfolgen; wie SAXL betont, können alle extremen Bewegungen des Hüftgelenkes Schmerzen verursachen, ebenso das LASÈGUEsche Zeichen positiv ausfallen, weshalb oft die Diagnose „Ischias“ gestellt wird. Eine exakte Diagnose wird durch die Symptome ermöglicht, die MENNELL angegeben hat und die wir auf S. 16 geschildert haben.

Therapeutisch wird man, je nach der Lage des Falles verschieden vorgehen. Handelt es sich um eine frische Distorsion, so kann nach dem Vorgang von MENNELL die sog. *manipulative Behandlung* versucht werden, welche die „Einrenkung“ des Gelenkes bezweckt. Der Kranke wird auf die gesunde Seite gelegt und das Hüftgelenk der kranken Seite in leichtem Ätherrausch hyperextendiert. Anschließend fixiert man das Becken durch einen zirkulären Heftpflasterverband. Bei mehr chronischen Fällen wird das Becken durch Mieder oder Gurt mit Pelotte über dem Kreuz fixiert. Neben diesen Maßnahmen wird man von der physikalischen Therapie (Bestrahlungen mit der Solluxlampe, Fangopackungen) reichlich Gebrauch machen.

4. Entzündlich-infektiöse Erkrankungen der Wirbelsäule.

a) Spondylitiden. Akute hämatogene Infektionen der Wirbelkörper kommen bei vielen Infektionskrankheiten vor; am bekanntesten sind sie bei der Staphylokokkensepsis und dem Typhus. Die Diagnose ist nicht zu verfehlen, die Therapie chirurgisch.

Die *tuberkulöse Spondylitis* interessiert uns lediglich vom differentialdiagnostischen Standpunkt aus, da diese Erkrankung im aktiven Stadium stets chirurgisch-orthopädischer Behandlung bedarf. Unsere tägliche Erfahrung zeigt, daß eine große Anzahl von tuberkulösen Spondylitiden, besonders bei Erwachsenen, nicht erkannt und lange Zeit auf „Muskelrheumatismus“ und „Ischias“ behandelt wird. Besonders gilt das für die frühen Stadien, die prognostisch am günstigsten sind. Man soll stets bedenken, daß die tuberkulöse Spondylitis auch im 4. und 5. Lebensjahrzehnt keineswegs eine Seltenheit ist.

Die Patienten klagen über Schmerzen im Rücken oder Kreuz, die je nach Sitz der Erkrankung in Form von Intercostalneuralgien oder Wurzelischias ausstrahlen. Bei der Untersuchung wird die erkrankte Gegend durch Muskelspasmen steif gehalten; es besteht sehr oft, aber durchaus nicht immer, Klopf- und Stauchungsschmerz. Die *Senkungsreaktion* ist im aktiv-entzündlichen Stadium *stets beschleunigt*. Im weiteren Verlauf, wenn es zur Gibbusbildung kommt, wenn Senkungsabscesse,

Rückenmarkskompression auftreten, ist die Diagnose nicht zu verfehlen. Von grundlegender Wichtigkeit ist das *Röntgenbild*; doch muß besonders betont werden, daß zur Frühdiagnose eine einzige Aufnahme nur selten ausreicht. Meist müssen Aufnahmen in 2 oder 3 Strahlenrichtungen erfolgen, bevor die Diagnose mit Sicherheit gestellt werden kann; die Abb. 40 zeigt eine tuberkulöse Spondylitis am vorderen oberen Rand des 5. Lendenwirbels mit Durchbruch in die Bandscheibe und sekundärer spondylotischer Spange zwischen 4. und 5. Lendenwirbel; die Aufnahme erfolgte links-halbseitlich, bei der frontalen und rechts-halbseitlichen Aufnahme war von dem destruktiven Prozeß nichts zu sehen.

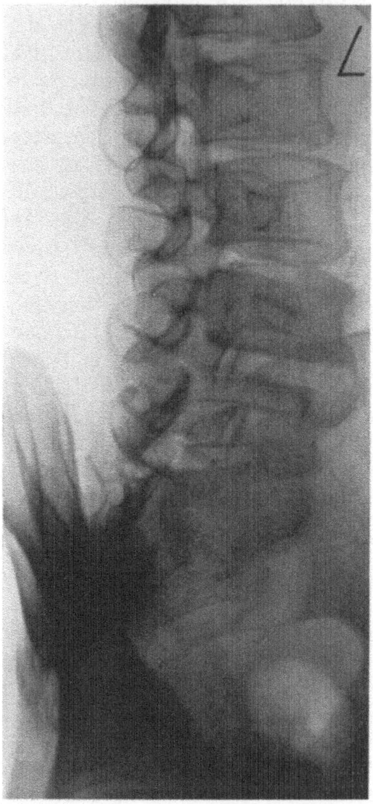

Abb. 40. Tuberkulöse Spondylitis des 5. Lendenwirbels (41jähriger Mann, als Kind Handgelenkstuberkulose).

Die Röntgendiagnose der Tuberkulose des 5. Lendenwirbels macht oft Schwierigkeiten; in der Brustwirbelsäule ist die tuberkulöse Spondylitis am besten an seitlichen Aufnahmen zu erkennen.

b) Die Spondylarthritis ankylopoetica. Die von Bechterew beschriebene und von Strümpell, P. Marie und E. Fränkel in ihrem Wesen erkannte Krankheit besteht in einer primären rheumatischen Synovitis der Zwischenwirbelgelenke mit konsekutiver Verknöcherung des Bandapparates. Dieser entzündliche Prozeß führt frühzeitig zur Versteifung größerer Wirbelsäulenabschnitte; die Krankheit ist, wenigstens in fortgeschrittenen Stadien, durch den typischen klinischen und Röntgenbefund meist ohne Schwierigkeiten zu erkennen und von allen anderen Wirbelsäulenveränderungen zu unterscheiden.

Die Spondylarthritis ankylopoetica (Spondylose rhizomélique, Bechterewsche Erkrankung) ist durchaus keine Seltenheit und wird in der Röntgenära immer häufiger diagnostiziert. Ich habe, gemeinsam mit O. Vontz, vor einem Jahr eine eingehende Schilderung der Krankheit auf Grund von 100, zum Teil wiederholt beobachteten Fällen veröffentlicht. Ehrlich berichtete vor kurzem über 260 Fälle.

Ätiologisch handelt es sich um eine besondere Lokalisationsart des chronischen Gelenkrheumatismus; 14% unserer Fälle hatten einen akuten Rheumatismus durchgemacht, bei 29% begann die Krankheit mit allmählichen Gelenkschwellungen. 11% der Kranken hatten Herzklappenfehler, bei 5% entwickelte sich die Endokarditis schleichend, ohne

Gelenkerscheinungen. Insgesamt war bei 61 % aller Fälle die rheumatische Infektion nachzuweisen. Die Ursache, weshalb sich die rheumatische Infektion in den Wirbelgelenken lokalisiert, ist noch völlig ungeklärt; berufliche Einwirkungen und andere äußere Einflüsse spielen dabei keine Rolle. Über die auffallende *hereditäre Disposition* haben schon ANSCHÜTZ, MAGNUS-LEVY und WEIL berichtet; wir haben die Krankheit zwei Generationen hindurch, mit Befallensein zweier Geschwister, beobachten können.

Über die wichtigsten Befunde, geordnet nach der Krankheitsdauer, unterrichtet die nachfolgende Tabelle:

Tabelle 2.

Krankheitsdauer Jahre	Zahl der Fälle	Wirbelsäulenbeteiligung in %			Gelenkbeteiligung in %		B.S.R. in %		Röntgenbefunde in %			
		Hals	Brust	Lenden	Erguß	Ankylose	norm.	pathol.	Iliosacralitis	Lig. Verkalkg.	Atrophie	Gelenkankylosen
bis 1	15	43	87	100	13	20	—	100	73	60	80	6
2— 5	28	50	90	100	21	17	3	96	68	68	71	10
6—10	24	58	83	92	12	46	5	95	79	87	76	33
11—20	31	57	97	97	19	32	14	86	90	100	80	29
Insgesamt .	98	54	89	96	17	29	6	94	79	82	77	21

Die Kranken klagen zunächst über ziehende Schmerzen im Rücken und Kreuz, die manchmal in das Gebiet des Nervus ischiadicus ausstrahlen oder den Charakter von Intercostalneuralgien aufweisen. Seltener sind Klagen über Schmerzen im Nacken und Hinterhaupt. Bei der Untersuchung, die bei günstiger Beleuchtung vorgenommen werden muß, fällt es auf, daß die Wirbelsäule beim Bücken nicht durchgebeugt wird, insbesondere entsteht keine Lendenkyphose; besonders deutlich ist die Versteifung bei dem Versuch des Seitwärtsbeugens. Falls auch die Halswirbelsäule befallen ist, sind die Kopfbewegungen deutlich eingeschränkt. Das Bücken selbst muß, falls die Hüftgelenke nicht beteiligt sind, nicht wesentlich beschränkt sein. Klopfempfindlichkeit der Dornfortsätze kann bestehen, ist aber meist nicht sehr hochgradig und nicht umschrieben; Stauchungsschmerz fehlt immer. Die Senkungsreaktion ergibt stets pathologische, meistens stark beschleunigte Werte. Es empfiehlt sich, zunächst eine Röntgenaufnahme der Lendenwirbelsäule und des Kreuzbeins in antero-posteriorer Richtung anzufertigen. Die ersten Veränderungen bestehen meist in Atrophie der Wirbelkörper und Verschattung der Kreuzdarmbeinfugen. Oft findet man bereits Ligamentverschattungen, während der diagnostische Wert der Verschattung der kleinen Gelenke nur gering ist.

An die Untersuchung der Wirbelsäule muß sich stets die der Extremitätengelenke anschließen; die Anamnese ergibt bereits oft vorausgehende Gelenkschwellungen. Andererseits soll man es sich zum Prinzip machen, bei jedem Fall von Infektarthritis stets auch die Wirbelsäule mitzuuntersuchen; man wird in manchen Fällen eine beginnende Spondylarthritis ankylopoetica entdecken können.

Ein selten fehlendes Frühsymptom ist die Einengung der thorakalen Atmung, besonders verdächtig bei *jugendlichen* Personen, während im höheren Alter die Atembreite durch Verknöcherung der Rippenknorpel und Emphysem ohnedies gering ist. Differentialdiagnostisch ist besonders auf beginnende *Wirbeltuberkulose* und Tumormetastasen zu achten, besonders, da die Senkungsreaktion auch bei diesen Prozessen beschleunigt ist. Der circumscripte Klopf- und Stauchungsschmerz sowie das charakteristische Röntgenbild, eventuell die Tuberkulinreaktion sichern die Diagnose.

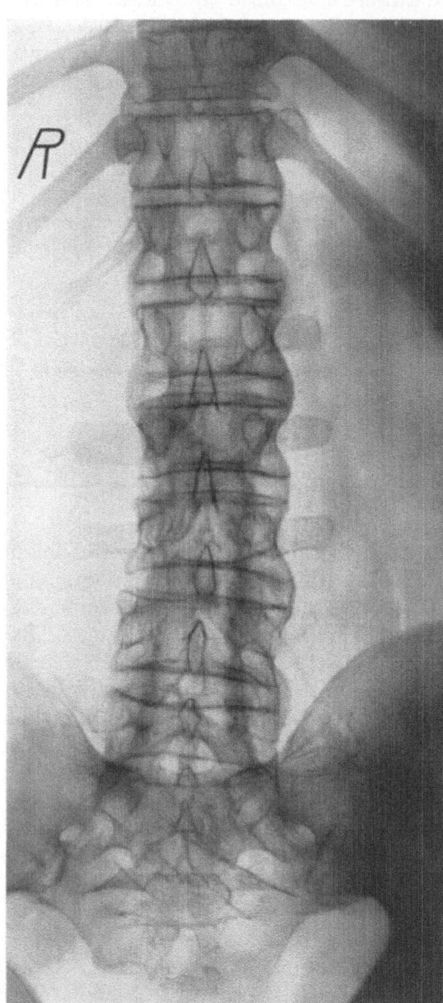

Abb. 41. Spondylarthritis ankylopoetica.

Die Krankheit begann bei unseren Fällen meist zwischen dem 20. bis 40. Lebensjahr. Gelenkergüsse waren in den Fuß-, Finger-, Hand- und Kniegelenken am häufigsten; Gelenkankylosen bestanden bei 22% in den Schultern, bei 19% in den Hüftgelenken, seltener auch in den anderen Gelenken.

Die Blutbefunde entsprechen durchaus den Befunden bei dem chronischen Gelenkrheumatismus; besonders wertvoll ist vom diagnostischen und prognostischen Standpunkt aus die Senkungsreaktion, die, entsprechend dem eminent chronischen Verlauf und der hartnäckigen Aktivität der entzündlichen Prozesse, meist beschleunigt gefunden wird, während sie bei der Spondylosis deformans stets normal ist.

Das Wesentliche der *Röntgendiagnostik* geht schon aus der Tabelle hervor. Die erste Veränderung im Röntgenbild ist die starke Atrophie der Wirbelkörper, welche ebenso, wie die Knochenatrophie bei dem Gelenkrheumatismus, auf trophische Störungen zurückzuführen sein dürfte. Ein wichtiges Frühsymptom ist die Verschattung der Iliosacralgelenke, welche wahrscheinlich auf Bänderverkalkung beruht. Das eigentlich Charakteristische am Röntgenbild ist die Verknöcherung der Bänder, vor allem des vorderen Längsbandes; diese ist im Halsteil an Seitenaufnahmen, am Brust-

und Lendenteil auch auf frontalen Aufnahmen gut zu erkennen. Außer dem vorderen Längsband erkennt man an Frontalaufnahmen des Brust- und Lendenteils die verknöcherten Ligamenta flava, welche in der Höhe der Zwischenwirbelgelenke als schmaler Streifen zu sehen sind, und die Verknöcherung des Ligamentum supraspinatum zwischen den Dornfortsätzen.

Abb. 41 zeigt die Lendenwirbelsäule eines 31jährigen Mannes, bei dem die Krankheit vor 7 Jahren mit Rückenschmerzen begonnen hat. Gut genährter Pykniker, Atembreite 1 cm. Leicht kyphotische Haltung, die Wirbelsäule im ganzen versteift und unbeweglich, Kopfbewegungen stark eingeschränkt. Senkungsreaktion 26. Die *Röntgenaufnahme* zeigt glasige Atrophie der Wirbelkörper, verschattete Iliosacralgelenke. An Stelle der Zwischenwirbelgelenke sieht man beiderseits einen schmalen Strang (verknöcherte Ligamenta flava). Das verknöcherte Längsband überbrückt bogenförmig die Zwischenwirbelspalten, wodurch das Bild der „flämischen Säule" entsteht.

Die histologischen Untersuchungen von SIVÉN haben erwiesen, daß die primäre Veränderung bei der Spondylarthritis ankylopoetica die Synovitis der Zwischenwirbelgelenke ist; wie aber das Röntgenbild zeigt, führt die Synovitis nur selten zur völligen knöchernen Ankylose. Bei geeigneten Aufnahmen (Halbseitenaufnahmen der Lenden-, Seitenaufnahmen der Halswirbelsäule) sieht man, daß die Zwischenwirbelgelenke zwar oft verengt sind, der Gelenkspalt ist aber meist (etwa 80%) noch erhalten. Die scheinbare Ankylose, die man bei den Frontalaufnahmen oft sieht, resultiert meistens aus der Verknöcherung des Ligamentum flavum.

Bei Frontalaufnahmen der Brustwirbelsäule sieht man nicht selten die Ankylose der Rippen-Wirbelgelenke, welche die so gut wie niemals fehlende Einengung der Atembreite verursacht; da die Zwerchfellatmung bei den zumeist männlichen Patienten (ich habe bloß 2 Fälle bei Frauen gesehen) nicht beeinträchtigt ist, bedingt die Einschränkung der thorakalen Atmung keine Änderung des respiratorischen Stoffwechsels.

Spondylotische Veränderungen kommen bei Patienten, die erst im späteren Alter an Spondylarthritis ankylopoetica erkranken, wohl gelegentlich vor, sind aber im ganzen erheblich seltener, als bei Gesunden; wir fanden spondylotische Zacken und Spangen im Alter von 40—50 Jahren bloß bei 15%, über 50 Jahren bei 31% unserer Fälle. Die Seltenheit der Spondylosis deformans ist wohl darauf zurückzuführen, daß die verknöcherten Bänder die Wirbelsäule fixieren und die funktionelle Ursache für die Spondylosenentstehung daher wegfällt. Die Bänderverknöcherung ist ein für die Spondylarthritis ankylopoetica *absolut spezifischer* und charakteristischer *Vorgang*, der niemals mit spondylotischen Randwulstbildungen, mögen sie im anatomischen Präparat noch so ähnlich sehen, verwechselt werden darf. Die Form der Wirbelkörper und die Höhe der Bandscheiben sind bei der Spondylarthritis ankylopoetica unverändert.

Die *Prognose* der Spondylarthritis ankylopoetica ist keineswegs so schlecht, wie sie vielfach geschildert wird. Es kann bei entsprechender Behandlung der entzündliche Prozeß in jedem Stadium abklingen, es bleibt eine gewisse Steifheit der Wirbelsäule natürlich zurück, diese muß aber die Arbeitsfähigkeit nicht für alle Berufe behindern. Nur bei Ankylose der Stammgelenke kann ein Zustand der Hilflosigkeit resultieren.

Die Tuberkulose spielt als Todesursache *keine* große Rolle; ungünstiger sind schon etwaige Herzklappenfehler zu beurteilen.

Die *Therapie* besteht im aktiven Stadium aus der Entfernung etwaiger fokaler Infektionsherde, falls solche anamnestisch feststellbar und durch den lokalen Befund nachgewiesen werden können; man hüte sich jedoch vor jedem Radikalismus und richte sich nach dem bei der Therapie des chronischen Gelenkrheumatismus Gesagten. Das dort über die Reizkörpertherapie Geschriebene (vgl S. 88), gilt auch für die Spondylarthritis ankylopoetica. Lokale Wärmeanwendungen erfolgen mit der Solluxlampe, mittels Diathermie und Fangopackungen. Von Badeorten wird man Moor- und Schlammbädern den Vorzug geben. Stets mach eman einen Versuch mit der Pyramidontherapie; das Mittel soll in hinreichend großen Dosen (2,5—3 g täglich) monatelang genommen werden. Im *inaktiven* Stadium kommen neben der Wärmebehandlung Wasser- und Dampfduschen kombiniert mit Massage der Muskulatur zur Anwendung. Orthopädische Maßnahmen, wie Gipsverbände u. dgl., sind stets kontraindiziert.

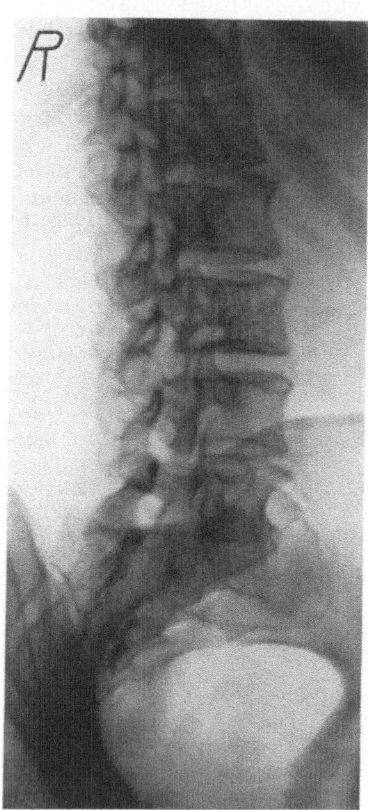

Abb. 42.
Hämangiom des 3. Lendenwirbels.

5. Neubildungen in der Wirbelsäule.

a) Von den *primären* Tumoren haben die *Hämangiome* die größte klinische Bedeutung. Sie sind ein häufiger, harmloser Nebenbefund bei der Obduktion; JUNGHANNS hat bei über 10% von 3800 Wirbelsäulen Angiome gefunden. In manchen Fällen wuchern die Angiome in den Wirbelkanal ein und verursachen Kompressionserscheinungen am Rückenmark. Gelegentlich gelingt die Darstellung im *Röntgenbild.* Die Abb. 42 zeigt die Lendenwirbelsäule (Halbseitenaufnahme) einer 51jährigen Frau, die seit 20 Jahren hartnäckige Kreuzschmerzen und rezidivierende Hexenschüsse hat. Die Lendenlordose war verstrichen, beim Bücken blieb die Lendenwirbelsäule steif. Im Röntgenbild sieht man die für die Angiome charakteristische grobwabige Knochenstruktur des 3. Lendenwirbels, dessen äußere Form nicht verändert ist. Ob die Kreuzschmerzen der Kranken mit dem Angiom zusammenhängen, kann in Anbetracht der geringen Zahl der klinischen Beobachtungen nicht entschieden werden.

b) *Metastatische Tumoren* sind in der Wirbelsäule sehr häufig; SCHMORL fand sie bei 4,6% aller Wirbelsäulen. Am häufigsten metastasieren Prostata-, Mamma-, Schilddrüsen-, Lungen- und Blasencarcinome in der Wirbelsäule. Ihre Diagnose kann bei der Indikationsstellung für die operative Entfernung des Primärherdes entscheidend sein. Man wird daher nicht versäumen, bei Krebskranken ausdrücklich nach Rücken- oder Kreuzschmerzen, Ischias u. dgl. zu fragen, woran sich gegebenenfalls die Röntgenuntersuchung der Wirbelsäule anschließen soll. Im *Röntgenbild* sind die Tumormetastasen erst nachzuweisen, wenn bereits große Partien des Knochens zerstört sind. Bei *osteoklastischen* Tumoren, die über die ganze Wirbelsäule ausgebreitet sein können, sieht man herdförmige Aufhellungen und oft völlige Zerstörung ganzer Wirbelkörper; bei *osteoblastischen* Tumoren überwiegen die unregelmäßigen herdförmigen Verschattungen, die zur Sklerose ganzer Wirbelkörper („Elfenbeinwirbel") führen können; oft sieht man osteoklastische und osteoblastische Vorgänge in derselben Wirbelsäule nebeneinander.

Literatur.

BARSONY u. KOPPENSTEIN: Calcinosis intervertebralis. Fortschr. Röntgenstr. **41**, 211.

BURCKHARDT: Chronische Erkrankungen der Wirbelsäule. Stuttgart 1932.

FISCHER: Klinik der rheumatischen Erkrankungen. Z. klin. Med. **117**, 443.

FISCHER u. VONTZ: Spondylarthritis ankylopoetica. Mitt. Grenzgeb. Med. u. Chir. **42**, 586.

KREBS: Rheumaprobleme, Bd. 2.

LÜBKE: Kreuzbein und Lumbosacralgegend. Arch. klin. Chir. **163**, 707.

MENNELL: Backache. London 1931.

MEYER-BURGDORFF: Untersuchungen über Wirbelgleiten. Leipzig 1931.

MÜLLER, W.: Pathologische Physiologie der Wirbelsäule. Leipzig 1932.

SAXL: Arthritis des Sakroiliacalgelenkes. Arch. orthop. Chir. **30**, 361.

SCHMORL u. JUNGHANNS: Die gesunde und kranke Wirbelsäule im Röntgenbild. Leipzig 1932.

VI. Muskelerkrankungen.

Die Rolle der Muskulatur bei den Erkrankungen des Bewegungsapparates ist zwar keinesfalls gering, sie ist aber früher erheblich überschätzt worden. Zahlreiche schmerzhafte Zustände, die wir heute auf Grund der Röntgendiagnostik als durch Erkrankungen der Gelenke, Wirbelsäule und Knochen verursacht erkennen können, sind früher als rein muskulär bedingt angesehen worden. Aber auch heute wird die Diagnose „Muskelrheumatismus" noch viel zu oft gestellt; bei einem sehr erheblichen Prozentsatz der Spondylitiden, der Hüftgelenkerkrankungen, der Knochentumoren u. dgl. m. wird in der Hast der ärztlichen Sprechstunde diese „Diagnose" gestellt und der richtige Zeitpunkt für die ätiologische Behandlung versäumt. Es ist zweifellos, daß bei exakter Untersuchungstechnik — selbst ohne Zuhilfenahme von Röntgenbildern — die Zahl dieser „Diagnosen" auf ein Bruchteil der tatsächlich Gestellten sinken würde.

Es wäre aber verfehlt, anzunehmen, daß es sich immer um reine Fehldiagnosen handelt; tatsächlich ist die Muskulatur an den Erkrankungen der Gelenke und der Wirbelsäule sehr oft mitbeteiligt, es finden sich druckschmerzhafte Stellen, und manchmal sind die Beschwerden der Kranken hauptsächlich auf die Miterkrankung der Muskulatur zurückzuführen. Wenn es in diesen Fällen trotzdem falsch ist, die Diagnose „Muskelrheumatismus" zu stellen, so ist der Grund der, daß die Muskelerkrankung dabei nur *sekundär* ist und keine selbständige Bedeutung hat.

Es wäre aber verfehlt, *alle* Muskelerkrankungen als sekundär anzusehen; es gibt viele akut entstandene Muskelschmerzen nach Anstrengungen beruflicher oder sportlicher Art, die zweifellos als primäre Muskelschmerzen anzusehen sind. In diesen Fällen ist es eine diagnostische Polypragmasie, Röntgenaufnahmen anzufertigen und die Schmerzen auf eine etwaige Spina bifida, Sakralisation oder dgl. zurückzuführen.

Wohl auf keinem Gebiet der inneren Medizin ist die Verwirrung so groß, als auf dem Gebiet der Muskelerkrankungen; die Ursache liegt darin, daß bei Schmerzen in der Muskulatur die pathologische Anatomie nur selten positive Befunde ergeben hat, auch die Röntgendiagnostik ist nur für seltene Ausnahmefälle anwendbar. Die funktionelle Diagnostik läßt ebenfalls meist im Stich, da bei den meisten nichtentzündlichen Muskelerkrankungen die motorische Kraft des Muskels nicht beeinträchtigt ist. Es bleibt daher für die Diagnostik lediglich der subjektive Faktor der spontanen- und Druckschmerzhaftigkeit übrig, sowie der — ebenfalls starken Schwankungen unterworfene — palpatorische Befund. Der Versuch, den Tastbefund mit Hilfe elastometrischer Messungen zu objektivisieren (Ruhmann, Lange), muß an der variablen Elastizität des subcutanen Bindegewebes und, wie Goldscheider mit Recht betont, an der variablen Blutfüllung der Gewebe scheitern.

Wenn wir versuchen, in die verschiedenen Arten von Muskelveränderungen Ordnung zu bringen, so müssen wir auch hier von ätiologischen Gesichtspunkten ausgehen und zunächst die *entzündlichen* Muskelerkrankungen von den nichtentzündlichen Veränderungen abtrennen. Die ersteren können als *„Myositis"* bezeichnet werden, und diese enthalten auch einen, wenn auch kleinen Teil der Fälle, die man bisher als „Muskelrheumatismus" bezeichnet hat. Diese letztere Bezeichnung darf nur für diejenigen Muskelerkrankungen angewandt werden, welche eine Teilerscheinung des *spezifischen Rheumatismus* sind. Für die nichtentzündlichen Muskelerkrankungen ist die von Lorenz geprägte Bezeichnung *„Myalgie"* unbedingt vorzuziehem.

1. Entzündliche Muskelerkrankungen.

a) Im Verlauf einer septischen Erkrankung kann es zu einer *Polymyositis* kommen; ebenso wie es Sepsisfälle mit besonderer Arthrotropie der Erreger gibt, scheint es auch „myotrope" Keime zu geben, welche mit Vorliebe Muskelmetastasen setzen. Eine besondere Form ist die sehr seltene *Dermatomyositis,* eine mit hohem Fieber, Milzschwellung und Nephritis einhergehende Erkrankung, bei welcher es zu multiplen Muskelschwellungen kommt; charakteristisch ist das harte Ödem der Haut über dem erkrankten Muskel. Als Erreger kommen vielleicht Staphylokokken in Frage; Salicyl ist ohne Wirkung.

Zu den infektiösen Muskelerkrankungen gehört ferner auch der *Rotz*, bei welchem es zu multiplen Muskelknoten kommt, die oft vereitern und durch die Haut perforieren.

Von *parasitären* Muskelerkrankungen ist die *Trichinose* von größerer Bedeutung. Das hohe Fieber, die erhebliche Eosinophilie, der Nachweis der Trichinellen im Blut sichern die Diagnose. In der Muskulatur kommt es zu bretthartem Schwellungen mit Ödem der darüberliegenden Haut, daneben zu einer toxisch bedingten allgemeinen Müdigkeit. MATTHES macht auf die *Blutdrucksenkung* bei den Kranken aufmerksam. Seltener sind *Echinokokken* der Muskulatur, die mehr lokale Erscheinungen machen; die spezifische Seroreaktion und Cutanprobe läßt die parasitäre Natur der eigroßen Muskelknoten erkennen.

b) Erheblich wichtiger als die erwähnten infektiösen Polymyositiden sind die Muskel- und Sehnenentzündungen bei dem *Rheumatismus specificus*. Wir haben bereits erwähnt, daß der bindegewebige Anteil der Muskulatur, vor allem das Sehnengewebe, bei dem spezifischen Rheumatismus regelmäßig miterkrankt; die Steifheit und Schmerzhaftigkeit der Gelenke beim akuten Rheumatismus ist, wie bereits LASÈGUE zeigen konnte, auf die Muskelspasmen zurückzuführen, welche wohl zum Teil reflektorischer Natur sind, zum Teil aber sicher auf die entzündlichen Veränderungen innerhalb des Muskels zurückzuführen sind. Auch bei dem *chronischen* Gelenkrheumatismus ist die Beteiligung der Muskulatur am entzündlichen Prozeß in vielen Fällen sehr wahrscheinlich, wenn auch die Gelenkerkrankung mehr einen synovialen Charakter hat im Gegensatz zu der mehr periartikulären Erkrankung bei dem akuten Rheumatismus. Allerdings sind nicht alle Muskelschmerzen bei dem chronischen Gelenkrheumatismus Folgen einer Entzündung der Muskelgewebe; meist sind es sekundäre Myalgien (vgl. unten) infolge reflektorischer Kontrakturen. Auch bei den *infektiösen Rheumatoiden*, besonders bei der Gonorrhöe, ist die Beteiligung der mit den entzündeten Gelenken verbundenen Muskeln an der Erkrankung sehr häufig; wieweit es sich um entzündliche Infiltrate im Muskelgewebe oder um sekundäre Myalgien handelt, ist im Einzelfalle schwer zu entscheiden.

Die klinische Bedeutung der Muskelbeteiligung bei den entzündlichen Gelenkerkrankungen haben wir bereits geschildert. Wir haben auch bereits erwähnt, daß es wahrscheinlich auch Fälle von spezifischem Rheumatismus mit Muskelerkrankungen aber *ohne* Gelenkbeteiligung gibt; bereits LEUBE hat darauf hingewiesen, daß ein fieberhafter „Muskelrheumatismus" mit Endokarditis vorkommt. Ich möchte nur nochmals betonen, was ich bereits im Kapitel über den kardiovasculären Rheumatismus gesagt habe: Die Diagnose auf spezifisch-rheumatische Muskelerkrankung darf nur dann gestellt werden, wenn Fieber oder beschleunigte Senkungsreaktion den entzündlichen Charakter der Erkrankung beweisen.

Auch bei anderen Infektionskrankheiten, bei Anginen, Grippen u. a. m. sind Schmerzen in der Muskulatur mit Druckempfindlichkeit derselben nicht selten, sie können sogar den Mittelpunkt der Beschwerden bilden. Über die Natur dieser Muskelschmerzen ist noch nichts Sicheres bekannt; oft bestehen gleichzeitig Neuralgien. Vielleicht ist die *„Fibrositis"* der englischen Autoren (STOCKMANN, LLEWELLYN) mit diesen infektiösen

Muskelerkrankungen identisch. STOCKMANN fand bei der histologischen Untersuchung von exzidierten „rheumatisch" erkrankten Muskelstückchen proliferative Veränderungen im Bindegewebe mit Vermehrung der Fibroblasten, Neubildung von Gefäßcapillaren und serofibrinösem Ödem der Grundsubstanz. Leukocyten fehlten vollständig. Das histologische Bild erinnert im wesentlichen an den „rheumatischen Frühschaden" von KLINGE. Nach STOCKMANN ist diese „Fibrositis" (welche nicht allein in der Muskulatur, sondern auch im periartikulären Gewebe und im Perineurium vorkommt und als umschriebene, schmerzhafte Schwellung tastbar ist) die Reaktion auf die Invasion von wenig virulenten Mikroorganismen; die Untersuchungen sind noch zu spärlich, um zu entscheiden, ob es sich um spezifisch-rheumatische Veränderungen oder um unspezifische Prozesse handelt, welche im Verlauf verschiedener Infektionen vielleicht als hyperergische Gewebsreaktionen auftreten können. Die klinische Bedeutung dieser mehr symptomatischen Muskelerkrankungen ist jedenfalls nicht sehr groß; sie verschwinden mit der Grundkrankheit. Das Bezeichnende für alle diese mehr oder weniger flüchtigen Muskelentzündungen ist die völlig unregelmäßige Lokalisation: Es gibt keine besonderen „Prädilektionsstellen", die Schmerzen können in jedem Muskel, ganz ohne Rücksicht auf Funktion, Ermüdung oder Abkühlung auftreten und der Reihe nach mehrere Muskeln befallen. Der erkrankte Muskel fühlt sich etwas geschwollen, teigig an und ist diffus druckempfindlich. Die *Therapie* besteht in der Verordnung von Bettruhe, Antineuralgica und Schwitzprozeduren; in einigen Tagen tritt meist völlige Heilung ein.

c) An dieser Stelle muß noch die *Myositis ossificans* erwähnt werden; unter dem Einfluß chronischer, leichter Traumen (Gewehranschlag im Deltamuskel, Reitknochen in den Adduktoren des Oberschenkels) kommt es zu lokalen entzündlichen Prozessen in der Muskulatur, welche Schwielenbildung und Kalkeinlagerung zur Folge haben. Die Behandlung besteht in möglichster Ausschaltung bzw. Abschwächung der ursächlichen Schädlichkeiten, sowie in der Anwendung symptomatisch wirkender Wärmeprozeduren.

2. Die Myalgien.

Unter dieser Bezeichnung werden akute und chronische Schmerzzustände in der Muskulatur zusammengefaßt, welche durch das Fehlen von histologisch nachweisbaren Veränderungen charakterisiert sind. Diese letztere Tatsache, die zuerst wohl von AUERBACH, später von A. SCHMIDT, SCHADE, LANGE, BIRCHER, und SLAUCK immer wieder bestätigt werden konnte, ist der einzige, wenn auch negative Befund, über welchen alle Autoren einig sind.

Über alle anderen Symptome herrscht große Uneinigkeit. Diese beginnt schon bei der *Ätiologie.* Nach GOLDSCHEIDER, SCHADE und LANGE ist lokale Abkühlung für viele Fälle ursächlich in Betracht zu ziehen, was von LORENZ und A. SCHMIDT bestritten wird. Überanstrengung und Ermüdung sind nach LANGE und LINDSTEDT wichtige Faktoren bei der Entstehung von Myalgien, was von CURSCHMANN abgelehnt wird. Auch die Harnsäureg icht ist ätiologisch in Betracht gezogen worden, neuerdings wieder durch GÉRONNE, ein Zusammenhang mit der Myalgie wird dagegen von SCHMIDT bezweifelt. Infektiös-toxische Schädlichkeiten werden von SCHMIDT in den Vordergrund gestellt, von GÉRONNE und CURSCHMANN abgelehnt.

Ähnliche Kontroversen bestehen auch auf dem Gebiet der *Tastbefunde* am schmerzhaften Muskel. Während eine Reihe von Autoren (SCHMIDT, GOLDSCHEIDER, LINDSTEDT) die Existenz von palpablen Veränderungen spezifischer Art überhaupt leugnet und lediglich sekundäre Schutzkontrakturen anerkennen will, haben SCHADE, LANGE und RUHMANN umschriebene Faserverhärtungen in der erkrankten Muskulatur nachweisen wollen, welche sie für das morphologische Substrat der Myalgie halten. Diese Muskelhärten sind nur bei vorsichtiger Tastmassage am völlig erschlafften Muskel nachweisbar; die Haut soll mit flüssigem Paraffin oder Seifenwasser gleitend gemacht werden. LANGE schildert sie als scharf umschriebene erbsen- bis taubeneigroße Verhärtungen, welche parallel zum Faserverlauf der Muskeln sitzen und in den großen Muskeln kleinfingerdick und -lang sein können. Ihr Lieblingssitz ist das Ansatzgebiet und die freien Ränder des Muskelbauches. Sie sind schon auf leichte Berührung druckempfindlich, der Druckschmerz soll mit dem spontanen Schmerz identisch sein. Außerhalb dieser Verhärtungen hat der Muskel völlig normale Beschaffenheit. Ähnlich ist die Schilderung von RUHMANN, der besonders die Spindelform der Muskelhärten betont; während aber nach LANGE die Verhärtungen in den Extremitätenmuskeln sehr häufig sind, gehören sie nach RUHMANN und CURSCHMANN an dieser Stelle zu den größten Seltenheiten.

Im Gegensatz zu den erwähnten Tastbefunden hält A. MÜLLER (Gladbach) die krankhafte Steigerung des Muskeltonus, den „Hartspann" für das Kardinalsymptom der Myalgie. Dieser Hypertonus habe eine venöse Stauung im Muskel zur Folge, was zur Schwellung und Temperaturerhöhung des Muskels führen soll. Der Ausgangspunkt des Prozesses soll in den angeborenen Insertionsknötchen liegen; isolierte Faserverhärtungen kommen zwar vor, sollen jedoch nur funktioneller Natur sein. Die Lehre vom Hartspann hat MÜLLER in geradezu grotesker Form ausgebaut; der Hartspann sei die Ursache der Rachitis, der Neurasthenie, der Dysmenorrhöe, der Sterilität der Frau u. dgl. m. Dementsprechend wird die Massage als alleiniges Heilmittel bei diesen Krankheiten hingestellt. Am größten sind die Widersprüche bei den Theorien über das *Wesen der Myalgie.* Eine Reihe von Autoren (SCHMIDT, GOLDSCHEIDER und LINDSTEDT) leugnet die primär-muskuläre Natur der Myalgien und hält diese für eine Neuralgie der Muskelnerven. SCHMIDT führt für diese Ansicht folgende Argumente an: Die zahlreichen Übergänge in der Symptomatologie der Myalgien und Neuralgien, die Lokalisation des Schmerzes in den Endabschnitten der Muskeln und in den Sehnen, also an den Stellen, wo die sensiblen Nerven endigen. Die Schädlichkeit kann nach SCHMIDT an allen Abschnitten der sensiblen Bahnen angreifen, besonders häufig werden die hinteren Wurzeln befallen. Nach GOLDSCHEIDER ist die Myalgie die Folge einer Hyperalgesie der Tiefensensibilität; die Muskeln seien dabei am wenigsten beteiligt, die sensiblen Nervenzweige sind druckschmerzhaft. Im Gegensatz zu dieser Ansicht betont ALEXANDER, daß trotz gewisser differentialdiagnostischer Schwierigkeiten Myalgien und Neuralgien klinisch verschiedene Prozesse sind und ihre Auseinanderhaltung stets anzustreben sei.

Die *Muskelhärten* wurden, da ihnen ein anatomisches Substrat vollkommen fehlt, auf funktionelle Veränderungen kolloidchemischer Art zurückgeführt. Nach SCHADE wird das Muskelgewebe unter dem Einfluß der Kälte in den spontan nicht rückbildungsfähigen Gelzustand übergeführt; er bezeichnet die Verhärtungen als *Myogelosen.* Während nach LANGE es im Tierversuch durch Abkühlung und Faradisierung regelmäßig gelingt, Muskelhärten zu erzeugen, hatten die Abkühlungsversuche von GOLDSCHEIDER ein negatives Resultat. Nach der Ansicht von PERITZ ist die „Quellung" des Muskels bei der Myalgie die Folge von mangelnder Oxydation der Milchsäure, die wiederum die Folge von Sauerstoffmangel durch Angiospasmen ist. Auch vermehrter Harnsäuregehalt im Blut soll eine Dauerquellung hervorrufen. Ähnliche Ansichten äußert auch RUHMANN. Er konnte zeigen, daß durch intramuskuläre Injektionen von Milchsäure, phosphorsauren Salzen und Histamin typische, allerdings flüchtige Muskelhärten erzeugt werden können; die Anhäufung solcher toxischen Stoffe soll durch die schlechte Gefäßversorgung der Prädilektionsstellen der Myalgien (Ursprung und Randpartien der Muskeln) erleichtert sein. Andererseits hat LANGE durch Injektion von Phosphaten die Muskelhärten im Tierversuch zur Rückbildung bringen können.

Die *akute* Myalgie hat mit dem Wadenkrampf, dem *Crampus,* manches Gemeinsame; nach GRUND ist der Crampus die Folge eines „Sperrtonus", während der akuten Myalgie eine Erhöhung des plastischen „contractilen“ Tonus zugrunde liegen soll, wahrscheinlich auf der Grundlage einer Störung der autonomen Innervation.

Wenn wir zu den angeführten Befunden und Theorien Stellung nehmen wollen, müssen wir zunächst die Tastbefunde kurz besprechen. Gegen die Ansicht, daß die Faserverhärtungen das morphologische Substrat der Myalgien darstellen, sprechen folgende Erwägungen: 1. Alle Autoren geben an, daß gelegentlich auch schmerzfreie Verhärtungen gefunden werden können. 2. Es gibt zweifellos viele typische Muskelschmerzen, ohne daß trotz sorgfältigster Untersuchung Verhärtungen nachweisbar wären. Dasselbe gilt für den „Hartspann“ von MÜLLER; die gesteigerte Konsistenz des myalgischen Muskels ist zwar oft nachzuweisen, ist aber nur der Ausdruck einer reflektorischen Kontraktur und nicht die Ursache der Erkrankung.

Was die Theorien über das Wesen der Myalgien betrifft, so müssen wir gegenüber den kolloidchemischen Theorien große Skepsis äußern. In Anbetracht der im Muskel ständig vor sich gehenden physiologisch-chemischen Prozesse ist es sehr wenig wahrscheinlich, daß die hypothetische Vermehrung gewisser Stoffwechselprodukte irreversible Änderungen des physikalischen Zustandes der Muskeleiweißkörper hervorrufen kann; wir müßten sonst bei azidotischen Zuständen schwere universelle „Myogelosen“ finden, was durchaus nicht der Fall ist. Die mittels Injektionen hervorgerufenen „Gelosen“ können ebensogut Reizkontrakturen sein, wofür auch ihre Flüchtigkeit zu sprechen scheint. Das Verhalten der Muskelhärten in der Narkose wird widersprechend geschildert: Nach LANGE und SCHADE sollen sie erhalten bleiben, nach SLAUCK aber verschwinden, was auch für ihre reflektorische Natur spricht.

Der Angelpunkt der Myalgiefrage liegt darin, ob alle Muskelschmerzen die Folge eines einheitlichen pathologischen Prozesses sind, oder ob es ätiologisch und klinisch verschiedene Vorgänge sind, die unter dem Bild der Myalgie verlaufen. Wenn wir die verschiedenen Formen der Myalgien nach klinischen Gesichtspunkten betrachten, so ist zunächst die *akute* Myalgie als selbständiges Krankheitsbild in seinen verschiedenen Formen (Lumbago, Torticollis) zu nennen; es unterliegt keinem Zweifel, daß es sich dabei um *primäre, essentielle* Myalgien handelt. Anders ist es mit den *chronischen* Myalgien. Daß es sich bei diesen Schmerzzuständen um primäre Muskelerkrankungen handelt, ist von vornherein sehr unwahrscheinlich. Bei primären Muskelerkrankungen müßte man doch erwarten, daß es bei monate- bis jahrelanger Dauer der Erkrankung zu anatomischen Veränderungen des Muskels kommt, daß eine Atrophie eintritt, eine Abnahme der motorischen Kraft, Entartungsreaktion u. dgl. Nichts desgleichen ist aber der Fall. Selbst bei jahrelanger Krankheitsdauer ist — abgesehen von zweifelhaften Tastbefunden — der Schmerz das einzige „objektive“ Krankheitssymptom. Tatsächlich gelingt es bei der großen Mehrzahl aller Fälle von chronischen Myalgien die *primäre* Erkrankung in *anderen Organen,* meist in den Gelenken und der Wirbelsäule, nachzuweisen. Die Muskelschmerzen sind dabei nur sekundär, wenn auch oft durchaus nicht nur von symptomatischer Bedeutung. Die sekundären Myalgien können die Hauptverantwortung für die Schmerzen und Kontrakturen bei Gelenkerkrankungen tragen und müssen bei der Therapie entsprechend berücksichtigt werden.

a) Die primäre (essentielle) Myalgie.

Die essentielle Myalgie ist charakterisiert durch den akuten, oft momentanen Schmerz in einer Muskelpartie; dieser tritt nach schnellen Bewegungen, Verheben, akuter Überanstrengung auf. Der befallene Muskel ist stark druckempfindlich, seine Konsistenz ist gesteigert, manchmal lassen sich bei sorgfältiger Untersuchung umschriebene druckempfindliche Faserverhärtungen in ihm nachweisen. Durch Dehnung des Muskels werden die Schmerzen verstärkt, weshalb er reflektorisch geschont wird; auf diese Weise können sekundäre Haltungsanomalien (Skoliose, Torticollis) resultieren. Im Laufe von längstens 1—2 Wochen pflegen die Symptome allmählich abzuklingen, zuletzt erinnert nur noch ein leichter Druckschmerz und eine gewisse, bald vorübergehende Schwäche an den akuten Anfall.

Die akute Myalgie hat gewisse *Prädilektionsstellen.* Wir beginnen mit den akuten Myalgien des *Kopfes*; bei dem sog. Schwielenkopfschmerz findet man eine Druckempfindlichkeit der Galea und der an dieser ansetzenden Muskulatur; die Existenz der von AUERBACH und EDINGER beschriebenen Knötchen wird von anderen Autoren bestritten. Bei der *Nackensteife* (Torticollis) findet man Myalgien im Trapezius und Sternocleidomastoideus. Am häufigsten sind die akuten Myalgien in der *Lendengegend*; bei der Lumbago sind der lumbale Teil des Erector trunci, der Obliquus abdominis und der Quadratus lumborum meist einseitig druckempfindlich und oft bretthart gespannt; es entsteht eine Skoliose mit der Konvexität nach der gesunden Seite, der Rücken wird steif gehalten. Recht häufig ist auch die *Glutaealmyalgie,* die oft mit der Ischias verwechselt wird, da das LASÉGUEsche Zeichen infolge der dabei erfolgten Dehnung der erkrankten Muskeln positiv ausfallen kann. Die Glutaealmuskeln sind unterhalb des Darmbeinkamms druckempfindlich, auch der Biceps femoris kann befallen sein.

Es versteht sich von selbst, daß die *Diagnose* der akuten Myalgie nur dann gestellt werden darf, wenn jede andere Erkrankung differentialdiagnostisch ausgeschlossen werden kann. Besonders schwierig ist das bei der Lumbago und den Glutaealmyalgien, da Distorsionen der Wirbelgelenke und des Iliosacralgelenkes nur schwer auszuschließen sind (vgl. S. 166). Man hüte sich vor Verwechslungen mit einer HEADschen Zone bei Erkrankungen von inneren Organen und achte besonders auf die Niere (Nephrolithiasis), Pankreas usw. Ferner ist an den Gürtelschmerz der Tabiker zu denken. Über die Differentialdiagnose gegenüber den Neuralgien vgl. S. 194.

Weiter gehört zur Diagnose der akuten Myalgie der Nachweis umschriebener Druckempfindlichkeit des erkrankten Muskels, bzw. der etwaigen Faserverhärtungen; der Druckschmerz soll mit dem spontanen Schmerz des Kranken identisch sein. Die *Senkungsreaktion* ist bei der akuten Myalgie nicht beschleunigt; pathologische Werte, ebenso wie Temperatursteigerungen sind ein Zeichen entzündlicher Prozesse und sprechen gegen die Diagnose „Myalgie". Die von Bittorf angegebene Eosinophilie scheint kein konstanter Befund bei der Myalgie zu sein.

Die Ätiologie und das Wesen der akuten Myalgie ist noch nicht geklärt. Manches spricht dafür, daß eine Tonusstörung im Sinne von Grund vorliegt. Eine gewisse konstitutionelle Disposition scheint ebenfalls vorzuliegen, worauf die häufigen Rückfälle zurückzuführen sein dürften. Die Rückfälle erfolgen durchaus nicht immer in demselben Muskel, es können abwechselnd immer andere Körpergegenden befallen sein.

Die *Therapie* ist sehr dankbar: Lokale Wärmeanwendungen, Einreibungen mit Analgit, Rheumasan u. dgl., vor allem aber die *Massage* der erkrankten Muskeln führen bald zum Ziel. Die Massage soll weniger in der schematischen Anwendung vorgeschriebener Handgriffe, als vielmehr in der energischen, in die Tiefe dringenden „verteilenden" Massage der umschrieben druckempfindlichen Stellen bestehen (Gelotrypsie, Tastmassage). Bei hartnäckigen Fällen können Injektionen von physiologischer Kochsalzlösung, $^1/_2$% Novocainlösung, 10% Dextroselösung oder Natriumphosphatlösung (Lange) in den erkrankten Muskel gegeben werden; die Erfolge sind meist ausgezeichnet. In Anbetracht der Verschiedenartigkeit der angewandten Injektionsmittel handelt es sich offenbar um osmotische Wirkungen. Auch die von Deutsch eingeführte Histaminbehandlung mittels Iontophorese kann mit Erfolg durchgeführt werden.

b) Die sekundären Myalgien.

Chronische Schmerzzustände in der Muskulatur sind entweder infektiöser oder sekundärer Natur; eine chronische *essentielle* Myalgie gibt es *nicht,* wenn auch zugegeben werden muß, daß die akute Myalgie oft die Tendenz hat, zu rezidivieren. Wie erklären wir uns aber die Natur der sekundären Myalgien?

Nach Lange, der sich um diese Frage viel bemüht hat, sind diese Schmerzzustände die Folge der palpatorisch stets nachweisbaren „Myogelosen"; wir haben bereits auf die Schwächen der Myogeloselehre, auf den subjektiven Faktor der Palpation hingewiesen und können auch an dieser Stelle die diagnostische Bedeutung der Tastbefunde nicht für entscheidend halten.

In mancher Hinsicht ist die „Summationstheorie" von Lindstedt besser geeignet, die Entstehung und die Natur der chronischen Myalgien zu erklären. Nach Lindstedt ist die chronische Myalgie ein neuralgischer Schmerz, der außer dem „lokalisierten Ursachsmoment" einen „allgemeinen Reizzustand" voraussetzt. Der Schmerz entsteht aus der Summation dieser beiden Komponenten: es kann das *lokale* Moment groß und der allgemeine Reizzustand nur unbedeutend sein oder umgekehrt. Als *lokalisierte* Ursachsmomente kommen in erster Reihe muskuläre *Ermüdungszustände* in Frage, welche die Folge von statischen Anomalien, Gelenk- und Wirbelsäulenveränderungen, muskulären Schwächezuständen und beruflicher Überanstrengung sind. Diese Momente sind nach Lindstedt an sich meist noch nicht ausreichend, um die Myalgien zu erklären: Es muß noch ein „allgemeiner Reizzustand" in der Form von neurotischen Zuständen, Infektionen, Alkoholismus u. dgl. hinzukommen, damit es im gegebenen Fall zu den Schmerzen und zu ihrer Irradiation kommt.

Die Summationstheorie von LINDSTEDT besagt daher, daß zur Entstehung der Myalgie eine besondere Disposition gehört, die manchmal an sich schon ausreicht, um Schmerzen zu verursachen. Zweifellos können auf diese Weise Schmerzzustände erklärt werden, die sonst dem Verständnis große Schwierigkeiten bereiten; ich erinnere an die Schmerzen bei der Wirbelsäuleninsuffizienz von SCHANZ, die manchmal mit, manchmal ohne Spondylosen beobachtet werden. Ein Fehler von LINDSTEDT ist die mangelhafte Differenzierung innerhalb der Muskelerkrankungen. Diese können auch ohne besondere Disposition entstehen, und die *akuten* Myalgien haben sicherlich keine lokalisierten Ursachsmomente zur Grundlage.

Wir können am besten von Muskelschmerzen ausgehen, welche streng genommen zwar nicht „sekundärer" Art sind, aber geeignet sind, die Pathogenese der sekundären Myalgien zu erklären. Es handelt sich um die Myalgien auf der Grundlage beruflicher oder sportlicher Überanstrengung. Daß es bei sportlichen Anstrengungen (Bergsteigen, Rudern, Turnen) besonders bei Untrainierten zu erheblichen Schmerzen in den am meisten beanspruchten Muskeln zu kommen pflegt, ist seit langem bekannt. Aber auch bei der täglichen Berufsarbeit kann die übermäßige Beanspruchung einzelner Muskelgruppen zu starken Beschwerden führen. Wie LANGE zeigen konnte, liegt den sog. Beschäftigungsneurosen sehr oft eine Myalgie der Muskulatur zugrunde; bekannt sind der Schreibkrampf, der Klavierspielkrampf, Melkerkrampf u. dgl. m. Ich habe wiederholt Myalgien im Musculus brachioradialis bei Straßenbahnführern beobachtet.

Es kann wohl kaum bezweifelt werden, daß die Ursache dieser Myalgien die Ermüdung der (akut oder chronisch) überanstrengten Muskulatur ist. Im Prinzip sind damit die Muskelschmerzen identisch, welche bei statischen Anomalien sowie bei Erkrankungen der Gelenke und Wirbelsäule auftreten. Die statischen Anomalien schaffen ungünstige funktionelle Verhältnisse; das Bestreben, die gestörte statische Einheit zu erhalten bzw. auszugleichen, stellt an einen Teil der Muskulatur erhöhte Ansprüche, die zur Übermüdung und damit zur Entstehung von Myalgien führen können. Typische Beispiele dafür sind die Myalgien beim Plattfuß und beim Genu valgum, auf die wir a. a. O. bereits hingewiesen haben. Aber auch bei Skoliosen und Kyphosen kommen regelmäßig Myalgien in den Rücken- und Gesäßmuskeln vor. Natürlich gibt es sehr viele Fälle mit starken statischen Anomalien, die lange Zeit oder dauernd beschwerdefrei sind; die Myalgien treten erst dann auf, wenn die Muskeln insuffizient werden oder „allgemeine Reizzustände" im Sinne von LINDSTEDT hinzukommen.

Ähnlich ist die Pathogenese der Myalgien bei den chronischen Erkrankungen der Gelenke und der Wirbelsäule. Infolge der Schmerzhaftigkeit der erkrankten Gelenke werden diese durch reflektorische Muskelkontrakturen in Schonstellungen fixiert gehalten; selbst bei leichteren Fällen, z. B. bei vielen deformierenden Arthropathien, werden extreme Bewegungen durch Muskelspasmen behindert. Daß dabei die am meisten beanspruchten Muskeln auf die Dauer ermüden müssen, ist leicht verständlich, es kommt zu Myalgien, die bei den einzelnen Gelenken eine typische Lokalisation zeigen. Auf diese Myalgien haben wir bei der Besprechung der Arthrosen der Hüft- und Kniegelenke bereits hingewiesen; bei der Spondylose sitzen sie meist im Erector trunci und Obliquus externus. Bei den entzündlichen Gelenkerkrankungen wird die Entstehung der Myalgien noch durch die begleitende Muskelatrophie begünstigt; es ist ohne weiteres verständlich, daß der atrophische Muskel leichter ermüdet als der normale. Allerdings ist in vielen Fällen rheumatischer Gelenkerkrankungen die Abgrenzung der sekundären Myalgien von der entzündlichen Miterkrankung des Muskels sehr schwierig.

Die Bedeutung der sekundären Myalgien ist keineswegs zu unterschätzen; sie können bei Gelenkerkrankungen eine Beeinträchtigung der Bewegungsfähigkeit verursachen und selbst eine Ankylose vortäuschen. Auf diese Verhältnisse haben wir bereits hingewiesen.

Die *Diagnose* der sekundären Myalgien besteht im Nachweis umschriebener Druckempfindlichkeit der Muskeln. Die verschiedenen Tastbefunde (Hartspann, Faserverhärtungen) können mit verwertet werden, haben aber keine ausschlaggebende Bedeutung. Wir müssen es ablehnen, alle Schmerzzustände bei Erkrankungen der Gelenke und der Wirbelsäule als myalgisch anzusehen, wie es LINDSTEDT tut, wobei er allerdings zwischen Myalgien und Neuralgien keine Grenze zieht. Es mag zugegeben werden, daß, wie auch KREBS betont, es in vielen Fällen schwer fällt, zwischen Myalgie und Neuralgie zu unterscheiden; wir müssen es aber doch in jedem Fall versuchen, da die Myalgie der Ausdruck einer gestörten Muskelfunktion infolge Überanstrengung ist, daher auch funktionelle Folgen hat und einer lokalen Behandlung bedarf. Die Frage, ob der Schmerz im Muskel selbst auf „neuralgischem" Wege entsteht, tritt dagegen in den Hintergrund; auch der Schmerz bei der Gallensteinkolik wird durch das Nervensystem vermittelt, ohne daß wir ihn als „Gallenblasenneuralgie" auffaßten. Neben den myalgischen Schmerzen beobachten wir bei Erkrankungen der Gelenke und Wirbelsäule auch noch neuralgiforme Schmerzen, die meist als irradiierende Schmerzen auf dem Umwege über viscerosensorische Reflexe aufzufassen sind; diese Schmerzen, die wir auch von den Neuralgien absondern müssen, haben mit den sekundären Myalgien im Prinzip nichts zu tun; sie erfordern keine besondere Behandlung, da ihnen keine selbständige Bedeutung zukommt.

Wenn wir bei den chronischen Erkrankungen der Gelenke und Wirbelsäule in jedem Fall nach sekundären Myalgien suchen müssen, so ist es andererseits selbstverständlich, daß bei jeder chronischen Myalgie die primäre Ursache entdeckt werden muß; die Diagnose „chronischer Muskelrheumatismus" sollte endgültig der Vergangenheit angehören. Bei den Myalgien infolge statischer Anomalien u. dgl. wird man dabei auch nach „allgemeinen Reizzuständen" im Sinne der Summationstheorie von LINDSTEDT Ausschau halten müssen.

Die *Therapie* der sekundären Myalgien besteht in erster Reihe in der Beseitigung der primären Erkrankung; darüber ist bei den Gelenk- und Wirbelsäulenerkrankungen das Nötige gesagt worden. Neben dieser ätiologischen Behandlung erweist sich die lokale Behandlung des schmerzhaften Muskels als sehr nützlich und notwendig. In erster Reihe steht die *Massage*, welche gleichzeitig zur Stärkung dient und der Atrophie entgegenwirkt; bei starken Spasmen empfiehlt es sich, vor der Massage Wärmeanwendungen zu verabreichen. Sehr gut bewährt sich gerade auch für die Behandlung der sekundären Myalgien die Kombination von Wasser- oder Dampfdusche mit Massage. Über die Technik der Massage bei Myalgien wurde schon erwähnt, daß sie nicht schematisch durchgeführt werden sollte; mehr wie bisher sollte sie vom Arzt selbst durchgeführt werden. Völlige Entspannung der schmerzhaften Muskeln durch richtige Lagerung sowie Schlüpfrigmachen der Haut sind unerläßliche Vorbedingungen; zu letzterem Zwecke eignen sich insbesondere auch viele der „antirheumatischen" Einreibemittel, welche eine starke Hauthyperämie hinterlassen. Einen prompten, wenn auch oft nur vorübergehenden Erfolg hat die bereits bei den akuten Myalgien erwähnte Osmotherapie; besonders die Injektion von Dextroselösung in den erkrankten Muskel hat sich gut bewährt. Auch die Histaminbehandlung kann bei geeigneten Fällen (insbesondere bei sekundären Myalgien infolge deformierender Arthropathien und statischer Anomalien) von Erfolg sein; die meisten „Heilungen" bei der Arthrosis deformans beruhen auf Beseitigung der sekundären Myalgien, womit allerdings die hauptsächlichen Beschwerden der Kranken behoben sind. Da die Grundkrankheit unverändert fortbesteht, sind Rückfälle sehr häufig; die Prognose der sekundären Myalgie richtet sich nach der Grundkrankheit.

Literatur.

ALEXANDER: Myalgie, in KRAUS-BRUGSCH, Spezielle Pathologie und Therapie, Bd. 10, S. 497.
CURSCHMANN: Rheumaprobleme, Bd. 1.
GÉRONNE: Veröff. dtsch. Ges. Rheumabekämpfg, H. 5.
GRUND: Muskelrheumatismus und Muskeltonus. Dtsch. Z. Nervenheilk. **97**, 10.
KREBS: Zur Frage der Neuralgien und Myalgien. Dtsch. med. Wschr. **1932**, H. 51.
LANGE: Die Muskelhärten. München 1931.
LINDSTEDT: Muskelrheumatische Schmerzsymptome. Acta med. scand. (Stockh.), Suppl., **30**.
LLEWELLYN, JONES: Fibrositis. London 1919.
RUHMANN: Wesen der rheumatischen Muskelhärte. Dtsch. Arch. klin. Med. **173**, 626.
SCHMIDT, A.: Der Muskelrheumatismus. Bonn 1918.

VII. Neuralgie und Neuritis.

Die Schmerzzustände in den peripheren Nerven haben in den Lehr- und Handbüchern der Neurologie so oft eine eingehende Schilderung erfahren, daß eine ausführliche Darstellung an dieser Stelle nicht erforderlich ist; es sollen nur diejenigen Neuralgien kurz besprochen werden, welche seit altersher als „rheumatisch" aufgefaßt worden sind, und die sowohl praktisch wie auch differentialdiagnostisch von erheblicher Bedeutung sind.

Die Neuralgie ist ein hauptsächlich anfallsweise, oft ohne erkennbare Veranlassung auftretender, im Verlauf eines sensiblen Nerven empfundener Schmerz; im akuten Stadium der Neuralgie läßt sich der Schmerz durch Dehnung des erkrankten Nerven auch in der anfallsfreien Zeit provozieren.

Neben diesen obligaten Symptomen finden wir in vielen Fällen Parästhesien im Innervationsbezirk des erkrankten Nerven; oft finden sich an gewissen günstig gelegenen Stellen typische Druckpunkte (VALLEIX), die jedoch auch fehlen können. Bei einigen Neuralgien findet man neben den Paroxysmen auch einen *Dauerschmerz*, der besonders bei gewissen Stellungen oder Bewegungen vorhanden ist und zu reflektorischen Fehlhaltungen und Bewegungseinschränkung führen kann.

Während bei der Neuralgie objektive Symptome einer organischen Nervenschädigung fehlen, ist die *Neuritis* durch das Hinzutreten deutlicher Ausfallserscheinungen gekennzeichnet; es treten Lähmungen, Sensibilitätsstörungen, Reflexausfälle, vasomotorische Störungen und Muskelatrophien dazu. Eine deutliche Grenze zwischen Neuralgie und Neuritis gibt es in der Praxis nicht, wenn auch PERITZ auf die Tatsache aufmerksam macht, daß der Neuritis die Tendenz zum Rezidivieren, welche bei der Neuralgie sehr häufig ist, meist fehlt.

Ätiologisch müssen wir zunächst die *idiopathischen* Neuralgien von den *sekundären* Neuralgien abtrennen. Die *idiopathischen Neuralgien* entstehen auf Grund eines im Nerven bzw. in der Nervenwurzel selbst stattfindenden pathologischen Prozesses, wobei es von vornherein anzunehmen ist, daß bei den einfachen Neuralgien mehr funktionelle Störungen, bei der Neuritis aber bereits anatomische Veränderungen bestehen. Diese letzteren teilt man ein in *interstitielle* Prozesse (Perineuritis) und in *parenchymatöse* Prozesse, wobei es zu degenerativen Veränderungen in den Achsenzylindern kommt. Vor kurzem hat KOEPPEN bei floridem Rheumatismus perivasculäre Lymphocyteninfiltrate und Gefäßwandverquellungen im Nervus ischiadicus nachgewiesen; bei 3 Fällen von *chronischer Ischias* fanden sich im erkrankten Nerven Intimasklerose und Mediaverkalkung der Arterien. Daß der letztere Befund mit der Ischias etwas zu tun hat, erscheint mir sehr unwahrscheinlich; dagegen ist der Nachweis entzündlicher Veränderungen im Nerven bei akutem Rheumatismus geeignet, das Auftreten neuralgischer Beschwerden im Verlauf einer Infektionskrankheit zu erklären. Unter diesen Infektionen steht der spezifische Rheumatismus mit an erster Stelle; wir sehen gar nicht selten im Verlauf des spezifischen Rheumatismus Neuralgien mit oder ohne Gelenkerscheinungen auftreten. Die Neuralgie kann auch das einzige Symptom einer rheumatischen Infektion sein. KAHLMETER fand bei 81 von insgesamt 185 Ischiasfällen leichte Temperatursteigerungen, JANSEN bei 38 von 200 Patienten. Ich habe wiederholt bei Ischiaspatienten mit neuritischem Einschlag eine (allerdings nie sehr hochgradige) Beschleunigung der Senkungsreaktion gefunden. Vielfach wird in der Literatur über Fälle von geheilten Neuralgien nach Entfernung fokaler Infektionsherde (Tonsillen, Zahnwurzelgranulome) berichtet; die Bewertung solcher Eingriffe ist allerdings bei der oft auch spontan erfolgenden Besserung sehr schwierig. Auch im Verlaufe anderer Infektionen — Anginen, Influenza u. dgl. — kommen Neuralgien recht häufig vor. Daß durch einfache Abkühlung oder Durchnässung Neuralgien entstehen können, ist sehr unwahrscheinlich; wohl kann aber die Abkühlung als auslösendes Moment eine Rolle spielen. Die Neuritiden bei der Bleivergiftung gehen meist mit Lähmungen einher und interessieren uns hier ebensowenig wie die seltenen diabetischen Neuralgien, die als doppelseitige Ischias mit Areflexie, aber ohne motorische Ausfallserscheinungen auftreten. Auch die Neuralgie der Hirnnerven, deren Ätiologie mit den anderen Neuralgien identisch ist, kann hier nicht besprochen werden.

Die *sekundären Neuralgien* entstehen infolge *Kompression* des Nerven durch andere Gewebe. Die Kompression kann bereits im Wirbelkanal bzw. in den Wirbellöchern durch spondylitische Prozesse oder Tumoren erfolgen; die Spondylosis deformans und die Spondylarthritis ankylopoetica verursachen *niemals* Kompressionserscheinungen. Zu den sekundären Neuralgien müssen wir ferner auch die im Verlauf einer akuten oder chronischen Meningitis auftretenden neuralgischen Schmerzen rechnen, die natürlich nur eine symptomatische Bedeutung haben. Weiterhin kann eine Kompression auch distal von der Wirbelsäule zu Neuralgien föhren; besonders ist der Nervus ischiadicus und der Cruralis durch Neoplasmen im Bereich des kleinen Beckens gefährdet. Kompression durch Krebsmetastasen in der Achselhöhle ist oft die Ursache von Brachialneuralgien. Wiederholt sind Fälle von Ischias beschrieben worden, die durch Kompression von varikösen Venen verursacht worden sind. Die Differentialdiagnose der idiopathischen und sekundären Neuralgien ist auf Grund der Symptomatologie allein nicht möglich, wenn wir von den (meist doppelseitigen) Neuralgien infolge intramedullärer Prozesse absehen. Wir müssen eben bei *jeder* Neuralgie zunächst mit der Möglichkeit einer extraneuralen Genese rechnen und diese durch genaue Untersuchung ausschließen, bevor die Diagnose einer idiopathischen Neuralgie oder Neuritis gestellt wird. Dabei wird die Senkungsreaktion gute Dienste leisten, da sie das Vorhandensein entzündlicher Prozesse aufweisen kann. In jedem Falle muß die Wirbelsäule genau, auch röntgenologisch untersucht werden; die Intercostalneuralgien werden *immer* durch Wirbelsäulenerkrankungen verursacht. Bei der Ischias muß durch rectale Untersuchung ein Tumor ausgeschlossen werden, bei Brachialneuralgien suche man nach vergrößerten Achseldrüsen usw.

Wenig geklärt sind noch die Beziehungen der Neuralgien zu dem *vegetativen Nervensystem*. Brennende Schmerzen in den Extremitäten, gemeinsam mit vasomotorisch-trophischen Störungen sollen durch den Sympathicus zustande kommen (*Kausalgie*) und durch periarterielle Sympathektomie behoben werden können; andererseits entstehen neuralgiforme Schmerzen infolge Exstirpation der sympathischen Hals- und Brustganglien (PETTE, FÖRSTER). Das Vorkommen von vasomotorischen Störungen bei vielen Neuralgien legt auch den Gedanken nahe, daß das vegetative Nervensystem an der Erkrankung mitbeteiligt ist.

Grundsätzlich von den Neuralgien zu trennen sind die irradiierenden neuralgiformen Schmerzen bei Erkrankungen der Gelenke, Wirbelsäule, Knochen, Muskeln und der inneren Organe. Sie unterscheiden sich von den echten Neuralgien dadurch, daß sie selten spontan, paroxysmal auftreten, sich nicht streng an den Nervenverlauf halten und niemals mit Parästhesien einhergehen. *Objektiv* fehlen die „neuritischen" Erscheinungen, der Dehnungsschmerz und die typischen Druckpunkte. Ein Dehnungsschmerz kann allerdings vorgetäuscht werden durch gleichzeitige Gelenkschmerzen (Hüftgelenke, Iliosacralgelenke bei dem LASÉGUEschen Symptom) und durch Muskeldehnung; auf die Ausschaltung dieser Momente werden wir bei der Ischias noch eingehen. Am geringsten ist die Bedeutung der Druckpunkte, die auch bei der echten Neuralgie fehlen können und andererseits leicht mit Muskeldruckpunkten verwechselt werden können. Natürlich ist die Kombination von Gelenk- oder Muskelerkrankungen mit echter Neuralgie durchaus nicht selten; namentlich die Ischias kommt oft zusammen mit Myalgien vor, wobei es schwer ist, zu entscheiden, ob Muskel oder Nerv primär erkrankt sind. Keinesfalls ist es aber richtig, die Ischias lediglich als Myalgie der Gesäß- und Beinmuskulatur aufzufassen, wie das HELWEG tut. Auch die Anwendung der Summationstheorie von LINDSTEDT (vgl. S. 180) auf die Neuralgien darf nicht verallgemeinert werden; vor allem gehören die meisten Schmerzzustände infolge „lokalisierten Ursachsmomenten" gar nicht zu den Neuralgien; entweder sind es sekundäre Myalgien oder irradiierende Schmerzen, vielleicht auf dem Umweg über viscero-sensorische Reflexe. Die Diagnose „Ischias" bei einer Coxitis oder bei einem Prostatacarcinom mit ins Bein ausstrahlenden Schmerzen ist daher nicht nur deshalb falsch, weil dabei die Grundkrankheit nicht erkannt wird, sondern auch deshalb, weil eine echte Neuralgie des Nervus ischiadicus gar nicht besteht.

1. Die Ischias. Wir beginnen mit der häufigsten Neuralgie, der Ischias, wobei wir allerdings vorausschicken müssen, daß diese Diagnose in der Praxis viel zu oft gestellt wird; tatsächlich handelt es sich nur bei einem Bruchteil aller Beinschmerzen um eine echte Ischias.

Das wichtigste Symptom, der Dehnungsschmerz, wird durch den LASÈGUEschen Versuch geprüft: Bei Rückenlage des Kranken wird das im Knie gestreckte Bein gehoben, wobei bei der Ischias bereits bei einem Grad von 45^0 (und weniger) ein Schmerz auftritt, der *längs des Nerven ausstrahlt.* Bei Beugung des Knies verschwindet der Schmerz. Im Prinzip ist der Schmerz bei dem KERNIGschen Versuch identisch; dabei wird bei maximal gebeugtem Hüftgelenk das Knie allmählich gestreckt. Sowohl LASÈGUE wie KERNIG sind bei der Meningitis doppelseitig positiv.

Wie HELLWEG und BRAGARD betont haben, ist der LASÈGUE auch bei Myalgien der Hüftmuskeln positiv. BRAGARD empfiehlt zur Unterscheidung die bereits von GOWERS angegebene Kombination des LASÈGUEschen Versuches mit der Dorsalflexion des Fußes; dadurch wird der Tibialis mitgedehnt, wodurch der Nervus ischiadicus insgesamt um 6—7 cm gedehnt wird und Verwechslungen mit Myalgien (und auch mit einer Arthrose des Iliosacralgelenkes, vgl. S. 167) vermieden werden. Analog kann der Lasègue auch mit einer Plantarflexion des Fußes und Zehenbeugung kombiniert werden; ein dabei auf der Vorderseite des Unterschenkels in Richtung des Fibulaköpfchens ausstrahlender Schmerz ist ein Zeichen der Neuralgie des Nervus peronaeus.

Die sog. VALLEIXschen Druckpunkte haben, wie bereits gesagt, nur geringe diagnostische Bedeutung; am eindeutigsten ist noch der Druckpunkt des Nervus suralis hinter dem Malleolus lateralis, der jedoch keineswegs konstant ist.

In sehr vielen Fällen geht der Ischias eine Lumbago voraus (VAN BREEMEN, PERITZ); manchmal findet man auch bei ausgebildeter Ischias Myalgien der Gesäß- und Lendenmuskeln, die vielleicht als sekundäre Myalgien infolge reflektorischer Kontrakturen aufzufassen sind. Die Kranken halten meist die Lendenwirbelsäule steif, in vielen Fällen kommt es zur Skoliose mit der Konvexität zur kranken, seltener zur gesunden Seite (homologe Skoliose); beim Sitzen und Bücken pflegt die Skoliose zu verschwinden, sie kann auch die Richtung wechseln.

Der Mechanismus der Ischiasskoliose ist noch nicht restlos geklärt; manches spricht dagegen, daß es sich um eine reine Entlastung handelt und PLATE meint, daß ihr eine Myalgie des Musculus iliopsoas zugrunde liegt. Die Skoliose wäre dann ein Zeichen der sog. *Wurzelischias,* bei welcher auch der Lumbalplexus miterkrankt; auch die gelegentlich mit der Ischias kombinierte Cruralneuralgie wird als Zeichen der Wurzelischias angesehen. Ich habe wiederholt beobachtet, daß lange Zeit nach Verschwinden aller Ischiassymptome und bei völliger Beschwerdefreiheit die Skoliose unverändert bestehen bleibt.

Die Ischias tritt in der überwiegenden Mehrzahl der Fälle einseitig auf; doppelseitige Ischias ist meist ein Zeichen einer Erkrankung innerhalb der Wirbelsäule oder einer diabetischen Neuritis. Frauen erkranken erheblich seltener als Männer, die idiopathische Form bevorzugt das mittlere Lebensalter, die sekundäre Form kommt auch in höherem Alter vor.

Sehr häufig werden bei der Ischias *neuritische Zeichen* beobachtet; am häufigsten Abschwächung oder Verschwinden des Achillesreflexes. Dieses Zeichen bleibt auch lange nach Abklingen der Ischias noch bestehen. Der Patellarreflex ist stets unverändert; gröbere Sensibilitätsausfälle sind selten, doch hört man oft Klagen über Parästhesien. Häufig sind auch vasomotorische Störungen; die Haut fühlt sich am Unterschenkel und Fuß der kranken Seite kälter an, als auf der gesunden. Bei längerer Krankheitsdauer kommt es zu Inaktivitätsatrophie der Muskulatur an der Seite der Ischias. Über die Liquorbefunde bei der Ischias besteht keine Einigkeit; während öfters Eiweißvermehrung bei normalem Zellgehalt gefunden worden ist, hatten viele Nachuntersucher völlig negative Resultate. Vielleicht handelt es sich bei den Fällen mit dissoziiertem Liquorbefund um Fälle von Polyneuritis.

Die *Diagnose* der Ischias ergibt sich aus dem Gesagten; zunächst muß festgestellt werden, ob eine Ischias überhaupt vorliegt, dann muß jede etwaige Erkrankung, die zur Kompression des Nerven führen kann, ausgeschlossen werden. Große Schwierigkeiten erwachsen in den Fällen, wo eine bewußte oder unbewußte Aggravation vorliegt. Die Beurteilung der Schwere der Erkrankung soll sich nicht allein nach den Angaben der Kranken richten; die Intensität des Dehnungsschmerzes gibt ziemlich verläßliche Anhaltspunkte. Dabei muß darauf geachtet werden, ob der Winkelgrad, bei welchem der LASÈGUEsche Versuch positiv ausfällt, mit dem Grad identisch ist, bis zu welchem sich der Kranke bei gestreckten Knien bücken kann; auch das Aufsetzen bei gestreckten Knien muß bei demselben Winkel behindert sein. Bei Simulanten erweist sich manchmal folgender Versuch als nützlich: Bei Bauchlage des Untersuchten wird das Knie, ohne daß der Untersuchte die Muskeln anspannt, passiv gebeugt. Falls dabei Schmerzen im *Gesäß* geäußert werden, das Kniebeugen gar behindert wird, so ist der Verdacht auf Simulation berechtigt; etwaige Schmerzen an der *Vorderseite* des Oberschenkels sind ein durchaus glaubwürdiges Zeichen von Cruralneuralgie.

Der *Verlauf* der Ischias ist je nach der Ursache verschieden, ebenso ihre *Prognose.* Bei der sekundären Ischias hängt sie von der Heilbarkeit der Grundkrankheit ab, bei der idiopathischen Ischias ist Verlauf und

Prognose vielfach von konstitutionellen und psychischen Momenten abhängig. Es gibt kaum eine Erkrankung, bei welcher die Tendenz zu psychischer Fixierung zur „Flucht in die Krankheit" größer wäre, als bei der Ischias. In diesen Fällen feiert die Psychotherapie und die Suggestion ihre Triumphe; ich habe Heilungen durch Nasenpinselung u. dgl. beobachtet. Fälle, die nicht durch Psychoneurosen kompliziert sind, haben eine durchaus gute Prognose; selbst Fälle mit neuritischen Symptomen heilen völlig aus.

Die *Therapie* richtet sich zunächst nach der Grundkrankheit; bei sekundären Neuralgien muß die Ursache beseitigt werden. Bei der *idiopathischen Form* verordne man im akuten Stadium völlige Bettruhe, lasse das kranke Bein in Watte packen und reichlich Antineuralgica (Gelonida, Veramon) nehmen. Narkotica sind bei der idiopathischen Ischias stets entbehrlich. Bald kann man mit Wärmeanwendungen beginnen, wobei im Krankenhausbetrieb Lichtbäder in Bettform, Sandbäder, Fangopackungen und Diathermie infolge der bequemen Lagerung zu bevorzugen sind. Bei Verdacht auf Wurzelischias sind die Wärmeanwendungen stets auch auf die Lendenwirbelsäule auszudehnen. Massage und Bewegungsübungen sind anfangs zu unterlassen, erst nach Abklingen der akuten Erscheinungen ist eine vorsichtige Massage der Muskulatur (besonders bei gleichzeitigen Myalgien) angezeigt. In diesem Stadium sind auch Duschemassagen, medikomechanische Übungen und Galvanisation des Beines sehr nützlich. Bei mehr chronischem Verlauf kann ein Versuch mit parenteraler Reizkörpertherapie gemacht werden, bei hartnäckigen Myalgien kann die Infiltration der druckschmerzhaften Muskeln mit Kochsalz- und Dextroselösung nützlich sein. Von den sog. intraneuralen Injektionen habe ich noch keinen Erfolg gesehen; vor blutiger Nervendehnung oder Lumbalpunktion kann ich in Anbetracht der häufigen psychogenen Überlagerung nur eindringlich warnen. Geeignete, individualisierende Psychotherapie ist in jedem Fall angezeigt und soll gegebenenfalls im Mittelpunkt der Behandlung stehen. Als sehr nützlich haben sich bei der Ischias seit altersher geeignete Badekuren erwiesen; im akuten Stadium wird man Moor- und Schlammbäder bevorzugen, später können alle anderen Badeanwendungen mit gleich gutem Erfolg angewandt werden.

2. Die Cruralneuralgie (früher Ischias anterior genannt) äußert sich in Schmerzen, die von der Leistenbeuge auf die Vorderfläche des Oberschenkels ausstrahlen. Bei Kniebeugung in Bauchlage entsteht ein typischer Dehnungsschmerz; der Nervus femoralis wird dabei um 4 cm gedehnt. Myalgien der Streckmuskeln können mit der Neuralgie leicht verwechselt werden, da sie bei dem erwähnten Versuch mitgedehnt werden. Eine bis zur Vena saphena reichende Thrombophlebitis läßt sich durch Palpation leicht ausschalten. Gelegentlich treten neuritische Symptome, vor allem Verlust des Patellarreflexes auf. Ätiologisch kommt neben der idiopathischen Form Kompression im kleinen Becken in Frage.

3. Die Interkostalneuralgie ist praktisch stets als sekundäre Neuralgie anzusehen; allein der Herpes zoster kann als „idiopathische" Neuritis angesehen werden. Jede Intercostalneuralgie muß daher zur genauen Untersuchung der Wirbelsäule und des Rückenmarks Veranlassung geben, daneben kommen noch irradiierende Schmerzen von Erkrankungen der Brust- und Bauchorgane („referred pains" nach HEAD), sowie Gürtelschmerzen bei der Tabes in Betracht. Eine idiopathische Intercostalneuralgie habe ich noch niemals gesehen.

4. Die Brachialneuralgie ist eine verhältnismäßig seltene Erkrankung, die sowohl idiopathisch (dann stets einseitig) wie auch als sekundäre Neuralgie infolge Kompression (Pachymeningitis cervicalis, Wirbeltuberkulose, Axillardrüsen) auftreten kann. In den Arm (besonders in die Ulnarseite der Hand) ausstrahlende, anfallsweise auftretende Schmerzen mit Parästhesien in den Fingern bilden die Hauptbeschwerden. Druckpunkte finden sich oft in der Fossa supraclavicularis und im Sulcus bicipitalis; wertvolle Anhaltspunkte gibt auch die Untersuchung des Dehnungsschmerzes; der kranke Arm wird abduziert und nach außen rotiert, der Ellbogen gestreckt, Hand und Finger übergestreckt; gleichzeitig wird der Kopf zur gesunden Seite gedreht und geneigt („Rasierstellung"). Bei dieser Stellung wird der Nervus medianus um 5—6 cm gedehnt (BRAGARD); eine Dehnung des Nervus ulnaris wird durch dieselbe Stellung vorgenommen, mit dem Unterschied, daß der Ellbogen *gebeugt* wird. Neuritische Symptome sind — mit Ausnahme der uns hier nicht interessierenden Bleivergiftung — so gut wie niemals beobachtet worden. Differentialdiagnostisch ist die Abgrenzung gegenüber den ausstrahlenden Schmerzen bei Nackenmyalgien, Schultergelenkerkrankungen, Bursitis subdeltoidea, Knochenerkrankungen und Spondylosen mitunter sehr schwierig; doppelseitige Erkrankung spricht stets gegen idiopathische Neuralgie. Bei Schmerzen im linken Arm denke man an Angina pectoris. Die *Therapie* besteht bei der idiopathischen Form in lokalen Wärmeanwendungen (Föndusche, Diathermie der Halswirbelsäule, Bestrahlung mit der Solluxlampe), Galvanisation und in der Verordnung von Antineuralgica.

5. Die Occipitalneuralgie kommt als reine Neuralgie — darin muß ich PERITZ völlig Recht geben — so gut wie niemals vor, meist finden sich gleichzeitig Myalgien des Musculus trapezius und Musculus occipitalis. Bei ausgesprochener Druckempfindlichkeit des Nervus occipitalis major und bei anfallsweise auftretenden, in das Hinterhaupt ausstrahlenden Schmerzen wird man eine Miterkrankung des Nerven annehmen können, man denke dabei an etwaige Erkrankungen der oberen Halswirbelsäule und an meningitische Prozesse. Die Therapie der idiopathischen Form ist mit der Behandlung der Brachialneuralgie identisch.

Literatur.

ALEXANDER: Neuralgie und Neuritis. KRAUS-BRUGSCH, Spezielle Pathologie und Therapie, Bd. 10.
JANSEN: Der Begriff Ischias. Z. physik. Ther. **38**, 124.
KOEPPEN: Der Nervus ischiadicus beim Rheumatismus. Virchows. Arch. **286**, 303.
PERITZ: Neuralgie und Myalgie. Neue dtsch. Klin. 8.
PLATE: Ischias scoliotica. Dtsch. med. Wschr. **1911**, Nr 3.

VIII. Allgemeine Differentialdiagnostik.

1. Differentialdiagnose der Infektarthritiden.

Falls wir bei einer Gelenkerkrankung Schwellung des Gelenkes, Wärme und Rötung der Haut über dem Gelenk finden, so besteht kein Zweifel, daß eine entzündliche Arthritis vorliegt; nicht in allen Fällen ist die Diagnose so leicht zu stellen. Bei chronischen Arthritiden kann sich ein geringer Erguß der Feststellung durch Palpation entziehen, auch kann eine mehr fibrinöse Synovitis vorliegen. Bei dem Hüft- und Schultergelenk ist ein Erguß überhaupt nur selten festzustellen.

Die Diagnose wird erleichtert durch den Nachweis der *polyartikulären* Lokalisation der Erkrankung, besonders bei Beteiligung der Armgelenke; wenn es möglich ist, in mehreren Gelenken, besonders in symmetrischer Anordnung, Veränderungen nachzuweisen, so ist der Verdacht auf das Vorliegen einer *Infektarthritis* stets sehr groß. Besteht nebenbei Fieber oder beschleunigte Senkungsreaktion, die nicht durch andere, extraartikuläre Prozesse verursacht sind, so ist die Diagnose gesichert. Bei *monartikulären* Prozessen wird die Diagnose durch die Art der Bewegungsbeschränkung (keine Ankylose, keine Schonstellung bei den deformierenden Arthropathien!) und dem meist charakteristischen Röntgenbefund (vgl. S. 38) erleichtert.

Ist die Infektarthritis im *inaktiven* Stadium, so kann die polyartikuläre Lokalisation und die Art der Gelenkveränderungen die Entscheidung bringen; doch muß stets daran gedacht werden, daß bei ein und demselben Kranken, ja in ein und demselben Gelenk auch infektiöse und degenerative Prozesse *nebeneinander* bestehen können. Bei Vorliegen von Skelettdeformitäten, z.B. bei X-Beinen, wird bei einer Erkrankung der Kniegelenke der Verdacht auf eine deformierende Arthropathie auch dann bestehen, wenn nebenbei eine Polyarthritis besteht. Andererseits wird man bei Erkrankungen der *Armgelenke* nur *ausnahmsweise*, vor allem bei Vorliegen beruflicher Schädlichkeiten, an *degenerative* Prozesse denken. Dagegen sind *gleichzeitige* deformierende Arthropathien in den statisch zusammenhängenden Fuß-, Knie- oder Hüftgelenken nichts Seltenes.

Nicht immer ist der *Gelenkerguß* ein sicheres Zeichen für das Vorliegen einer Infektarthritis. Bei Arthrosen der Knie kommen gelegentlich leichtere Ergüsse vor, sehr oft sieht man sie auch bei Einklemmung von Gelenkmäusen. Die *Anamnese* ist natürlich von entscheidender Bedeutung, doch muß sie, wie bereits ausgeführt (S. 6), mit großer Vorsicht bewertet werden. Besonders achte man darauf, ob ein *Trauma*, auch leichteter Art, vorliegt (Distorsion, Bluterguß). Um die Differentialdiagnose zwischen den primär-degenerativen Arthropathien und den Gelenkdeformierungen im Verlauf einer entzündlichen Arthritis zu erleichtern, habe ich in der nachfolgenden Tabelle die differentialdiagnostisch wichtigsten Symptome der beiden Erkrankungen nebeneinander gestellt; es ist aber schon bemerkt worden, daß keines der Symptome *für sich allein* eine Entscheidung zuläßt, nur die Betrachtung des *ganzen* Krankheitsbildes ergibt die richtige Diagnose.

Tabelle 3.

Symptome	Deformierende Arthritis	Primäre degenerative Arthropathien
Anamnese	Fieber, Schwellung mehrerer Gelenke	kein Fieber, keine Schwellung
Alter	oft jugendlich	meist über 40 Jahre
Allgemeiner Zustand	oft schlecht	meist gut, oft Fettsucht
Senkungsreaktion	gelegentlich noch beschleunigt	normal
Statische Deformitäten	oft keine	oft vorhanden (X-Beine, Plattfuß)
Lokalisation	meist polyartikulär	meist monartikulär (oft symmetrisch)
Prädilektion	kleine Gelenke	Knie-, Hüft-, Fußgelenk
Ergüsse	gelegentlich noch vorhanden (in anderen Gelenken)	sehr selten
Bewegungsbeschränkung	alle Übergänge bis zur Ankylose	niemals völlige Versteifung
Randwülste	nicht sehr ausgesprochen	meist hochgradig
Knochenatrophie	vorhanden	fehlt
Gelenkspalt	oft verwaschen	meist eingeengt, aber klar
Schonstellung	oft vorhanden	nur selten ausgesprochen

Gelenkentzündungen, die im Verlauf einer *Infektionskrankheit* mit bekanntem Erreger auftreten, werden wohl ohne Schwierigkeiten erkannt; doch denke man stets an die Möglichkeit, daß Infektionskrankheit und Gelenkrheumatismus *gleichzeitig* vorliegen können, ebenso, wie z. B. im Verlauf eines Gelenkrheumatismus eine tuberkulöse Arthritis auftreten kann. — Bei den *akuten* Infektionskrankheiten (Grippe, Pneumonie, Meningitis, Scharlach, Typhus, Dysenterie) ist das Auftreten von Gelenkschwellungen zunächst als Komplikation zweiten Ranges zu bewerten; nur bei *Vereiterung* der Gelenke (besonders oft bei der Pneumonie) kann das Krankheitsbild bedenklich werden. — Schwieriger ist die Diagnose der *septischen* Gelenkmetastasen; diese können sich an eine Puerperalsepsis, an eine Osteomyelitis usw. anschließen und teils mit serösen, teils mit eitrigen Gelenkergüssen einhergehen. Die septische Fieberkurve, Milzschwellung, Leukocytose über 20 000, Blutungen in der Haut, starke Drüsenschwellungen sichern — neben dem Nachweis des Sepsisherdes bzw. der Eintrittspforte der Infektion — die Diagnose. Aus dem Blut und dem Gelenkpunktat läßt sich oft der Erreger — Streptokokken oder Staphylokokken — herauszüchten. In vielen Fällen stehen die Gelenkmetastasen durchaus im Vordergrund der Erkrankung; gelegentlich wird anamnestisch über vorausgegangene Attacken von Gelenkrheumatismus und Angina (tonsillogene Sepsis) berichtet. Oft findet man eine *Endokarditis*; der Nachweis des Streptococcus viridans im Blut ermöglicht die sichere Abtrennung der *Endocarditis lenta* vom Gelenkrheumatismus. Häufigere Schüttelfröste, embolische Prozesse sprechen stets für eine *septische* Erkrankung. Zu den septischen Prozessen gehören auch die Gelenkergüsse in der Nähe *osteomyelitischer Herde*; es kann sich sowohl um Durchbruch eines Abscesses, wie auch um sog. sympathische Ergüsse handeln. Die Diagnose ergibt sich meist aus dem Röntgenbild, welches eine homogene, meist scharf begrenzte Aufhellung in der Epiphyse zeigt (BRODIEsche Abscesse); befallen sind meist das Knie- oder das Hüftgelenk. Bei *monartikulären* Gelenkentzündungen soll die *Röntgenaufnahme* niemals unterlassen werden; sie ermöglicht oft allein die Stellung der richtigen Diagnose.

Die *gonorrhoischen* Arthritiden haben die Tendenz, nach einem flüchtigen polyartikulären Stadium sich in 1—2 Gelenken zu stabilisieren; die starken Schmerzen, rasch auftretende Knochenatrophie und die Neigung zur Ankylose charakterisieren die gonorrhoische Erkrankung, Bacillennachweis im Gelenkerguß oder Urogenitaltractus, positive Gonokken-Komplementbindungsreaktion und Herdreaktion nach subcutaner Injektion von Gonokokkenvaccine sichern die Diagnose.

Tuberkulöse Gelenkentzündungen sind unschwer zu erkennen; bei den *synovialen* Formen kommt es zur Ausbildung des Gelenkfungus (Tumor albus), bei den primär ossalen Formen sichert das Röntgenbild (besonders am Hüft- und Schultergelenk) die Diagnose. Bei *serösen* Ergüssen ist der Nachweis von Tuberkelbacillen zu versuchen; bei allen, diagnostisch nicht ganz einwandfreien Fällen ist die subcutane *Tuberkulinreaktion* angezeigt.

Syphilitische Gelenkentzündungen sind aus dem lokalen Gelenkbefund allein nur schwierig zu erkennen; bei ausgesprochen *nächtlichen* Schmerzen, bei positiver Anamnese ist der Verdacht auf syphilitischen Prozeß begründet, er wird durch den klinischen und röntgenologischen Nachweis von erheblichen Periostverdickungen noch dringlicher. Sicherheit bringt der Nachweis positiver Wa.R. im Blut und Gelenkpunktat sowie der Erfolg der spezifischen Therapie.

Man denke ferner an Gelenkergüsse bei der *Gicht*; der akute Gichtanfall, der mit mäßigem Fieber einhergeht, befällt meist das Grundgelenk der großen Zehe, oft auch die anderen Gelenke des Fußes. Bei ausgebildeter, alter Gicht, wo es zur Bildung von Tophi gekommen ist, macht die Diagnose nur selten Schwierigkeiten; in zweifelhaften Fällen führt die Untersuchung des Harnsäurestoffwechsels (vgl. S. 33) zum Ziel.

Bei Verdacht auf *Hämophilie* prüfe man die Gerinnungszeit des Blutes oder stelle die Zahl der Thrombocyten fest; meist wird die Anamnese schon deutliche Hinweise auf vermehrte Blutungsbereitschaft ergeben. Befallen sind nur Männer (Knie-, Ellbogengelenke); die Krankheit ist erblich.

Die *neuropathischen* Gelenkerkrankungen können infolge der meist mächtigen Defiguration der Gelenke schwer übersehen werden; die Diagnose ergibt sich aus dem Nachweis von Tabes oder Syringomyelie, aus der Lokalisation der Gelenkveränderungen, aus dem eigenartigen Röntgenbefund.

Der seltene *intermittierende Hydrops* der Kniegelenke ist nur auf Grund der Anamnese oder der längeren Beobachtung zu diagnostizieren.

Einen gewissen Anhaltspunkt für die Differentialdiagnose ergibt die *Lokalisation* der Erkrankung in den einzelnen Gelenken. Im allgemeinen gilt die Regel, daß *rheumatische* Gelenkerkrankungen meist polyartikulär und oft symmetrisch auftreten, während die anderen spezifischen Infektarthritiden mono- oder oligartikulär verlaufen. Freilich gibt es von dieser Regel auch Ausnahmen: es gibt monartikuläre rheumatische Arthritiden und polyartikuläre Gonokokkenarthritis. Die Ursache des symmetrischen Beffallenseins der Gelenke bei den rheumatischen Polyarthritiden ist ebenso unbekannt wie die Prädilektion einzelner Infekte für gewisse Gelenke. Wahrscheinlich sind die Zirkulationsverhältnisse in den Gelenken verschieden und je nach den daraus resultierenden Sauerstoffspannungen und Nahrungsverhältnissen sind wechselnde optimale Wachstumsbedingungen für die angesiedelten Mikroorganismen gegeben. Auch die in verschiedenen Gelenken in wechselndem Umfang vorhandenen reticuloendothelialen Gewebselemente können ein elektives Befallensein erklären. Zuletzt ist — wenigstens bei den symmetrisch angeordneten primär-chronischen Prozessen — auch an trophoneurotische Einflüsse zu denken.

Obwohl die Diagnose der Infektarthritiden im akuten Stadium auch ohne Kenntnis der am häufigsten befallenen Gelenke möglich ist — außerdem ist die Prädilektion immer nur eine relative —, so kann eine Zusammenstellung der hauptsächlichen Lokalisation der Infektarthritiden für die Diagnose in *chronischen* Fällen, bei unsicherer Anamnese, doch von Nutzen sein. Es sind das die Fälle, wo nur noch Deformierungen oder Ankylosen vorhanden sind und etwaige bakteriologische Untersuchungen nicht mehr zum Ziele führen. Die Gelenklokalisation bei verschiedenen Infekten gibt die beistehende *Tabelle* wieder.

Tabelle 4.

Ätiologie	Gelenke, die am häufigsten befallen sind
Chronische rheumatische Polyarthritis	Finger-, Hand-, Fuß-, Knie-, Ellbogengelenk.
Gonorrhoische Arthritis	Knie-, Hand-, Fußgelenke, Sternoclaviculargelenk.
Typhöse Arthritis	Hüftgelenk.
Pneumokokkenarthritis	Schulter-, Kniegelenk.
Tuberkulöse Arthritis	Knie-, Hüft-, Ellbogen-, Hand-, Sprunggelenk.
Septische Arthritis	alle großen Gelenke, Iliosacralgelenk.
Dysenterie	Knie-, Sprunggelenk.
Neuropathische Gelenkerkrankungen	bei Tabes: Beingelenke; bei Syringomyelie: Armgelenke.
Osteomyelitis	Knie-, Hüftgelenk.

Oft erhebt sich auch die Frage, wieweit es möglich ist, die *spezifisch-rheumatische Natur* von Gelenkerkrankungen nicht allein aus dem Fehlen anderer Infekte, sondern auch an positiven, charakteristischen Symptomen zu erkennen. In Anbetracht der variablen Verlaufsart der spezifisch-rheumatischen Gelenkerkrankungen ist das allerdings sehr schwierig; die Anamnese des typischen akuten Gelenkrheumatismus, die vorausgegangene Angina, die gleichzeitige Endo- oder Myokarditis, die gute Ansprechbarkeit auf Salicyl erleichtern die Diagnose, obwohl Veränderungen am Endokard auch bei anderen Infektionen (Streptokokken- und Staphylokokkensepsis, Pneumokokken-, Gonokokken- und Meningokokkeninfektionen) vorkommen. Beweisend ist das Auftreten von subcutanen rheumatischen Knötchen, die man exstirpieren und mikroskopisch untersuchen kann. Für spezifisch- rheumatische Prozesse spricht auch das gleichzeitige Auftreten von Erythema nodosum, Erythema multiforme, sowie Purpura und von Iritis; eine Regenbogenhautentzündung kann aber auch bei anderen Infektionskrankheiten (Lues, Gonorrhöe, Tuberkulose) vorkommen. Bei der *chronisch-rheumatischen Polyarthritis* ist die symmetrische Lokalisation der Arthritis in den Fingergelenken mit ulnaren Deviationen und Kontrakturen oft sehr charakteristisch.

2. Differentialdiagnose der Neuralgien und Myalgien.

Von allen Erkrankungen des Bewegungsapparates ist die Diagnose der Myalgien und Neuralgien am schwierigsten; wir werden hier nur einige allgemeine Gesichtspunkte erörtern.

1. Der myalgische Schmerz tritt hauptsächlich oder ausschließlich bei der Inanspruchnahme des befallenen Muskels auf; in der *Ruhe* bestehen *keine* oder nur geringe Beschwerden. Dagegen ist der Schmerz bei der *Neuralgie* kontinuierlich, wenn auch mit Remissionen und Exacerbationen, die aber auch unabhängig von der Funktion auftreten; oft bestehen starke Schmerzen nachts, bei Bettruhe.

2. Der myalgische Schmerz ist nicht auf den befallenen Muskel allein beschränkt, er strahlt in die Umgebung aus; die Ausbreitung ist eine wenig umschriebene im Gegensatz zur *Neuralgie,* die sich genau an den *Nervenverlauf* hält. Bei der Neuralgie werden oft *Parästhesien* empfunden, bei der Myalgie niemals.

3. Absolut beweisend für das Vorhandensein einer organisch bedingten Neuralgie sind die sog. *neuritischen* Zeichen: Reflexabschwächung, Muskelparesen, Atrophien, vasomotorisch-trophische Störungen, Sensibilitätsausfall.

4. Am *unsichersten* sind die sog. VALLEIXschen Druckpunkte und der *Dehnungsschmerz* der Nerven, da diese durch Myalgien bedingt sein können.

5. Man soll *niemals* die Diagnose *Myalgie* stellen, ohne vorher alle differentialdiagnostisch in Frage kommenden Prozesse ausgeschlossen zu haben; ganz besonders gilt das für *chronische* Schmerzzustände, wo die Muskelschmerzen *immer* nur sekundärer Natur sind. Man begnüge sich daher keineswegs mit der Diagnose „chronische Myalgie", auch dann nicht, wenn umschriebene Druckempfindlichkeit besteht oder palpable Veränderungen vorhanden sind.

6. Bei *akuten* Muskelschmerzen mit umschriebener Druckempfindlichkeit denke man bei Befallensein *mehrerer* Muskeln an *Rheumatismus specificus* (Senkungsreaktion, Endokarditis!), ferner an akute *Myositis,* an *Trichinose* (Fieber, Eosinophilie).

7. Ohne den Nachweis *umschriebener Druckempfindlichkeit* des erkrankten Muskels oder dessen Ansatzes darf die Diagnose „Myalgie" niemals gestellt werden. Die Untersuchung soll, wie auf S. 24 ausgeführt, stets bei entspanntem Muskel stattfinden (bei der Lumbago also in Bauchlage); man unterrichte den Kranken, daß er nur dann Schmerz angeben soll, wenn das *Betasten selbst* schmerzhaft ist. Der Schmerz bei Muskelreizung mit dem faradischen Strom kann ebenfalls diagnostisch verwertet werden.

8. Der Schmerz, den der Kranke bei dem Betasten des Muskels empfindet, muß mit dem *spontanen* Schmerz identisch oder diesem wenigstens ähnlich sein; das Betasten des kontralateralen Muskels darf dagegen *nicht* empfindlich sein.

9. Alle Tastbefunde müssen an dem gesunden Muskel der anderen Seite kontrolliert werden; man versuche die druckempfindlichen Stellen anatomisch zu den Muskeln in Beziehung zu setzen, falls es nicht gelingt, oberflächlich gelegene Muskeln ganz zu umfassen.

10. *Beschleunigte Senkungsreaktion* ist mit der Diagnose „Myalgie" oder „Neuralgie" *nicht vereinbar*; in solchen Fällen muß für die Schmerzen die Ursache in einer entzündlichen Erkrankung gesucht werden — oder es liegt *neben* der unkomplizierten Myalgie oder Neuralgie eine andere, allgemein-entzündliche Krankheit vor.

In der folgenden Tabelle habe ich versucht, einige Symptome zusammenzustellen, welche eine Unterscheidung von Neuralgie und Myalgie ermöglichen. Man muß jedoch bedenken, daß recht oft Neuralgie und Myalgie *nebeneinander* bestehen. Man kann dann nur vermuten, welche Krankheit die primäre ist; die einzelnen Symptome lassen sich dagegen nur schwer voneinander trennen.

Tabelle 5.

Symptome	Neuralgie	Myalgie
Schmerz in der Ruhe .	vorhanden; nächtliche Paroxysmen	fehlt meist
Parästhesien	oft vorhanden	fehlen
Neuritische Zeichen .	oft vorhanden	fehlen
Dehnungsschmerz . .	Ausstrahlung entlang des Nerven	Schmerz nur im Muskel
Druckschmerz	nur an typischen Stellen	nur im erkrankten Muskelteil, flächenhaft

3. Knochenerkrankungen.

Erkrankungen der Knochen sind zwar nur selten das Objekt therapeutischen Handelns in der inneren Medizin, sie erfordern aber eine ausführlichere Besprechung vom differentialdiagnostischen Standpunkt aus, da sie in der Praxis erfahrungsgemäß lange Zeit übersehen werden und die Diagnose erst gestellt wird, wenn der günstigste Zeitpunkt für die Behandlung schon verpaßt ist. Die Symptomatologie der Knochenerkrankungen ist allerdings nicht allzu reichhaltig; meist klagen die Kranken über neuralgiforme, ziehende, remittierende Schmerzen in der erkrankten Extremität, über Schwächegefühl und Müdigkeit in den Gliedern, Gehbeschwerden u. dgl. Objektiv findet man bei der Untersuchung — wenn wir von groben, schon äußerlich sichtbaren Tumoren und Fisteleiterungen absehen — vielleicht gelegentlich leichte Verdickungen an den Knochen, es besteht oft Druck- und Klopfschmerz. Die Senkungsreaktion und andere Laboratoriumsmethoden können wertvolle diagnostische Hinweise geben, am wichtigsten ist aber der *Röntgenbefund.* Erst seit dem Ausbau der Röntgendiagnostik ist es möglich,

Erkrankungen der Knochen frühzeitig zu erkennen und zu differenzieren. Bei Knochenerkrankungen in der Meta- und Epiphyse werden die *Gelenke* oft in Mitleidenschaft gezogen und das hat die Verwechslung mit einer primären Gelenkerkrankung zur Folge; die Röntgenaufnahme, die man bei unklaren monartikulären Gelenkerkrankungen niemals versäumen soll, bewahrt meist vor Fehldiagnosen.

Eine Knochenerkrankung im Pubertätsalter, die gelegentlich verkannt wird, ist die **Spätrachitis.** Die Kranken, meist Jünglinge im Alter von 12—18 Jahren, klagen über Schmerzen in den Knie- und Fußgelenken; objektiv findet man bei den meist infantil aussehenden Patienten umschriebene Druckempfindlichkeit in den Epiphysengegenden, sehr oft auch manifeste rachitische Symptome in Form der rosenkranzförmigen Hyperplasien der Rippenknorpel und sekundäre Belastungsdeformitäten (Genua vara und valga, Plattfüße). Das *Röntgenbild* zeigt die charakteristischen, breiten, an der Grenze zur Diaphyse unscharf begrenzten Epiphysenfugen, welche die Diagnose auf den ersten Blick ermöglichen. Die Therapie (Vigantol, Höhensonne) ist sehr dankbar. Während die schwere puerperale **Osteomalacie** kaum zu verkennen ist, gibt es leichtere, chronisch verlaufende Formen diese Krankheit, welche leicht übersehen werden können, zumal die Verschlimmerung bei der Menstruation oder in der Gravidität nichts für die Osteomalacie Spezifisches ist. Meist klagen die Frauen über Schmerzen im Kreuz und Gesäß, die in die Oberschenkel ziehen und für Rheumatismus oder Ischias gehalten werden. Die *Untersuchung* ergibt oft bei Druck auf die Beckenschaufeln eine federnde Nachgiebigkeit der Knochen, welche auch druckschmerzhaft sein können; der Gang der Kranken ist watschelnd, die Haltung kyphotisch. Die *Röntgenaufnahme* ergibt stets eine starke diffuse Knochenatrophie, in schweren Fällen zeigt das Becken die typische Kartenherzform, auch Infrakturen und Spontanfrakturen der atrophischen Knochen sind recht häufig. Die *Therapie* besteht ebenfalls aus Vigantol und Höhensonne, bei der puerperalen Form ist Röntgenkastration angezeigt. Die **Ostitis deformans** (Paget) ist eine nichtentzündliche Skeleterkrankung des höheren Alters, bevorzugt werden Männer im Alter von 45—65 Jahren. Die Symptome bestehen in Verdickung der Knochen, vor allem des Femurs und der Tibia; pathologisch-anatomisch handelt es sich um einen Umbau des Knochens, wobei die Festigkeit des Knochens leidet, so daß Verbiegungen der Knochen, Fischwirbelbildung u. dgl. resultieren. Sehr oft bestehen ziehende Schmerzen in den erkrankten Knochenteilen, besonders beim Gehen und Stehen, oft ist aber der Kranke beschwerdefrei und die Veränderungen werden nur zufällig im Röntgenbild entdeckt. Im *Röntgenbild* sieht man die Röhrenknochen verdickt, die Struktur ist verwaschen, schwammig; die Corticalis erscheint verbreitert mit welliger Oberfläche, in der Spongiosa sieht man wolkige Trübungen neben cystenförmigen Aufhellungen. Am häufigsten findet man die Veränderungen in der *Wirbelsäule*; Schmorl fand bei 3% aller Sektionen Ostitis deformans. Die Wirbel zeigen eine Vergröberung der Bälkchenzeichnung (Bimssteinaussehen), die Randpartien sind rahmenartig sklerosiert. Infolge der Verunstaltung der Epiphysen kann es zu deformierenden Arthrosen der Knie- und Hüftgelenke kommen. Nach Race ist die Phosphatase im Serum erheblich vermehrt. Die Ätiologie der Ostitis deformans ist unbekannt; therapeutisch empfiehlt RACE Arsen.

Von der Ostitis deformans streng zu unterscheiden ist die von RECKLINGHAUSEN beschriebene **Ostitis fibrosa cystica.** Bei dieser Erkrankung, die meist jugendliche Personen, öfter Frauen als Männer befällt, kommt es zu starken herdförmigen Knochenabbauprozessen an vielen Stellen des Skelets; es entstehen braune Tumoren und Cysten mit Blutungen und Riesenzellhaufen; die Zysten sind im Röntgenbild gut darstellbar. Die Kranken klagen über ziehende Schmerzen, die Knochen sind an den erkrankten Stellen oft verdickt und druckempfindlich. Sehr oft kommt es zu Spontanfrakturen und erst dann wird die Erkrankung am Röntgenbild diagnostiziert. Neben der generalisierten Form kommen auch *solitäre* Knochencysten vor; es kann sich sowohl um eine beginnende Ostitis fibrosa wie auch um Carcinom- oder Sarkommetastasen und Myelome handeln. Die Entscheidung bringt die *Calciumbestimmung im Blut:* Bei der Ostitis fibrosa ist der Wert stets wesentlich erhöht, bis 30 mg-%, bei allen anderen Krankheiten ist der Blutkalk normal (9—11 mg-%). Die Ansicht von LOOSER, daß es eine „RECKLINGHAUSENsche Krankheit" nicht gibt und daß die generalisierte Form nur eine Häufung traumatischer Cysten und Riesenzellentumoren auf der Basis einer Osteomalacie darstellt, kann heute als überwunden gelten.

Die Ostitis fibrosa cystica ist die Folge einer *Hyperfunktion der Epithelkörperchen*; meist findet man diese vergrößert und adenomartig verändert; gelegentlich sind die Adenome retrosternal gefunden worden. Die Verfütterung des COLLIPschen Parathormons bei Tieren hat die Entstehung typischer Ostitis fibrosa zur Folge. Daraus ergibt sich die therapeutische *Folgerung,* in jedem Fall von Ostitis fibrosa nach Epithelkörperchenadenomen zu suchen und dieselben zu entfernen; seit der ersten Operation von MANDL (1926) sind viele Fälle von Heilungen beschrieben worden, auch der Blutkalk geht auf normale Werte zurück. Auch die Röntgenbestrahlung der Epithelkörperchen soll befriedigende Resultate geben.

Bösartige Geschwülste kommen in den Knochen sowohl primär (Sarkome) als auch metastatisch vor. Die Sarkome werden durch das schnelle Wachstum, welche die Weichteile bald vorwölbt, leicht erkannt, während die Carcinommetastasen gelegentlich erst bei Spontanfrakturen entdeckt werden. Am häufigsten sitzt der primäre Tumor in der Prostata, Mamma, Magen, Uterus, Schilddrüse oder Nebenniere; man soll es sich zur Regel machen, bei neuralgiformen Schmerzen carcinomverdächtiger Leute, nach Brustamputationen, bei Prostatikern usw. von den schmerzhaften Knochenpartien eine Röntgenaufnahme anzufertigen.

Besondere diagnostische Schwierigkeiten erwachsen in den Fällen, wo die Geschwulst ein *Gelenk* ergreift. Die Abb. 43 zeigt das Becken eines 40jährigen Mannes, der seit $1^1/_2$ Jahren starke Schmerzen in der rechten Hüfte hatte. Die Untersuchung ergab eine typische Coxitis; das rechte Hüftgelenk war in leichter Beugestellung fixiert. Die subcutane Tuberkulinprobe war negativ. Da die konservative Behandlung ohne Erfolg blieb, wurde er im Städtischen Krankenhaus Essen operiert. Die histologische Untersuchung des während der Operation abgebrochenen

Schenkelkopfes ergab ein Spindelzellensarkom. Das *Röntgenbild* zeigt starke Atrophie und Zerstörung des distalen Teiles des rechten Schenkelkopfes.

Die *akute Osteomyelitis* gehört zum Bereich der Chirurgie; höchstens bei Vorhandensein „sympathischer“ Gelenkergüsse oder bei Durchbruch des Abscesses in ein benachbartes Gelenk (Knie- oder Hüftgelenk) ist Verwechslung mit akuter Arthritis möglich. Das Röntgenbild klärt die Diagnose.

Größere Schwierigkeiten können bei der *chronischen* Osteomyelitis erwachsen; insbesondere werden die gelenknahen, nach BRODIE benannten

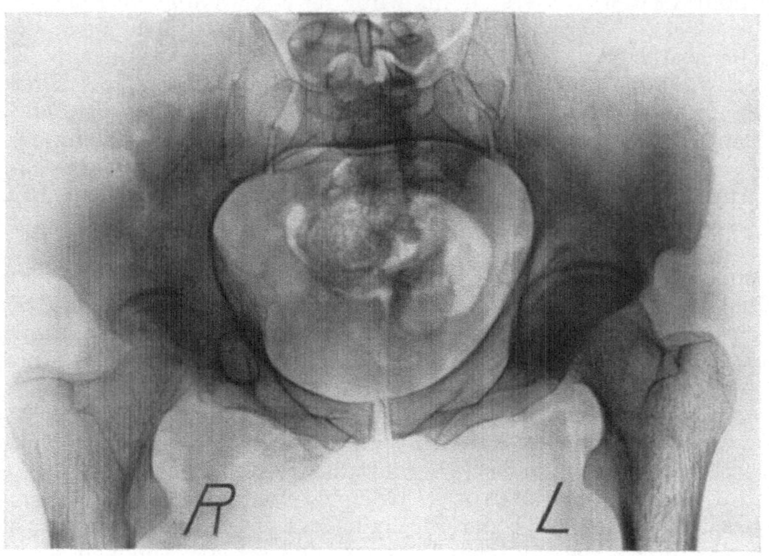

Abb. 43. Sarkom des rechten Schenkelkopfes.

Knochenabscesse oft für Rheumatismus gehalten. Es sind meist in der Metaphyse lokalisierte, durch wenig virulente Staphylokokken erzeugte und oft gut abgekapselte Abscesse, die meist im proximalen Ende der Tibia sitzen, aber auch im Femur und Humerus beobachtet werden. Die durchaus nicht immer jugendlichen Patienten klagen über dumpfe, neuralgiforme Schmerzen, die besonders nach Anstrengungen auftreten. Im benachbarten Gelenk kommt es oft zu „sympathischen“ Ergüssen, aber so gut wie niemals zur Vereiterung. Gelegentlich kommt es zum Durchbruch der Haut. Im Röntgenbild sieht man eine runde Aufhellung, welche von sklerosiertem Knochen umgeben ist; periostale Auflagerungen sind sehr häufig. Ein Teil der Fälle entsteht als Rezidiv einer früheren Osteomyelitis (sekundäre chronische Osteomyelitis nach ARNOLD), andere entstehen kryptogenetisch, nach Anginen oder dgl. Die *Therapie* besteht in operativer Ausräumung.

Bei nächtlichen Schmerzen in den Unterschenkeln ist der Verdacht auf *syphilitische Periostitis* oder Gumma gegeben; die Wa.R. und das Röntgenbild sichern die Diagnose.

4. Erkrankungen der peripheren Gefäße.

Die Erkrankungen peripherer Gefäße geben sehr häufig Veranlassung zu Schmerzzuständen in den Extremitäten, die differentialdiagnostisch in Betracht gezogen werden müssen.

Am häufigsten sind die Erkrankungen der Venen, von welchen die *Thrombophlebitis der Beinvenen* von größter Bedeutung ist. Während die Diagnose der Thrombophlebitis in varikös entarteten oberflächlichen Venen keine Schwierigkeiten bereitet, ist die Diagnose der Erkrankung der *tiefen* Venen oft sehr schwierig. Mitunter tritt nach Operationen, bei Infektionskrankheiten oder Endokarditiden eine akute Thrombose mit plötzlichen Schmerzen und ödematöser Schwellung des Beines auf. Sehr oft entsteht die Thrombophlebitis aber schleichend und wird lange Zeit als „Muskelrheumatismus" behandelt. Die Kranken klagen über Schmerzen beim Gehen, über das Gefühl der Schwere und Schwäche im Unterschenkel. Bei der Untersuchung findet man weiter nichts als eine Verdickung der Wade und ein leichtes Ödem der Haut. Daneben wurden verschiedene „typische" Druckpunkte angegeben; an der Innenseite der Fußsohle (Payr), am medialen unteren Drittel der Tibia (Mayer), in der Mitte des Gastrocnemius (Lange). Die Dorsalflexion des Fußes soll an der kranken Seite behindert sein (Tschmarke), es kommt oft zu kompensatorischer Erweiterung der Hautvenen, welche nicht mit Krampfadern verwechselt werden dürfen.

Unter den Erkrankungen der *Arterien* spielt die periphere Sklerose die größte Rolle; die Mediasklerose ist auch im Röntgenbild gut zu erkennen. Die schwerste Folge der peripheren Sklerose ist die *Gangrän*; ihr geht ein Stadium voraus, in welchem die Kranken über Parästhesien, Kältegefühl und Steifheit der Zehen klagen, diese sind cyanotisch und fühlen sich kalt an. Bereits in diesem Stadium können die Fußpulse unfühlbar geworden sein, doch ist das keinesfalls die Regel, oft sind die Pulse (Arteria dorsalis pedis am Fußrücken, Arteria tibialis posterior hinter dem Malleolus internus) auch bei Gefäßgesunden nur schwer auffindbar.

Ein weiteres Krankheitsbild, das auf Grund von Arterienveränderungen entsteht, ist das *intermittierende Hinken* (Dysbasia angiosclerotica). Die Kranken, welche in der Ruhe völlig beschwerdefrei sind, fühlen nach kürzerem oder längerem Gehen allmählich Parästhesien in einem oder in beiden Beinen, später treten krampfartige Schmerzen auf, die nach kurzem Ausruhen aufhören, bei Fortsetzen des Gehens aber wiederkehren. Nicht bei allen Kranken handelt es sich um die Folgen der typischen Mediasklerose; oft findet man Gefäßveränderungen im Sinne der Endarteriitis obliterans, und vielfach liegen der Krankheit vasospastische Erscheinungen zugrunde, die unter anderem auch durch Nicotinabusus ausgelöst werden können (Erb). Gelegentlich entwickelt sich bei den Kranken später doch noch eine arteriosklerotische Gangrän.

In diesem Zusammenhang sei der „Hochdruckrheumatismus" von J. Bauer erwähnt; bei einem Teil der Hypertoniker kommt es zu „rheumatoiden" Schmerzen in Rücken, Beinen, Armen und Nacken, die von Parästhesien begleitet sind; Muskel- und Nervenstämme sollen nicht immer druckempfindlich sein. Nach BAUER sind diese Schmerzen die Folgen von Vasospasmen und der konsekutiven Ischämie. Die Abtrennung dieser „vasculären Polyalgien" von den gewöhnlichen Myalgien und Neuralgien ist sehr schwierig; neben der allgemeinen Therapie des Hochdrucks wird man die lokale Behandlung nur selten entbehren können.

Zum Schluß sei noch die seltene *Periarteriitis nodosa* erwähnt, die bekanntlich heftige „neuritische" Schmerzen verursachen kann. Bei einem Teil der Fälle sind die aneurysmaartigen Erweiterungen der oberflächlichen Arterien als subcutane Knötchen tastbar. Die mikroskopische Untersuchung excidierter Knötchen und die Berücksichtigung der übrigen Symptome (subfebrile Temperaturen, hämorrhagische Nephritiden, Magenkoliken) ermöglicht die Diagnose.

IX. Allgemeine Therapie.

Wenn wir von der „allgemeinen Therapie" der Krankheiten des Bewegungsapparates sprechen, so meinen wir darunter *nicht* die wahl- und gedankenlos geübte symptomatische Behandlung, die oft schematisch eingesetzt wird, wenn die Diagnose auf „Rheumatismus" lautet. Diese Art der Behandlung, die meist aus der Verordnung von schmerzstillenden Medikamenten, Einreibungen und Wärmeanwendungen besteht, mag bei einer kleinen Zahl von Fällen ausreichend sein; sie muß aber bei der Mehrzahl der hierher gehörenden Krankheiten versagen. Um ein Fortschreiten der Prozesse zu verhüten und die Kranken in möglichst kurzer Zeit wieder arbeitsfähig zu machen, ist eine *exakte Krankheitsdiagnose* und das Einsetzen einer möglichst *kausalen,* jedenfalls aber *planmäßigen* und *rationellen* Behandlung erforderlich. Das Wesentliche über die Therapie ist daher bei den einzelnen Krankheiten bereits gesagt worden; hier sollen nur einige allgemeine Gesichtspunkte im Zusammenhang besprochen werden.

Der langwierige, chronische Verlauf vieler Gelenkkrankheiten stellt die Geduld des Kranken, aber auch die Geduld des Arztes auf eine harte Probe. Allzuleicht verfallen schwächliche, wenig widerstandsfähige Naturen einer gewissen Apathie, welche das Gepflegt- und Behütetsein den viel Energie erfordernden, oft nur unter Überwindung von Schmerzen durchführbaren Bewegungsversuchen vorziehen läßt. Ganz zu schweigen von den vielen Rentensüchtigen, bei welchen sich die „Flucht in die Krankheit" vollzieht. Der Erfolg der Behandlung hängt zum großen Teil von der Persönlichkeit, der Ausdauer und von den psychotherapeutischen Fähigkeiten des Arztes ab. Es ist eine alltägliche Erfahrung, daß die *Schmerzempfindlichkeit* bei ein und derselben Gelenkerkrankung (besonders bei den degenerativen Arthropathien) eine recht verschiedene ist; diese auffallend großen Differenzen sind nicht allein durch die Natur der organischen Veränderungen verursacht, sondern zum großen Teil durch den subjektiven Faktor der Schmerzempfindlichkeit. In noch größerem Ausmaß ist das bei den *Neuralgien,* vor allem bei der Ischias der Fall; bei vielen, schwer heilenden Ischiasfällen besteht die Krankheit hauptsächlich aus Reminiszenzen an die im akuten Stadium bestandenen Beschwerden, und viele der sog. Polyalgien haben einen ausgesprochenen neurotischen Charakter. Es ist daher kein Wunder, daß die Heilungstendenz dieser Zustände keine gute ist, wenn die Behandlung allzusehr „lokal" gerichtet ist, dagegen durch Suggestion manchmal glänzende Erfolge erzielt werden können. Diese Kranken sind es, die einen großen Prozentsatz zu den Wunderheilungen verschiedener Kurpfuscher und Wallfahrtsorte beitragen und als Zeichen ihrer Genesung ihre Krücken zurücklassen, deren Gebrauch gar nicht durch eine organische Erkrankung gerechtfertigt war. Das Schicksal dieser Kranken in den Badeorten ist zum Teil von der Persönlichkeit des dortigen Arztes — zum Teil von Zufällen abhängig; ein geheilter Neurotiker kann durch Suggestion Dutzende andere gesund machen, während der Anblick eines Schwerkranken, der nur langsame Fortschritte zeigt, den ganzen Kurerfolg illusorisch macht. — Die Behandlung dieser Kranken erfordert ein erhebliches Maß psychotherapeutischer Begabung; neben gütigem Zureden und Suggestion wird man indifferente Behandlungsmaßnahmen durchführen, die oft von glänzendem Erfolg gekrönt sind; ich habe wiederholt frappante „Heilerfolge" von zu diagnostischem Zweck durchgeführten Grundumsatzbestimmungen und Elektrokardiographien gesehen, plötzliches Verchwinden monatelanger Ischiasbeschwerden nach Nasenpinselungen u. dgl. m.

Eine seelische Beeinflussung ist aber nicht nur bei den Erkrankungen mit stark neurotischem Einschlag erforderlich, sondern auch bei den chronischen deformierenden und ankylosierenden Gelenkveränderungen, wo der Arzt auf das Erhalten oder Wiederherstellen eines gewissen Grades von aktiver Beweglichkeit bedacht sein muß, um völlige Hilflosigkeit zu vermeiden. Der Kranke muß angehalten werden, ein gewisses Ausmaß von Schmerzen zu ertragen, um wieder allein stehen und gehen zu können, um sich allein an- und auszuziehen usw. Es ist zweckmäßig, auch in dieser Richtung *planmäßig* vorzugehen und dem Kranken nicht gleich am Anfang zuviel zuzumuten; der Mißerfolg wirkt deprimierend und erschwert das weitere Vorgehen. Man lasse vor dem Aufstehen lokale Wärmeanwendungen verabreichen, schmerzstillende Medikamente nehmen und beginne mit Steh- oder Gehübungen, wobei zuerst für geeignete Hilfe durch das Pflegepersonal oder durch Stützapparate gesorgt werden muß. Wenn es auch noch so schwer geht; der Patient *darf nicht verzagen*; der Arzt hat die Aufgabe, die Hoffnung auf Besserung lebendig zu erhalten und den Kranken zur Entfaltung größtmöglicher Energie anzuspornen.

Die *physikalische Therapie* spielt in der Behandlung der Erkankungen des Bewegungsapparates eine überragende Rolle; sie ist bei kaum einer Erkrankungsart, in keinem Stadium der einzelnen Krankheiten ganz zu entbehren. Dabei wäre es verfehlt, die physikalische Therapie lediglich als *symptomatische* Behandlung zu werten; Umstimmungswirkungen durch Hautreize, lokale Hyperämie usw. sind auch im *ätiologischen* Sinne wirksam, wenn auch die Schmerzstillung eine willkommene symptomatische Nebenwirkung darstellt.

Nach dem hauptsächlichen Wirkungsmechanismus lassen sich die für die Behandlung der Gelenkerkrankungen angewandten physikalisch-therapeutischen Maßnahmen in mehrere Gruppen einteilen.

a) Allgemeine Reizwirkung. Dazu gehören zunächst die *warmen Bäder*, deren Wirkung durch *Zusätze* verstärkt werden kann (Transcutanbäder, Salhuminbäder, Solbäder, Schwefelbäder). In diese Gruppe gehören ferner Bestrahlungen mit ultraviolettem Licht, Radiumanwendungen und die Röntgentherapie.

b) Allgemeine Wärmeanwendungen. Dazu gehören allgemeine Heißluft- und Lichtbäder und prolongierte heiße Wasserbäder, welche als Einlaß- oder Dauerbäder bei akuten Prozessen oft mit Erfolg angewandt werden.

c) Lokale Wärmeanwendungen. 1. Trockene Hitze: lokale Heißluft- und Lichtbäder, Sandbäder, Paraffinpackungen, Diathermie, Solluxlampe. *2. Feuchte Wärme:* lokale Wasserbäder, Fangopackungen, Breipackungen, Dampfstrahl.

d) Funktionelle Therapie. Duschen, Massage, Elektrotherapie.

Diese Einteilung ist natürlich nur als Schema zu gebrauchen; in Wirklichkeit sind bei ein und derselben Prozedur mehrere Faktoren wirksam, bei den Bädern z. B. sowohl Reiz- wie Wärmewirkung, bei der Massage sowohl funktionelle- wie auch Reizwirkung. Die *spezielle Indikation* der physikalischen Therapie ist bei den einzelnen Krankheiten besprochen worden; an dieser Stelle soll nur einiges über die *Durchführung der Behandlung* gesagt werden.

So wichtig es auch ist, den Wert einer *neuen* Behandlungsart unter Ausschaltung jeder anderen Therapie zu untersuchen — in der Praxis wird man bei der Behandlung von Gelenkerkrankungen kaum jemals mit *einer* Methode auskommen; je vielseitiger die Behandlung ist, um so rascher und vollständiger tritt der Erfolg ein; die kausale Therapie muß in der Regel mit lokaler, funktioneller Behandlung kombiniert werden, ohne auf die Unterstützung durch symptomatische Maßnahmen gänzlich zu verzichten. Die Behandlung von vielen chronischen Gelenkerkrankungen setzt nicht nur die praktische Kenntnis vieler therapeutischer Methoden voraus, es ist ebenso wichtig, daß der Arzt auch weiß, in welcher Weise diese Maßnahmen im Hause des Kranken, ambulant, im Krankenhaus oder in Badeorten *technisch durchführbar* sind. Es genügt nicht allein zu wissen, wozu ein Heißluftkasten gut ist und wie er gebraucht wird — der Arzt muß auch wissen, ob und wo solche Apparate leihweise zu haben sind, ob es im Ort ein Institut gibt, wo solche Anwendungen ambulant verabreicht werden usw. Ebenso ist es notwendig, daß der behandelnde Arzt einen guten Bandagisten zur Anfertigung von Stützapparaten, Fußeinlagen u. dgl. empfehlen kann, der die verschriebenen Heilmittel auch vorschriftsmäßig zu liefern vermag. Endlich ist es sehr vorteilhaft, wenn der Arzt die für die Behandlung von „Rheumatikern" geeigneten Badeorte auch persönlich kennt, um je nach der Lage des Falles unter den Orten mit gleicher Indikation den geeignetsten empfehlen zu können.

Es ist zweifelsohne bei günstigen häuslichen Verhältnissen möglich, die Behandlung in einem Teil der Fälle *in der Wohnung* des Kranken durchzuführen; abgesehen von der medikamentösen Therapie u. dgl. kann zu Hause auch ein Teil der *physikalischen Therapie* verabreicht werden. Lokale elektrische Lichtbäder und Heißluftbäder können bei genauer Instruktion des Pflegepersonals (bzw. intelligenter Familienangehöriger) auch in Abwesenheit des Arztes gegeben werden, ebenso *feuchte* Wärmeanwendungen in Form von Leinsamenmehlpackungen und Breiumschlägen, welche in einem Kessel mittels Wasserdampf erwärmt werden. Thermophore, elektrische Kompressen, Föndusche, warme Arm- und Fußbäder, Bestrahlungen mit der Wintersonne sind auch in der Wohnung des Kranken anwendbar. Bei Vorhandensein eines Badezimmers können auch heiße Bäder mit oder ohne medikamentöse Zusätze verordnet werden. Die Durchführung all dieser Behandlungsmethoden scheitert aber meist an dem Mangel an Pflegepersonal und an den hohen Kosten für Anschaffung oder Miete der Apparate. Außerdem erfordert die oft notwendige Kombination von Wärmeapplikation, Massage und Bewegungsübung die häufige Anwesenheit des Arztes oder eines geprüften Masseurs.

Günstiger liegen die Verhältnisse, wenn der Kranke nicht ans Bett oder an die Wohnung gefesselt ist und die physikalische Therapie *ambulant* angewandt werden kann. Da sind aber zwei Voraussetzungen zu erfüllen: Erstens muß dafür gesorgt werden, daß der Kranke nach jedem Bad und jeder Wärmeanwendung die vorgeschriebene *Liegekur* in gut geheizten und gelüfteten Räumen nehmen kann und nicht gezwungen ist, nach erhaltener Behandlung gleich ins Freie zu gehen, wo er allen Einflüssen der Witterung ausgesetzt ist. Die zweite Voraussetzung ist die, daß die physikalisch-therapeutische Abteilung, in welcher die Behandlung erfolgt, mit allen wichtigen Apparaten ausgestattet ist und über ausreichendes, gut vorgebildetes ärztliches und Pflegepersonal (Masseure) verfügt.

Unter diesen Voraussetzungen könnte die Behandlung eines großen Teiles der Erkrankungen des Bewegungsapparates ambulant durchaus mit gutem Erfolg durchgeführt werden, was dem Kranken (und der Krankenkasse) viel Zeit und Geld ersparen würde. — Leider liegen die Verhältnisse nur selten so günstig, daß diese Voraussetzungen als erfüllt angesehen werden können. Meist ist es so, daß Bäder, Schwitzprozeduren und Massagen in Badeanstalten — meist ohne jegliche ärztliche Kontrolle, von mangelhaft vorgebildetem Personal — verabreicht werden. Die sog. physikalisch-therapeutischen Institute, seien sie privat oder im Besitz der Krankenkassen, beschränken sich meist auf Elektro- und Strahlentherapie, geben auch noch vielleicht Teillichtbäder und Massagen und haben vielleicht auch einen Zandersaal angeschlossen. Die ärztliche Leitung besorgt nebenamtlich meist der Röntgenologe oder Orthopäde. was insofern nebensächlich ist, da der Kranke von seinem Arzt meist eine Anzahl Heißluftbäder oder Höhensonnenbestrahlungen oder Diathermiebehandlungen verschrieben bekommt — für die ärztliche *Leitung der Behandlung* daher nur wenig zu tun übrig bleibt.

Etwas besser liegen die Verhältnisse bei einem Teil der *Krankenhäuser*; doch ist die Anordnung und Auswahl der Behandlungsmittel selbst in modern eingerichteten Häusern oft durchaus nicht ideal; auch die ärztliche Leitung ist manchmal nur wenig erfahrenen, häufig wechselnden Assistenzärzten überlassen.

Unter diesen Umständen erscheint es angezeigt, einen kurzen Überblick der für die Behandlung der Erkrankungen des Bewegungsapparates notwendigen physikalisch-therapeutischen Einrichtungen zu geben; zunächst sollen diejenigen

Methoden aufgezählt werden, die auch im *kleinen Rahmen* verwirklicht werden können. (Institute in kleineren Städten, kleine bis mittlere Krankenhäuser.)

Zunächst Vorrichtungen für *Bäder*; es ist sehr zweckmäßig, außer den üblichen Badewannen auch noch 1—2 größere, *eingebaute Bassins* errichten zu lassen, die etwa 750 l Wasser fassen und in welchen der Kranke auf einer eingebauten Erhebung des Bodens *sitzen* kann. In diesen Bassins kann mit Hilfe eines an die Warm- und Kaltwasserleitung angeschlossenen Schlauches eine Dusche, bei schmerzhaften Prozessen eventuell *unter* dem Wasserspiegel verabreicht werden, eventuell in Kombination mit manueller Massage (*Duschemassage* bzw. *Unterwasserdusche*).

In den kleinen, gewöhnlichen Wannen werden Bäder mit und ohne Zusätze, ferner Kohlensäure-, Sauerstoff- und Luftperlbäder verabreicht; sie eignen sich auch für einfache hydrotherapeutische Maßnahmen (Halbbäder, Güsse).

Sehr zweckmäßig ist die Anschaffung eines einfachen *Duschenkatheders*; vor den Katheder wird ein mit Gummi überzogener Tisch gelegt, auf welchem der Kranke massiert werden kann, während auf dieselbe Körperstelle gleichzeitig eine Strahlendusche von regulierbarer Stärke und Breite appliziert wird.

Allgemeine Heißluft- und *Dampfbäder* in der früher üblichen Form der Kasten, in welchen der Kranke sitzt, sind wenig vorteilhaft und für den Kranken sehr anstrengend; wesentlich besser sind die elektrischen Heißluft- und Lichtkästen, die in Form eines *Bettes* gebaut sind. Man sorge bei ihrer Anwendung stets für Kopfkühlung und für eine Dusche am Schluß der Anwendung. Behelfsmäßig wird man mit einem transportablen *Rumpflichtbad* ähnliche Wirkungen erzielen können.

Von den *lokalen Heißluftbädern* erfreuen sich die mit Gas geheizten alten Modelle immer noch einer großen Beliebtheit; man wird aber auch moderne Teil-Lichtbäder und vor allem die durch elektrische Widerstände geheizten Apparate für die einzelnen Gelenke und Körperteile (Elektrotherm, Tyrnauer) bereit halten. Von *strahlender Wärme* sind Wintersonne und Solluxlampe anzuschaffen; die *Elektrotherapie* erfordert einen Anschlußapparat für Galvanisieren und Faradisieren, ein Vierzellenbad und einen Tonisator für die Anwendung des rhythmischen an- und abschwellenden faradischen Stromes. Bestrahlungen mit *ultraviolettem Licht* spielen in der Therapie der Erkrankungen des Bewegungsapparates keine große Rolle; *Diathermieapparate* sind dagegen notwendig, wenn ihre Anwendung auch die anderen Wärmebehandlungsmethoden nicht ersetzen kann. Unentbehrlich ist ein Raum für lokale *Fango-* oder *Schlammpackungen*; erforderlich ist zu diesem Zwecke ein kleiner, mit Gas geheizter Ofen für die Zubereitung des Breies und eine Dusche für die nachherige Reinigung. Sauber und billig, wenn auch nicht so wirksam, sind allgemeine und lokale *Sandbäder*; Ähnliches gilt auch für die lokalen *Paraffinpackungen*, die als Instrumentarium nur einen elektrischen Kocher benötigen.

Man sorge dafür, daß die Wärmeanwendungen räumlich von dem Ort nicht entfernt liegen, an welchem die *Massage* verabreicht wird, da die Kombination von Wärme und Massage mit nachherigen aktiven und passiven Bewegungsübungen zu den wirkungsvollsten Maßnahmen der physikalischen Therapie gehört. Aus diesem Grunde ist auch ein *Zandersaal* nicht zu entbehren; es sollen wenigstens die wichtigsten Apparate für die aktiven Gelenkbewegungen vorhanden sein.

Mit der geschilderten Einrichtung ist eine sachgemäße und planmäßige Behandlung der Gelenkerkrankungen durchaus möglich; in großen Anstalten und Kliniken empfiehlt es sich jedoch, noch einige besondere Einrichtungen zu schaffen. Zunächst kommt die Einrichtung eines *Einlaßbades* (für bettlägerige Kranke) in Frage, welches gleichzeitig als *Dauerbad* mit Vorrichtung zur Konstanthaltung der Wassertemperatur versehen werden kann.

Ferner ist ein größeres Wasserbecken für *Bewegungsbäder* sehr nützlich; solche können im Anschluß an Duschemassagen oder Wärmeanwendungen verordnet werden. Bei Kranken, die nur schwer oder gar nicht gehen können, ist ein schmales *Gehbad* mit bequemem Geländer oft von großem Nutzen.

Sehr zu empfehlen ist ferner die Anwendung der *Dampfdusche*, eventuell auch mit kombinierter *Massage*; sie erfordert allerdings die Anlage eines besonderen Dampfkessels. Wünschenswert sind ferner Vorrichtungen für Sitzbäder, Vaginalspülungen und ein subaquales Darmbad.

Die rationelle Anwendung all dieser Behandlungsmethoden setzt voraus, 1. daß ein gut vorgebildetes Pflegepersonal (Masseure und Bademeister) vorhanden ist; 2. daß die Behandlung bei schweren Fällen nicht allein in der schematischen Ausführung der vom praktischen Arzt verordneten Anwendungen besteht; gewiß wird es Fälle geben, wo der behandelnde Arzt in der Theorie und Praxis der physikalischen Therapie gut beschlagen ist und bei Kenntnis der im Institut zur Verfügung stehenden Einrichtungen auch in der Lage ist, die Behandlung von außen her zu leiten. Falls diese Voraussetzungen aber nicht gegeben sind, empfiehlt es sich, die Durchführung der physikalischen Therapie dem ärztlichen Leiter des Institutes zu überlassen.

Bei der *stationären* Behandlung der Gelenkkranken im Krankenhaus empfiehlt sich die Einrichtung *besonderer Stationen* oder Abteilungen; die damit verbundenen Nachteile (psychische Einwirkung der Umgebung) treten in den Hintergrund vor dem Vorteil der Möglichkeit einer wirklich durchgreifenden und dabei doch rationellen Behandlung.

Diese „Rheumatikerstation" soll ein eigenes Untersuchungszimmer besitzen; die Krankenzimmer sollen, da es sich meist um *chronisch* Kranke mit längerer Behandlungsdauer handelt, die zudem nur selten nächtlicher Wartung bedürfen, nicht allzu groß sein. Da viele Kranke schon aus therapeutischen Gründen Bewegung machen sollen, ist die Schaffung eines geeigneten Tagesraums sowie eines bequemen Zuganges zum Garten sehr zweckmäßig. Die „kleine" physikalische Therapie soll auf der Station möglichst intensiv betrieben werden, in der Teeküche sollen z. B. Kessel für die Erwärmung von Breipackungen vorhanden sein. Auch lokale Heißluftkästen, Fönapparate, elektrische Anschlußapparate für Faradisieren, Galvanisieren usw. sollen vorrätig gehalten werden. Der größte Vorteil der Krankenhausbehandlung ist aber die stets vorhandene Möglichkeit, den Chirurgen, Orthopäden, Röntgenologen usw. bei Bedarf zur Beratung zuzuziehen — eine Möglichkeit, von welcher nicht immer genug Gebrauch gemacht wird, obwohl eine engere Zusammenarbeit auf diesem Gebiet für alle beteiligten medizinischen Fächer und vor allem für die Kranken selbst nur von Vorteil sein würde.

Zum Schluß noch einige Worte über die Behandlung in den *Kurorten.* Für die Behandlung der uns interessierenden Krankheiten kommen wohl nur *Badekuren* in Frage; alles, was bisher über die Wirkung von Trinkkuren auf „rheumatische" Erkrankungen geschrieben wurde, ist viel zu wenig beweisend, um eine praktische Durchführung zu rechtfertigen.

Außer der Anwendung der von Natur aus gegebenen Heilmittel haben die Badekuren noch zwei wichtige Aufgaben zu erfüllen. Erstens muß der Kranke im Kurort abgelenkt und zerstreut werden — eine Aufgabe, die meist vorbildlich gelöst wird. Die zweite Aufgabe ist eine fakultative. Kommt der Kranke aus der Großstadt, steht er in ständiger ärztlicher Behandlung, welche alle Möglichkeiten einer planmäßigen Therapie bereits erschöpft hat, so beschränkt sich die Aufgabe des Badearztes in der kunstgerechten Anwendung der *natürlichen* Heilmittel des Badeortes, die nur ausnahmsweise durch medikamentöse oder andere Maßnahmen unterstützt werden soll. Jede Polypragmasie, insbesondere die Anwendung von parenteraler Reizkörpertherapie u. dgl. ist in diesen Fällen zu unterlassen. Handelt es sich aber um bisher nur *ungenügend* behandelte Kranke, in deren Wohnsitz eine rationelle Therapie überhaupt nicht durchführbar ist, so muß der Badearzt die ganze Rüstung klinischer Therapie zur Unterstützung der Badekur aufwenden; die Badekur ersetzt in diesen Fällen das Sanatorium oder Krankenhaus, und der Badearzt soll über alle Kenntnisse, über alle diagnostischen und therapeutischen Hilfsmittel verfügen, die zur Behandlung der Erkrankungen des Bewegungsapparates erforderlich sind. Es ist selbstverständlich, daß nicht alle Badeorte diese letztere Aufgabe erfüllen können; dazu sind kostspielige Einrichtungen erforderlich, die nicht überall zur Verfügung stehen. Am idealsten sind gut eingerichtete und geleitete *Sanatorien* in Badeorten; es müssen aber alle, für die Durchführung von Badekuren bei „Rheumatismus“ empfohlenen Kurorte zumindest Sorge tragen, daß hilflose und schwer bewegliche Kranke die notwendige Pflege erhalten, daß ausreichende Beförderungsmöglichkeiten vorhanden sind usw. Bei schweren Fällen wird man solche Orte vorziehen, wo die Badeanwendungen im Hotel selbst verabreicht werden können.

Neben diesen Erwägungen allgemeiner Art ist es die Aufgabe des Arztes, für jeden Kranken, je nach der Lage des Falles, eine *spezielle* Indikationsstellung für die geeigneteste Art der Badekur zu stellen. Die hauptsächlich in Betracht kommenden Badeorte Mitteleuropas können wir, je nach der Natur der angewandten Heilmittel, in folgende Gruppen einteilen:

1. *Wildbäder* (Akrathothermen): Wildbad, Bad Gastein *, Teplitz-Schönau *.
2. *Kochsalzthermen:* Wiesbaden, Baden-Baden *.
3. *Kohlensaure Kochsalzthermen:* Nauheim, Oeynhausen.
4. *Schwefelthermen:* Aachen, Landeck *, Langensalza, Baden bei Wien.
5. *Solbäder:* Kreuznach *, Salzuflen.
6. *Moorbäder:* Elster, Franzensbad.
7. *Schwefel-, Schlamm- und Moorbäder:* Eilsen, Nenndorf, Meinberg, Pistyan, Trentschin-Teplitz.

Eine Besonderheit vieler der aufgezählten Thermen ist ein hoher Gehalt an *Radioaktivität*; diese Orte sind mit einem * bezeichnet. Ferner wird in einzelnen Badeorten das Bad mit einer besonderen *Massagetechnik* kombiniert (Duschemassage: Aachen, Aix-les Bains, Vichy), was bei der Indikationsstellung ebenfalls berücksichtigt werden kann.

Die *spezifische* Wirkung der natürlichen Mineralbäder besteht in der allgemeinen „Umstimmung“ des Organismus; nach Einführung der parenteralen Reizkörpertherapie ist die Ähnlichkeit der dabei auftretenden Allgemein- und Herdreaktionen mit der in Kurorten oft beobachteten „Badereaktion“ aufgefallen. Die Wesensverwandtschaft dieser Reaktionen ist durch eine Reihe von Blut- und Stoffwechseluntersuchungen wahrscheinlich gemacht worden; und doch bestehen wichtige Unterschiede. Die Natur der unspezifischen Reaktionen ist noch nicht völlig aufgeklärt, zweifellos spielt dabei der *reticuloendotheliale* Apparat eine wichtige, wahrscheinlich entscheidende Rolle. Es ist auf Grund der klinischen Erfahrung wahrscheinlich, daß je nach der Natur des die „Reaktion“ auslösenden Reizes bestimmte Elemente des reticuloendothelialen Apparates elektiv zu erhöhter Tätigkeit angespornt werden; ein Umstand, der therapeutisch von großer Bedeutung ist, da wir gerade auf lokale Wirkungen großen Wert legen müssen. Bei den *Bädern* erfolgt die Wirkung auf dem Umwege über die Haut; die Rolle der eventuell aus dem Wasser resorbierten Ionen spielt dabei eine untergeordnete Rolle im Vergleich zu der *Reizwirkung,* die eine Umstimmung der immunisatorischen Funktion der Haut, der *Esophylaxie* bewirkt (KREBS). Die wirksamen Faktoren sind dabei die physikalischen Eigenschaften des Badewassers (osmotischer Druck, Reaktion, Radioaktivität); nur bei den Schwefel-, Moor- und Schlammbädern kann eine *chemische* Reizwirkung mitwirken. Außer diesen, für die natürlichen Mineralwässer gewissermaßen spezifischen Eigenschaften kommen als wichtige unspezifische Unterstützungsmomente noch die *Wärme* des Badewassers, der Druck des Wassers bzw. des Moores und Schlammes hinzu. Moor und Wasser unterscheiden sich wesentlich in ihrer Funktion als Wärmespender und Wärmeleiter; der Indifferenzpunkt der Haut gegenüber Moor liegt etwa 3° höher, als gegen Wasser, wodurch eine größere Tiefendurchwärmung durch Moor erfolgt. — Alle diese Faktoren bewirken eine „Umstimmung“ des Körpers, an welcher die Gelenke anscheinend in elektiv gesteigerten Umfange Anteil nehmen. Die Reizwirkung auf die Gelenke kann sich bis zu deutlichen Herdreaktionen steigern; solche „Badereaktionen“ sind durchaus *unerwünscht,* und es ist die Aufgabe des die Wirkung der örtlichen Heilmittel genau kennenden Badearztes, diese letzteren in einer an die Schwere und Aktivität jedes einzelnen Krankheitsfalles angepaßten Dosierung zu verordnen, um stärkere Reaktionen zu vermeiden.

Am leichtesten treten Badereaktionen bei den *Moor-* und *Schlammbädern* auf; bei stark aktiven entzündlichen Prozessen ist daher besondere Vorsicht am Platze. Bei den *Wildbädern* und *Kochsalz-* sowie *Schwefelthermen* ist die Gefahr einer Aktivierung nur gering; diese Bäder eignen sich daher besonders auch für subakute Fälle mit stark beschleunigter Senkungsreaktion, die im Verlauf der Badekur für gewöhnlich ihre Aktivität immer mehr einbüßen. *Solbäder* greifen bereits stärker an, sie sind in der Rekonvaleszenz nach *abgelaufener* Polyarthritis besonders indiziert. *Kohlensaure Kochsalzthermen* eignen sich besonders bei Fällen, bei welchen eine Komplikation seitend des Herzens vorliegt.

Bei *nichtentzündlichen* Gelenkerkrankungen, bei schwerer Neuritis und bei inaktiven Restzuständen nach Polyarthritiden sind *Moor- und Schlammbäder* infolge ihrer stärkeren Reiz- und tieferen Wärmewirkung am wirksamsten. Man wird jedoch bei hartnäckigen chronischen Gelenkergüssen auch keinen Abstand von der Verordnung einer Moorbadekur nehmen, da ihre „resorbierende“ Wirkung oft ausgezeichnet ist. Nur ist, besonders bei stark aktiven Fällen mit hoher Senkungsreaktion, besondere Vorsicht bei der Dosierung der Bäder geboten; oft soll man sich in solchen Fällen nur auf *lokale* Moorapplikation beschränken. Bei subfebrilen Patienten sowie bei Vorliegen von Herzkomplikationen ist ein Moorbad nicht indiziert.

Während die eigentliche Domäne der *Thermalbäder* die aktiv-entzündlichen Prozesse sind, eignen sich diese letzteren in Kombination mit der *Duschemassage* auch für die Behandlung von deformierenden Gelenkerkrankungen; besonders werden dabei die sekundären Myalgien und Muskelatrophien günstig beeinflußt. Durch Schaffung geeigneter physikalisch-therapeutischer Institute läßt sich das eigentliche Indikationsgebiet der Kurorte wesentlich erweitern; Kombinationen von Thermalbädern mit Massage, Fangopackungen, Heißluftbädern, Bewegungsübungen usw. erweisen sich in vielen Fällen als sehr wirksam — und sind in allen Fällen unentbehrlich, wo der Kranke in seinem Wohnort keine geeigneten Behandlungsmöglichkeiten zur Verfügung hat. Die meisten Kurorte sind mit gut eingerichteten Kurmittelhäusern ausgestattet, von deren Einrichtungen in allen geeigneten Fällen Gebrauch gemacht werden sollte.

Zuletzt noch einige allgemeine Bemerkungen über die *Reizkörpertherapie*; sie wurde mit großen Hoffnungen in die Therapie der Gelenkkrankheiten eingeführt; leider haben sich diese nicht erfüllt. Jede Behandlungsart der Infektarthritis muß zunächst der Aufgabe dienen, die *Aktivität* des Entzündungsprozesses zu *bekämpfen*; der Rückgang der Schwellungen, die Rückkehr der beschleunigten Senkungsreaktion zur Norm ist das Hauptziel der Behandlung. Diejenigen Mittel der parenteralen Reiztherapie, welche starke Allgemein- und Herdrektionen erzeugen, beeinflussen die Aktivität des Gelenkprozesses im *ungünstigen* Sinne und sind daher bei der Infektarthritis im *aktiven* Stadium *nicht* anzuwenden. Die weniger eingreifenden Mittel sind zwar bei vorsichtiger Dosierung unschädlich, von ihrer Überlegenheit oder auch nur Gleichwertigkeit mit der physikalischen Therapie konnte ich mich jedoch nicht überzeugen; man kann gelegentlich einen Versuch mit diesen Mitteln machen, wenn trotz planmäßiger Anwendung aller anderen Behandlungsmethoden ein Fortschritt nicht erzielt werden kann, man setze jedoch keine großen Hoffnungen auf den Erfolg.

Zum Schluß sei nochmals betont, daß die Therapie der Erkrankungen des Bewegungsapparates immer *planmäßig* durchgeführt werden muß; die schematische Anwendung von Heißluftbädern u. dgl. reicht ebensowenig aus, wie die Verschickung in Kurorte ohne vorherige genaue Indikationsstellung. Die planmäßige, rationelle Therapie setzt eine exakte Diagnosestellung voraus und richtet sich immer nach dem Einzelfall, nach der Lokalisation, der Aktivität des Prozesses und — soweit das möglich ist — auch nach der *Ätiologie* der Krankheit; es sei nochmals betont, daß jede *Einseitigkeit* in der Behandlung zu vermeiden ist, wenn man von der zu wissenschaftlichen Zwecken vorgenommenen Prüfung eines neuen therapeutischen Verfahrens absieht. Insbesondere ist ein jedesmal zu überlegen, ob *orthopädische Hilfe* angebracht ist; es könnten schwere Kontrakturen oft vermieden werden, wenn die prophylaktischen Vorschriften über die zweckmäßige Lagerung der Gelenke bei den Infektarthritiden befolgt würden und wenn die Korrektur beginnender Kontrakturen durch konservative orthopädische Maßnahmen rechtzeitig vorgenommen würde. Auch die Anschaffung von Fußeinlagen, Lendenstützbinden u. dgl., kann die Entstehung und das Fortschreiten deformierender Prozesse an den Gelenken und der Wirbelsäule verhüten. Durch Anfertigung geeigneter orthopädischer Stützvorrichtungen können endlich bettlägerige Kranke wieder gehfähig und arbeitsfähig gemacht werden; in fortgeschrittenen Fällen soll eine Konsultation über die Frage, wieweit durch operative Eingriffe noch eine ausreichende Gelenkfunktion erzielt werden kann, niemals versäumt werden. Eine falsche Sparsamkeit der Versicherungsträger auf diesem Gebiet rächt sich durch erhöhte Krankengeld- und Rentenbeanspruchung, und die dauernd invaliden Kranken fallen zuletzt den Wohlfahrtseinrichtungen zur Last, was bei rechtzeitiger, planmäßiger Therapie sehr oft verhindert werden könnte.

Literatur.

Fischer: Rationelle Therapie rheumatischer Erkrankungen. Klin. Wschr. **1931**, 989.
Krebs: Rheumaprobleme, Bd. 1.
Laqueur: Praxis der physikalischen Therapie. Berlin 1926.
Zimmer: Behandlung der rheumatischen Krankheiten. Leipzig 1930.

X. Soziale Hygiene und Begutachtung.

Die Zunahme der Belastung der Sozialversicherungsträger durch die sog. „rheumatischen“ Erkrankungen war in den letzten Jahren sowohl im Deutschen Reich wie auch im Ausland Gegenstand eingehender sozialhygienischer Untersuchungen. Zunächst wurden in Deutschland von Krebs und Zimmer, in den skandinavischen Ländern von Kahlmeter und Jansen, in England vom Gesundheitsministerium die statistischen Unterlagen gesammelt; das Ergebnis war, daß etwa 10—20% der Ausgaben der *Krankenkassen* und über 10% der *Invalidisierungen* die Folge dieser Krankheiten sind; sie belasten daher die Träger der Sozialversicherung stärker als die Tuberkulose. Noch ungünstiger wird das Bild, wenn man den Anteil der *Herzkrankheiten* berücksichtigt, welche zum großen Teil ebenfalls rheumatischen Ursprunges sind. Die letzteren tragen einen erheblichen Anteil zur *Mortalität* bei, besonders im Kindesalter; der gesamte Anteil der rheumatischen Erkrankungen an der Mortalität beträgt nach Glover im Alter von 10—15 Jahren 16,2%. In vorgerücktem Alter nimmt die Sterblichkeit an den Folgen der rheumatischen Infektion allmählich ab, um einen um so größeren Anteil an der frühzeitigen Invalidisierung zu nehmen. Aus diesem Tatbestand folgt, daß die Bekämpfung der „rheumatischen“ Erkrankungen vor allem in zwei Richtungen erfolgen muß; Organisierung einer planmäßigen, systematischen Behandlung der *rheumatischen Infektion* im *Kindesalter* und Schaffung von rationellen Behandlungsmöglichkeiten für die Erkrankungen des Bewegungsapparates im Rahmen der *sozialen Versicherung*.

Die erste Aufgabe wurde insbesondere in England und Amerika energisch in Angriff genommen durch Schaffung besonderer Rheumatikerabteilungen in den großen Kinderkliniken und durch Errichtung einer großen Anzahl von *„convalescent homes“*, wo die Kinder so lange untergebracht werden, bis alle Symptome der rheumatischen Infektion restlos verschwunden sind. Die Überweisung der Kinder erfolgt vielfach durch die Schulärzte. In diesen Spezialanstalten ist Gelegenheit gegeben, den Wert prophylaktischer Maßnahmen, vor allem der *Tonsillektomie*, an großen Reihenuntersuchungen nachzuprüfen; in vielen Anstalten erhalten die Kinder auch Schulunterricht. Auf Grund der bis jetzt vorliegenden statistischen Angaben scheinen die Erfolge dieser Behandlungsart insofern ermutigend zu sein, als die in diesen Anstalten untergebrachten Kinder seltener an Rückfällen erkranken, als die nicht so intensiv behandelten (Poynton und Schlesinger).

Wesentlich schwieriger als die Behandlung der immerhin eng umschriebenen rheumatischen Infektion im Kindesalter ist die Organisierung der rationellen Behandlung der Erkrankungen des Bewegungsapparates im Rahmen der sozialen Versicherung. Auf diesem Gebiet ist Deutschland bahnbrechend gewesen, es ist aber noch unendlich viel Arbeit erforderlich, bevor die Verhältnisse als befriedigend bezeichnet werden können.

Zunächst muß von der Frage ausgegangen werden, welcher Art die krankhaften Prozesse eigentlich sind, welche den hohen Prozentsatz des „Rheumatismus“ in den Statistiken der Versicherungsträger bewirken.

Die vorliegenden statistischen Angaben sind leider nur sehr wenig geeignet, über die Art der Erkrankungen des Bewegungsapparates Aufschluß zu geben. Soweit sie von den *Krankenkassen* stammen, sind sie ganz unzuverläßlich, da diese bloß die auf dem Krankenschein verzeichnete Diagnose verwerten können. Es ist aber kein Geheimnis, daß diese „Diagnose" in den meisten Fällen nichts anderes besagt, als daß der Patient in irgendeinem Teil des Bewegungsapparates Schmerzen angibt oder in seiner Beweglichkeit behindert ist. Schmerzen im Rücken werden als „Muskelrheumatismus" oder „Lumbago", Schmerzen im Bein als „Ischias", Schmerzen im Arm als „Neuralgie" bezeichnet; liegt eine Gelenkerkrankung vor, so wird der Zustand als „chronischer Gelenkrheumatismus" bezeichnet. Etwas verläßlicher sind die Statistiken der *Invalidenversicherung,* da sie meist auf ausführlicheren ärztlichen Gutachten beruhen. Ihr Wert wird wesentlich beeinträchtigt durch den Mangel einer einheitlichen Nomenklatur und durch den Umstand, daß bei der Untersuchung und Beurteilung der Fälle jeder Gutachter seine eigenen Wege geht, wodurch ein wenig homogenes Gesamtbild zustande kommt.

Etwas mehr Klarheit über diese Verhältnisse brachten die Untersuchungen, die ich im Jahre 1930 unter Mitwirkung des Gewerbehygienikers Teleky an 1113 Arbeitern verschiedener gewerblicher Betriebe vorgenommen habe. Es wurden nur Männer über 35 (meistens über 40) Jahre untersucht, wobei möglichst ganze, in Arbeit stehende Belegschaften wahllos (mit Ausnahme der Jugendlichen) durchuntersucht worden sind. Es hat sich ergeben, daß durchschnittlich 85% aller Arbeiter an „rheumatischen" Beschwerden litten, 76% deshalb ärztliche Hilfe in Anspruch genommen haben, aber nur 37% wegen dieser Beschwerden krankgefeiert haben und bloß bei 6% Krankenhaus- oder Heilstättenbehandlung erforderlich war. Bei 58% der Untersuchten ließ sich am Bewegungsapparat auch objektiv ein pathologischer Befund erheben; am *geringsten* war dabei der Anteil der *Infektarthritis,* welche sich (einschließlich einiger Fälle von Spondylarthritis ankylopoetica) bloß bei 1,2% der Arbeiter nachweisen ließ; in der Anamnese wurde von 1,5% über akuten bzw. chronischen Gelenkrheumatismus berichtet. Am häufigsten (40,9%) wurde über Schmerzen im Rücken und Kreuz geklagt (mit Ausstrahlung in beide Oberschenkel), in kurzem Abstand (38%) folgten die Beschwerden in Nacken, Schultern und Armen, bloß 5,4% klagten über *einseitige* Bein- oder Knieschmerzen. *Objektiv* entsprachen diesen Beschwerden die bekannten *Abnützungserscheinungen* der Gelenke und der Wirbelsäule, welche von Krebs unter der Bezeichnung *„Rheumatosen"* zusammengefaßt wurden, um ihren Charakter als nichtentzündliche, degenerative Prozesse zu betonen. Spondylosen fanden sich klinisch bei 32%, deformierende Arthropathien bei 15,6% der untersuchten Arbeiter; Zeichen von Myalgien und Neuralgien haben etwa 6% aufgewiesen.

Aus diesen Untersuchungen geht eindrucksvoll hervor, wie groß die Bedeutung der Erkrankungen des Bewegungsapparates für alle Zweige der sozialen Versicherung ist. In erster Linie wird die *Krankenversicherung* betroffen durch Inanspruchnahme von ärztlicher Behandlung (bei mehr als 60% der über 40 Jahre alten Arbeiter) und durch Krankfeiern (mehr als 30% der Arbeiter, davon 22% wiederholt oder längere Zeit).

Trotz des großen Aufwandes an Mitteln sind die Leistungen der Krankenversicherung bei diesen Krankheiten noch unzureichend. Die Diagnosestellung ist in der Hast der kassenärztlichen Sprechstunde oft nur mangelhaft, und die Behandlung alles andere als rationell und planmäßig. Damit geht viel Zeit verloren; der Patient, der bei Beginn des Leidens durch zweckmäßige Behandlung in vielen Fällen arbeitsfähig erhalten werden könnte, muß infolge des Fortschreitens der Erkrankung die Arbeit aussetzen und fällt zuletzt durch Heilverfahrensanträge und frühzeitige Invalidisierung der Landesversicherungsanstalt zur Last. Es soll an dieser Stelle nur angedeutet werden, in welcher Weise eine zweckmäßige Organisation der Behandlung der Erkrankungen des Bewegungsapparates erfolgen könnte.

Wie wir gesehen haben, handelt es sich bei der überwiegenden Mehrzahl der Erkrankungen des Bewegungsapparates um *Verbrauchserscheinungen*, hervorgerufen einerseits durch übermäßige Inanspruchnahme oder Belastungsanomalien der Bewegungsorgane, andererseits durch eine konstitutionelle Schwäche der Gelenke und Muskeln. *Infektiöse* Einflüsse spielen dabei *keine* Rolle. Die *Behandlung* dieser degenerativen Prozesse soll hauptsächlich durch energische, zweckmäßig angewandte *physikalische Therapie* erfolgen und kann in leichteren Fällen sehr gut auch *ambulant* durchgeführt werden. Die Voraussetzung dafür ist allerdings das Vorhandensein physikalisch-therapeutischer Institute oder Abteilungen, welche die auf S. 204 erwähnten Voraussetzungen in bezug auf Einrichtung und Personal erfüllen. Es wäre sehr wünschenswert, wenn solche Institute in jeder größeren Ortschaft errichtet werden könnten; die Kosten würden durch die verkürzte Krankheitsdauer usw. bald wieder eingebracht sein. Neben der konsequent durchgeführten physikalischen Therapie müssen die Krankenkassen für die rechtzeitige und wirksame Beseitigung *statischer Mißverhältnisse* durch Anschaffung richtig angefertigter Fußeinlagen, Lendenstützbinden, Kniekappen u. dgl. Sorge tragen; eine Sparsamkeit auf diesem Gebiet ist ganz unangebracht und rächt sich später durch erhöhte Anforderungen an Krankengeld und Arztkosten. Es ist deshalb zweckmäßig, wenn die zur Lieferung berechtigten Bandagisten unter ständige fachorthopädische Kontrolle gestellt werden.

Der Zweck der von der *Invalidenversicherung* durchgeführten *Heilverfahren* ist die Wiederherstellung der Erwerbsfähigkeit und die Vorbeugung bzw. Beseitigung der Invalidität. Diese Heilverfahren sollen in klinisch geleiteten, geschlossenen Heilstätten durchgeführt werden; diese Anstalten sollen mit allen erforderlichen Apparaten der physikalischen Therapie ausgestattet sein, es ist zweckmäßig, sie in geeigneten *Kurorten* zu errichten, um die dort vorhandenen *natürlichen* Kurmittel auszunützen. Die *freie Unterbringung* von Versicherten in Kurorten hat so große Nachteile, daß darauf lieber ganz verzichtet werden sollte; wenn die Einrichtung von Spezialheilstätten in einem geeigneten Kurort nicht möglich ist, ist die Unterbringung der Kranken auf der „Rheumatikerstation“ eines gut eingerichteten Krankenhauses (vgl. S. 205) vorzuziehen.

Nicht alle Erkrankungen des Bewegungsapparates bedürfen einer stationären Behandlung im Krankenhaus oder Spezialheilstätte; ein großer Teil der Kranken kann und soll *ambulant* behandelt werden.

Auf die Grundsätze, nach welcher die Auswahl der geeigneten Fälle erfolgen soll, wird später eingegangen. Andererseits muß aber dafür gesorgt werden, daß die wirklich behandlungsbedürftigen Fälle *nicht zu spät* in das Heilverfahren kommen. Die frühzeitige Erfassung dieser Fälle erfolgt heute nur sehr mangelhaft, es ist mehr Zufallssache, zu welchem Zeitpunkt der Kranke das Heilverfahren beantragt und wann dieses ihm bewilligt wird. Auf diesem Gebiet ist organisatorisch noch sehr viel zu schaffen; ich sehe vor allem 2 Wege, die zum Ziele führen können. Zunächst soll eine *Aufklärung der Ärzteschaft* erfolgen, nicht zuletzt auch der *Krankenhausärzte,* indem auf die überflüssigen Kosten und gesundheitlichen Gefahren aufmerksam gemacht wird, die ein zu langes Hinausschieben des notwendigen Heilverfahrens zur Folge haben könnte. Zweitens wäre es eine dankbare Aufgabe für die *Vertrauensärzte* der Krankenkassen, bei der Nachuntersuchung von „Rheumakranken“, welche längere Zeit krankfeiern, die Durchführung von Heilverfahren in allen geeigneten Fällen zu beantragen. Auf diesem Gebiet müßte ein engeres Zusammenarbeiten mit den Landesversicherungsanstalten erfolgen, wobei diese letzteren durch den Entwurf möglichst genauer *Richtlinien* für die richtige Auswahl der geeigneten Fälle Sorge tragen müssen.

Berufliche Schädlichkeiten und Bewegungsapparat.

Bei der früher herrschenden Unsicherheit über die Entstehungsursache der verschiedenen Formen der Gelenkerkrankungen sind *berufliche Schädigungen* sehr oft für die Entstehung des „Rheumatismus“ verantwortlich gemacht worden; die chronische Polyarthritis wurde als „Arthritis pauperum“ noch vor kurzem der Gicht gegenübergestellt, feuchte Arbeit, Arbeit im Freien, Arbeit bei großer Hitze usw. wurden als Entstehungsursache angenommen.

Alle diese Angaben waren recht vage und allgemein gehalten und waren für eine exakte gewerbehygienische Betrachtungsweise nur wenig geeignet. Erst durch die Fortschritte der Pathogenese der in Frage kommenden Krankheiten sind wir in der Lage, festzustellen, welche krankhaften Prozesse durch bestimmte berufliche Schädlichkeiten hervorgerufen werden. Dabei müssen wir von vornherein darüber im klaren sein, daß nur solche Erkrankungen als *Berufskrankheiten* anerkannt werden können, die tatsächlich durch eine bestimmte berufliche Tätigkeit *verursacht* worden sind; eine bereits bestehende Erkrankung *anderer* Ätiologie, die durch berufliche Schädlichkeiten ungünstig beeinflußt wird, ist noch keine Berufskrankheit.

Wir müssen daher zunächst feststellen, ob und in welchem Umfange die beschuldigte Berufskrankheit bei allen, die in demselben Beruf tätig sind, zu analogen Veränderungen führt. Andererseits müssen wir feststellen, ob bei allen Kranken, welche dieselben Erscheinungen darbieten, die beschuldigte berufliche Schädigung nachweisbar ist.

Wenn auf diese Weise ein Zusammenhang zwischen Arbeit und Krankheit festgestellt ist, muß der *Entstehungsmechanismus* erklärt werden. Erst dann können Vorschläge zur Prophylaxe und Therapie gemacht werden.

1. Betrachten wir zunächst die *entzündlich-infektiöse Gruppe* der Gelenkerkrankungen. Wir wissen heute, daß es sich bei dem Rheumatismus um eine im pathologisch-histologischen Sinne spezifische *Allgemeinerkrankung* handelt, die sowohl akut, wie chronisch verlaufen kann, bei welcher die Gelenklokalisation manchmal ganz im Vordergrund steht (z. B. bei der primär chronischen Polyarthritis), während in anderen Fällen die Endo- und Myokarditis das Krankheitsbild beherrschen.

Wir haben bei den vorhin erwähnten Untersuchungen an 1114 Arbeitern nur eine verhältnismäßig geringe Anzahl von Infektarthritisfällen festgestellt; die Prädilektion eines Berufes ließ sich nicht nachweisen, obwohl wir sowohl *Hitzearbeiter* (Hochofenarbeiter) wie Arbeiter im *Feuchten* (Färber, Bergleute) und im *Freien* (Bauarbeiter) untersucht haben.

Zu ähnlichen, negativen Ergebnissen sind wir bei der *beruflichen Gliederung* der Kranken des Landesbades gekommen. Der Prozentsatz der stark *gefährdeten Berufe* (Bergbau, Hochofenarbeiter, Landarbeiter, Steinarbeiter, Transportarbeiter) war bei der Infektarthritis (primäre und sekundäre chronische Polyarthritis) *niedriger* als bei den deformierenden Arthropathien; für das Vorhandensein einer besonderen *beruflichen Disposition* für die Entstehung der Infektarthritis bestehen demnach *keine* Anhaltspunkte.

Auch für die ebenfalls spezifisch-rheumatische Erkrankung der Wirbelsäule, die *Spondylarthritis ankylopoetica*, müssen wir die Möglichkeit einer beruflichen Disposition *ablehnen*. Das geht aus der Feststellung hervor (Fischer und Vontz), daß von 100 Fällen dieser Erkrankung 16% stark gefährdeten, 25% mittelstark gefährdeten und 59% nicht gefährdeten Berufen (Büroangestellte u. dgl.) angehörten.

2. Anders steht es mit den Verbrauchserkrankungen der Gelenke und der Wirbelsäule, den *deformierenden Arthropathien* und der *Spondylosis deformans*. Aus der nachfolgenden Tabelle geht hervor, daß die Arthropathien bei den *stark gefährdeten Berufen* viel häufiger sind, als bei den nicht gefährdeten.

Tabelle 6. Berufliche Verteilung der deformierenden Arthropathien.

Beruf	Zahl	Deformierende Arthropathien				
		Schultergelenke %	Ellbogengelenke %	Hüftgelenke %	Kniegelenke %	insgesamt %
Hitzearbeiter	221	13	2	1	3	19
Färber	212	17	—	1	2	20
Bauarbeiter	276	11	1	2	3	17
Bergleute	213	7	3	1	—	11
Weber	192	5	—	—	—	5

Wir sehen, daß die *nicht* gefährdeten, zur Kontrolle untersuchten *Weber* wesentlich niedrigere Zahlen aufweisen, als alle anderen Berufsgruppen.

Die Ansichten über die Ätiologie der deformierenden Arthropathien lassen sich dahin zusammenfassen, daß es hauptsächlich *statische, funktionelle* und *traumatische* Ursachen sind, die auf dem Wege der Schädigung des Gelenkknorpels das Krankheitsbild hervorrufen. Bei den Arthropathien der *unteren* Extremitäten, der Fuß-, Knie- und Hüftgelenke, sind in erster Linie *statische Ursachen* verantwortlich zu machen; Plattfüße, rachitische Deformitäten der Knie- und Hüftgelenke (Genua vara und valga, Coxa vara) kommen z. B. bei gleichzeitigen Arthropathien der Kniegelenke nach unseren Untersuchungen in weit über 50% vor. Eine überwiegend *stehende* Arbeitsweise, das Tragen schwerer Lasten, Arbeit in kniender Stellung können eine Arthropathie der Beingelenke bestimmt verschlimmern, wir glauben aber, daß diese beruflichen Schädigungen *allein* nur *selten* imstande sind, eine Arthropathie *der statisch richtig belasteten* Gelenke *hervorzurufen*. Für diese Annahme spricht auch die aus der Tabelle ersichtliche Seltenheit der Kniegelenkserkrankung bei Bergarbeitern; sicherlich haben wir auch Bergleute mit Arthropathie der Kniegelenke beobachten können; es waren aber meistens statische Ursachen vorhanden, und es geht nicht an, aus solchen vereinzelten Beobachtungen auf eine besondere Berufskrankheit der Bergleute zu schließen. Das eigentliche Gebiet für *berufliche* Schädigungen sind die *Armgelenke*, für welche statische Schädigungen, falsche Belastung u. dgl. kaum in Frage kommen. Haben wir eine deformierende Arthropathie der Schulter-, Ellbogen- oder Handgelenke vor uns, so müssen wir die *Ursache* in erster Linie in *beruflichen Schädigungen* suchen.

Es ist selbstverständlich, daß zunächst jede infektiös-entzündliche Komponente differentialdiagnostisch ausgeschlossen werden muß; dabei kann uns auch die (bei den Arthropathien stets normale) Senkungsreaktion gute Dienste leisten. Bei der Beurteilung des *Schultergelenkes* muß die Erkrankung der periartikulären *Weichteile*, der *Schleimbeutel* u. dgl. ausgeschlossen werden. Wenn wir es mit *reinen* Fällen von deformierenden Arthropathien der oberen Extremitäten zu tun haben, so werden sich meistens *berufliche Schädigungen* als auslösende Ursache nachweisen lassen. Am seltensten ist die deformierende Arthropathie der *Handgelenke*; häufiger ist bereits die Arthropathie der *Schultergelenke*; am häufigsten sind aber die *Ellbogengelenke* infolge beruflicher Schädlichkeiten erkrankt. Wir haben in der letzten Zeit 25 Fälle beobachtet. Das Krankheitsbild wurde an anderer Stelle bereits geschildert (vgl. S. 124); an dieser Stelle sei nochmals betont, daß es sich um Männer der *verschiedensten Berufe* handelte, welche bloß das eine gemeinsam hatten: eine Arbeitsweise, welche eine besonders starke Inanspruchnahme der Ellbogengelenke voraussetzt. Die Veränderungen an den Gelenken waren ganz analog, gleich ob die Ursache in Erschütterungen durch Preßlufthammer, durch das Lenkrad von Lastkraftwagen oder durch die Hammerschläge des Schmiedes verursacht war.

Obwohl dieselben Veränderungen am Ellbogengelenk durch *verschiedene* berufliche Schädigungen hervorgerufen werden können, gibt es doch nur *eine* Berufsarbeit, die *regelmäßig* zu solchen Veränderungen führt, diese ist das Arbeiten mit *Preßluftwerkzeugen*. Schädigungen des Schultergelenkes wurden zuerst im Jahre 1926 von HOLTZMANN beschrieben. Im Jahre 1929 wurden die Schädigungen durch Preßluftwerkzeuge n Deutschland durch Gesetz als entschädigungspflichtige *Berufskrankheit* anerkannt. SEYRING schilderte genauer den Krankheitsverlauf;

anfangs treten *Gefäßkrämpfe* in den Armen auf, besonders häufig bei Gußputzern, die mit Preßluftmeißel arbeiten; solche Krämpfe finden sich nach 3jähriger Berufsarbeit bereits bei 55%, nach 10jähriger Berufsarbeit bereits bei 61% der Arbeiter. In vielen Fällen entwickelt sich daraus eine deformierende Arthropathie des rechten Ellbogengelenkes, in einigen Fällen (vgl. auch BEINTKER) kommt es zur Atrophie der Muskulatur des Daumenballens. ROSTOCK hat über 400 Bergleute auf Schädigungen durch den Preßlufthammer untersucht; meist fand sich eine deformierende Arthropathie der Ellbogengelenke und Nekrose des Os lunatum, seltener Arthropathien der Schultergelenke. Die Veränderungen sind bereits nach 5jähriger Arbeit aufgetreten, es bestand aber *kein* Zusammenhang zwischen der Länge der Arbeit und der Schwere der Gelenkschädigung. ROSTOCK nimmt an, daß für die Entstehung der Gelenkschädigung neben der Preßluftarbeit in erster Reihe *konstitutionelle Momente* maßgebend sind; dieselben Veränderungen können übrigens, wie ROSTOCK und BAETZNER hervorheben, auch durch *andere* Berufsarten hervorgerufen werden.

Auf Grund unserer eigenen Erfahrungen können wir die Anschauungen von ROSTOCK nur bestätigen. Wir haben gesehen, daß die Gelenkveränderungen, die durch Preßluftarbeit verursacht sind, sich in nichts von den durch andere Berufsarbeit verursachten Veränderungen unterscheiden. Am frühesten (nach 3jähriger Berufstätigkeit) trat die Arthropathie der Ellbogengelenke bei einem *Chauffeur* auf. Was die *konstitutionelle Disposition* zu degenerativen Gelenkveränderungen betrifft, so soll nochmals hervorgehoben werden, daß bei 16 von unseren 25 Fällen *außer* am Ellbogen auch noch an anderen Gelenken und an der Wirbelsäule deformierende Arthropathien nachweisbar waren.

Mit diesen Einschränkungen können wir daher die durch Preßluftarbeit verursachten Arthropathien als *echte Berufskrankheit* anerkennen, da ein erheblicher Prozentsatz aller Berufsbeschäftigten erkrankt, wenn auch der Zeitpunkt und die Schwere der Erkrankung weitgehend von konstitutionellen Faktoren abhängig ist. Bei den anderen Berufsarbeiten, die ebenfalls zu Arthropathien geführt haben, kommt es offenbar *nur* dann zu Gelenkveränderungen, wenn eine besondere Disposition dafür besteht. Dagegen haben wir *niemals* Arthropathien der Ellbogengelenke *ohne* berufliche Schädigungen beobachtet; die Tabelle zeigt, daß die Weber und Färber von dieser Veränderung niemals betroffen waren, am *häufigsten* dagegen die *Bergleute,* die viel mit Preßluftwerkzeugen arbeiten.

Den *Mechanismus* der Erkrankung können wir leicht erklären; die Erschütterungen durch die Arbeit wirken als gehäufte kleine Traumen, die auf dem Umweg der Knorpelschädigung zu deformierenden Veränderungen und zu Knorpelabsprengungen und Gelenkmausbildung führen. Die Bezeichnung „mikrotraumatische Arthrose“ (M. P. WEIL) ist daher durchaus zutreffend. Vielleicht spielen vasomotorische Einflüsse auch eine Rolle.

Die einzig mögliche *Prophylaxe* besteht in dem rechtzeitigen Aussetzen der Preßluftarbeit bzw. der anderen gelenkschädigenden Beschäftigung.

Es sei noch bemerkt, daß jeder Arzt, der eine durch Preßluftarbeit erzeugte Gelenkveränderung behandelt, gesetzlich *verpflichtet* ist, dieselbe dem zuständigen Versicherungsamt *anzuzeigen*.

Begutachtung der Erkrankungen des Bewegungsapparates.

Die Grundlage der systematischen und rationellen Behandlung der Erkrankungen des Bewegungsapparates im Rahmen der sozialen Versicherung ist das *ärztliche Gutachten*. Von der Richtigkeit der ärztlichen Krankenbeurteilung, von der Zweckmäßigkeit der im Gutachten vorgeschlagenen Maßnahmen hängt nicht nur das Schicksal der Kranken, sondern auch die richtige Verwendung der Mittel ab, welche der sozialen Versicherung für Heilbehandlung und Rentenhilfe zur Verfügung stehen.

Diese selbstverständliche Tatsache soll uns Veranlassung geben, einige grundsätzliche Fragen zu besprechen. Zunächst die Einstellung des Gutachters zum Kranken. Es ist sicherlich höchste ärztliche Pflicht, mit jedem Kranken Mitgefühl zu haben und es widerstrebt zunächst dem ärztlichen Empfinden, nicht nur Helfer, sondern auch Richter des Kranken zu sein. So verständlich dieser Standpunkt auch ist, er darf doch nicht dazu führen, das objektive Urteil zu trüben. Der begutachtende Arzt soll stets bedenken, daß die Mittel der sozialen Versicherung von den Arbeitskollegen des Begutachteten aufgebracht werden müssen. Ich habe bei Untersuchungen in Fabrikbetrieben wiederholt Männer arbeiten gesehen, die niemals auch nur einen Tag krankgefeiert haben, trotzdem sie auf Grund ihres Leidens ohne Bedenken die Invalidenrente bekommen hätten, von Heilverfahren usw. ganz abgesehen. Ist es nicht auch die Pflicht des Arztes, an diese Helden der Arbeit zu denken, wenn sie über die Ansprüche an Renten, Heilverfahren usw. zu urteilen haben? Muß der Gutachter nicht daran denken, daß die Kosten der beanspruchten Leistungen aus den Beiträgen von Hunderttausenden bestritten werden, und daß es unter diesen Hunderttausenden sehr viele gibt, die trotz erheblicher Beschwerden mit eiserner Energie an ihrer Arbeit festhalten ohne die Versicherungen in Anspruch zu nehmen! Sicherlich sind es nicht nur asoziale Elemente, nicht allein skrupellose Simulanten und Rentenjäger, die an die Versicherungsträger ungerechtfertigte Ansprüche stellen: Die schwere wirtschaftliche Not ist größer als der Arbeitswille, und in der erzwungenen Muße der Erwerbslosigkeit wird Schmerzen und Beschwerden, die früher kaum beachtet worden wären, eine größere Aufmerksamkeit gewidmet. Das alles darf aber den begutachtenden Arzt nicht in seinem Urteil trüben; er ist nicht allein der mitfühlende Helfer, sondern auch Sachwalter der Allgemeinheit und der gerechte Richter muß auch hart sein können.

Andererseits wäre es bestimmt falsch, *jedem* Untersuchten mit prinzipiellen Mißtrauen zu begegnen. Zunächst soll der Gutachter den Klagen und Beschwerden des Kranken Glauben schenken und durch genaueste Untersuchung versuchen, die Ursache der Beschwerden aufzuklären. Erst wenn ein objektiver Befund nicht zu erheben ist, erst dann ist Kritik und Mißtrauen am Platze, und erst dann sollen die „Kontrolluntersuchungen“ vorgenommen werden, um die Glaubwürdigkeit der Schmerzangaben zu prüfen. Allein mit der Bewertung dieser Kontrollproben — so einwandfrei sie auch in *sachlicher* Hinsicht sein mögen — sei man sehr vorsichtig. Jeder Arzt, der Gelegenheit hat, an Renten u. dgl. völlig *desinteressierte* Patienten zu behandeln, wird oft die Erfahrung machen, daß auch diese Kranken nicht zu selten in ihren Schmerzangaben nicht ganz „verläßlich“ sind, daß sie offenkundig ihre Beschwerden übertreiben. Es liegt eben in der Natur vieler Menschen, dem Arzt gegenüber die Beschwerden besonders zu betonen und nicht allein die augenblicklichen Schmerzen, sondern auch frühere, inzwischen wesentlich gebesserte Beschwerden als noch vorhanden anzugeben. Die psychologischen Gründe dieser Einstellung sind verschieden; meist sind es ängstliche, wehleidige Menschen mit der bekannten Erscheinung der „Flucht in die Krankheit“. Bei solchen Kranken können auch die besten „Kontrollversuche“ einwandfrei *negativ* ausfallen, und trotzdem sind es *keine* Simulanten, sondern nur überängstliche, aufgeregte Naturen, die leicht suggestibel sind und ganz unverdient auf die — *sachlich* einwandfreien —

Kniffe des Begutachters hereinfallen. Um diesen psychologischen Faktor, der die Quelle zahlreicher Fehlurteile sein kann, bei der Begutachtung auszuschalten, muß der Arzt viel Erfahrung, Menschenkenntnis und Einfühlungsvermögen besitzen; das ist auch der hauptsächliche Grund, weshalb der *vollbeamtete* Arzt (eine in Anbetracht der Unabhängigkeit für Gutachter sonst sehr geeignete Position) den Kontakt mit der freien Praxis nicht verlieren sollte, da er sonst Gefahr läuft, mit der Zeit ein „nur sachlicher" Gutachter zu werden, der die Menschen allzu leicht nur von der Atmosphäre des Schreibtisches aus beurteilt und die *psychologischen* Faktoren unterschätzt.

Jeder erfahrene Gutachter wird mir zustimmen, wenn ich der Überzeugung Ausdruck gebe, daß die Zahl der auf *absichtliche* Täuschung ausgehenden Simulanten eine sehr geringe ist. Es kann nicht oft genug betont werden, daß der alte Spruch: der beste Arzt findet die wenigsten Simulanten — heute noch seine volle Gültigkeit besitzt. Es müssen *alle* Untersuchungsmethoden erschöpft werden, bevor die Diagnose auf „Simulation" lauten darf. Man sei mit Röntgenaufnahmen nicht unnötig sparsam — es sind z. B. gelegentlich 3—4 Wirbelsäulenaufnahmen erforderlich, um eine beginnende tuberkulöse Spondylitis oder Carcinommetastase zu erkennen. Auch die *Senkungsreaktion* leistet gute Dienste: Eine beschleunigte Senkung zeigt bei unklaren Fällen an, daß irgendwo im Körper ein entzündlicher Prozeß verborgen sein muß. Dasselbe gilt auch für das *Blutbild*. Es gibt eine Reihe von Krankheiten, deren Diagnose im Anfangsstadium sehr schwer ist und die trotzdem die Leistungsfähigkeit erheblich beeinträchtigen können: man denke z. B. an die ADDISONsche Krankheit usw.

Die große Mehrzahl der Kranken, bei welchen der Gutachter im Zweifel ist, ob die geäußerten Beschwerden mit dem objektiven Befund im Einklang stehen, rekrutieren sich aus dem Heer der „Aggravanten", die zum Teil aus übertriebener Ängstlichkeit und Wehleidigkeit, zum Teil aus Begehrungsvorstellungen heraus ihre Beschwerden erheblich übertreiben und ungerechtfertigte Ansprüche an die Versicherungen stellen. Die Begutachtung und Behandlung der Wehleidigen und Hypochonder ist eine zwar schwierige, aber meist dankbare Aufgabe; man erkläre den Patienten die Harmlosigkeit ihrer Beschwerden, beruhige sie, daß sie infolge ihrer „rheumatischen" Schmerzen, die vielleicht von einem Plattfuß herrühren, nicht „ganz steif" werden usw. Schwieriger ist es bei dem zweiten, weitaus häufigeren Typus, bei den Aggravanten mit *Begehrungsvorstellungen*. Es sind Leute, die tatsächlich Beschwerden haben — oder wenigstens *gehabt haben* — und die sich im guten Recht glauben, wenn sie eine Rente oder ein Heilverfahren beanspruchen. Der Stand des begutachtenden Arztes ist diesen Versicherten gegenüber sehr schwierig, da es hier tatsächlich viele Grenzfälle gibt, die sowohl zugunsten des Antragstellers wie auch zugunsten des Versicherungsträgers entschieden werden können. Eine gewisse *subjektive* Komponente wird sich, je nach der Lage des Einzelfalles, bei dem ärztlichen Urteil nicht vermeiden lassen. Es wäre aber falsch, in solchen Fällen *prinzipiell* nachgiebig zu sein. Wie bereits betont, muß der Gutachter stets daran denken, daß für die Kosten die *Allgemeinheit* aufkommen muß. Aus diesem Grunde ist es auch nicht angebracht, bei Ablehnung eines Rentenantrages gewissermaßen als „Kompensation" ein Heilverfahren zu befürworten. Diese Indikation aus Mitleid deckt sich nicht immer mit der medizinischen Indikation, die allein maßgebend sein soll. Abgelehnte Rentenbewerber sind — mit wenigen Ausnahmen — für Heilverfahren denkbar ungeeignet; sie hüten sich, trotz der größten Mühe, die man ihrer Behandlung widmet, auch nur die geringste Besserung zuzugeben und pflegen ihren Rentenantrag nach kurzer Zeit zu erneuern. Dabei weisen sie noch auf die „Erfolglosigkeit" des Heilverfahrens hin, um die Schwere ihrer Krankheit zu unterstreichen; ein Argument, welches manchmal nicht ohne Wirkung bleibt.

Diesen Bemerkungen allgemeiner Art möchte ich einige praktische Winke für die Begutachtung der Erkrankungen des Bewegungsapparates anschließen. Eine genaue *Anamnese* ist für die Beurteilung einer Gelenkerkrankung unerläßlich; man begnüge sich jedoch nicht mit der Angabe, der Patient hätte früher einen „Gelenkrheumatismus" durchgemacht; bei näherem Befragen stellt sich dann heraus, daß er seine Arbeit nur kurz oder gar nicht unterbrochen hat, daß es sich daher gar nicht um einen akuten Gelenkrheumatismus handeln konnte. Auch die Angabe von früheren Gelenkschwellungen ist nur mit Kritik zu bewerten, da Knöchelödeme bei Phlebitiden, entzündliche Plattfüße u. dgl. nur allzu oft als „Gelenkschwellung" bezeichnet werden. Das Hauptgewicht bei der Diagnose ist auf die *ärztliche Untersuchung* zu legen; Röntgenaufnahmen sind ein nützliches Hilfsmittel, aber nicht allein ausschlaggebend. Es ist ein oft gemachter Fehler, daß die Untersuchung nur flüchtig vorgenommen wird, in der Annahme, das Röntgenbild werde ohnedies den Fall klären.

Über den Gang der klinischen Untersuchung des Bewegungsapparates ist in den einleitenden Kapiteln ausführlich die Rede gewesen; an dieser Stelle sollen nur einige Punkte, die für die Begutachtung von Bedeutung sind, besonders hervorgehoben werden. Die Angaben über Bewegungsbeschränkung sollen möglichst genau sein und den Winkel der Exkursionsfähigkeit der Gelenke enthalten: Täuschungen durch willkürliche oder reflektorische Muskelspannungen suche man dabei zu vermeiden (vgl. S. 9). Absichtliche Behinderungen erkennt man am besten durch die unauffällige Beobachtung beim Auskleiden und Herumgehen; man hüte sich vor Suggestivfragen und sorge für Ablenkung während der Untersuchung. Bei dringendem Verdacht auf Simulation muß man das Urteil natürlich ausschließlich auf den objektiven Untersuchungsbefund stützen; wir müssen uns jedoch darüber im klaren sein, daß eine einwandfreie Diagnostik bei vielen krankhaften Zuständen, z. B. der Wirbelsäule, nur unter Mitwirkung des Untersuchten möglich ist. Dasselbe gilt für die Bewertung der Muskel- und Nervendruckpunkte; man instruiere den Untersuchten, nur dann einen Schmerz anzugeben, wenn das *Betasten selbst* schmerzhaft ist; sonst wird leicht jede Region als schmerzhaft bezeichnet, wo der Kranke früher einmal Schmerzen verspürt hat. Reminiszenzen an früher durchgemachte Beschwerden spielen in der Symptomatologie überhaupt eine große Rolle.

Unter den objektiven Befunden spielt die *Umfangsmessung* der Gelenke und der Extremitäten eine große Rolle; da die erhaltenen Werte für die Beurteilung der Erkrankung sehr wichtig sein können, muß auf unbedingte Genauigkeit der größte Wert gelegt werden. Die Messung muß beiderseits an völlig symmetrischen Stellen, in derselben Haltung erfolgen, wobei noch zu berücksichtigen ist, daß die Umfangsmaße am rechten Oberarm normalerweise bis 2 cm größer sein können als links. Die exakte Durchführung der vergleichenden Umfangsmessung der Oberschenkel ist außerordentlich schwierig, es sollten nur große Abweichungen praktisch bewertet werden. Auf andere Fehlerquellen (Phlebitis, Varicen) wurde bereits früher hingewiesen.

a) In der *Krankenversicherung* kommt es auf die Feststellung der Arbeitsunfähigkeit an; diese liegt vor, wenn der Versicherte nicht oder nur unter der Gefahr der Verschlimmerung seines Zustandes fähig ist, seinen bisherigen Beruf auszuüben. Bei *entzündlichen* Gelenkerkrankungen wird man Arbeitsunfähigkeit annehmen können, solange Gelenkschwellungen bestehen und die Senkungsreaktion beschleunigt ist; aber auch nach Abklingen der Gelenksymptome wird man bei einem akuten Rheumatismus die Arbeitsfähigkeit *nicht* als wiederhergestellt betrachten, bevor die Senkungsreaktion nicht wieder normal ist. Schwieriger kann die Beurteilung der nichtentzündlichen, *degenerativen* Gelenk- und Wirbelsäulenveränderungen sein; der Nachweis erheblicher Bewegungsbehinderung ist für die Beurteilung in diesen Fällen weitaus wichtiger, als das Röntgenbild, das ja fortgeschrittene Veränderungen bei erhaltener Arbeitsfähigkeit ergeben kann. Am schwierigsten ist die Beurteilung der *Myalgien* und *Neuralgien*; nur mit Hilfe des durch längere Erfahrung geschärften ärztlichen Blickes und nach Anwendung aller Untersuchungsmethoden wird eine richtige Entscheidung gefällt werden können.

b) In der *Invalidenversicherung* ist die Gutachtertätigkeit des Arztes auf die Beurteilung der *Erwerbsfähigkeit, sowie* auf die Beurteilung der Notwendigkeit eines *Heilverfahrens* beschränkt. *Invalide* im Sinne der Reichsversicherungsordnung ist der Versicherte, der nicht mehr imstande ist, durch eine seinen Kräften und Fähigkeiten entsprechende Tätigkeit, die ihm unter billiger Berücksichtigung seiner Ausbildung zugemutet werden kann, das *gesetzliche Lohndrittel* zu verdienen. Es gibt eine vorübergehende und eine dauernde Invalidität; die einmal bewilligte Rente kann nur dann entzogen werden, wenn in dem zur Invalidisierung geführten objektivem Befunde *wesentliche* Änderungen (eventuell Gewöhnung) eingetreten sind. Als freiwillige Leistung kann die Versicherungsanstalt zur Verhütung drohender Invalidität oder zu Beseitigung derselben ein *Heilverfahren* gewähren. In der *Angestelltenversicherung* gilt als berufsunfähig, der infolge Krankheit weniger als die *Hälfte* des gesetzlichen Lohnes verdienen kann. In der *knappschaftlichen* Versicherung besteht *neben* der Invalidenversicherung auch noch die *Pensionsversicherung*; wenn der Versicherte zu bergmännischen Arbeiten unter Tage nicht mehr fähig ist, gilt er als „berginvalide". Die genaue Kenntnis der gesetzlichen Bestimmungen ist Voraussetzung für die richtige Begutachtung. Ich kann nur einige allgemeine Grundsätze zu der Frage der Invalidität und der Indikation zu Heilverfahren geben.

Im *akuten* Stadium entzündlicher Gelenkerkrankungen kann, solange noch Schwellungen und beschleunigte Senkungsreaktion bestehen, lediglich *vorübergehende* Invalidität angenommen werden. Solche Fälle eignen sich auch meistens für ein Heilverfahren in klinisch geleiteten Anstalten. Im *inaktiven* Stadium der Infektarthritiden hängt die Erwerbsfähigkeit von dem Grad und der Schwere der Deformierungen und Ankylosen ab, die als Folge der Erkrankung zurückgeblieben sind; auch die Atrophie der Muskulatur und die daraus resultierende Schwäche muß bei der Beurteilung berücksichtigt werden. Fälle mit Ankylose mehrerer Gelenke bieten auch für ein Heilverfahren keine gute Prognose.

Schwieriger ist die Begutachtung der deformierenden *Arthropathien*. Ein positiver Röntgenbefund gibt noch keineswegs Anlaß zur Invalidisierung; wir haben wiederholt betont, daß trotz fortgeschrittener Veränderungen die Patienten zeitweise völlig beschwerdefrei sein können und in ihrer Arbeitsfähigkeit nicht wesentlich beschränkt sind. Der primär erkrankte Teil des Gelenkes ist der Knorpel und dieser enthält keine Nerven; erst bei Reizzuständen der Synovialis oder bei Vorhandensein sekundärer Myalgien treten ernstere Beschwerden auf, die durch geeignete Behandlung, eventuell ein vorbeugendes Heilverfahren, meist günstig zu beeinflussen sind. Die deformierenden Arthropathien führen niemals zu völliger Ankylose; trotzdem kann bei Erkrankung mehrerer Gelenke (z. B. beider Hüftgelenke) die Erwerbsfähigkeit gelegentlich unter die gesetzliche Grenze sinken.

Die *Spondylosis deformans* ist für sich allein so gut wie niemals der Grund zur Invalidisierung; man wird aber bei Vorliegen anderer

Erkrankungen eine fortgeschrittene Spondylose bei der Beurteilung der Erwerbsfähigkeit mit berücksichtigen. Auch ein Heilverfahren kommt bei der Spondylose nur dann in Frage, wenn die Wirbelsäule deutlich versteift und das Bücken behindert ist.

Die *Spondylarthritis ankylopoetica* führt nur bei einem Teil der Fälle zur Invalidisierung; diese muß vorgenommen werden, wenn die Hüft- oder Schultergelenke ankylosiert sind. Mit Ausnahme dieser letzteren Fälle soll der Versuch eines Heilverfahrens nicht abgelehnt werden.

Wegen einer idiopathischen *Ischiasneuralgie* kommt die Invalidisierung prinzipiell nicht in Frage: Heilverfahren sind nur dann erforderlich, wenn sichere *objektive* Zeichen (Reflexdifferenzen, Skoliose, Muskelatrophie) nachweisbar sind. Ähnliche Gesichtspunkte gelten für die Beurteilung der anderen Neuralgien.

Eine Invalidisierung wegen „Muskelrheumatismus" ist in jedem Fall abzulehnen. Bei chronischen Myalgien ist die primäre Erkrankung sicherzustellen und je nach dem Befund die Entscheidung zu treffen.

c) *Unfallbegutachtung.* Bei der Begutachtung der Erkrankungen des Bewegungsapparates in der Unfallversicherung kommt es auf die Feststellung an, ob die vorliegende Krankheit mit einer *an Sicherheit grenzenden Wahrscheinlichkeit* auf das Unfallereignis zurückgeführt werden kann; auch die wesentliche Verschlimmerung eines bereits vorher bestandenen Leidens kann als Unfallfolge anerkannt werden. Die Höhe der Rente richtet sich nach dem Grad der Erwerbsfähigkeit auf dem allgemeinen Arbeitsmarkt; nur bei einer wesentlichen Änderung des objektiven Befundes oder bei Gewöhnung kann die Rente neu festgesetzt werden.

Am wichtigsten sind die Beziehungen der *Arthropathia deformans* zum Unfall. Daß die der Arthropathie zugrundeliegende Schädigung des Gelenkknorpels auf traumatischem Wege durchaus möglich ist, steht außer Zweifel. Man muß jedoch für die Anerkennung des Zusammenhanges folgende Mindestforderungen stellen (Sonntag, Burckhardt): 1. der Unfall muß sicher nachgewiesen sein, 2. das erkrankte Gelenk muß direkt betroffen worden sein, 3. es dürfen keine Zeichen einer bereits früher bestandenen Erkrankung vorliegen; die ersten röntgenologischen Veränderungen treten 4—6 Wochen nach dem Unfall auf. Bei sicheren Verletzungen (Frakturen, Luxationen, Bluterguß, Meniscusrisse) kann auch eine nach mehreren Jahren sich einstellende deformierende Arthrose als Unfallfolge anerkannt werden, wenn auch nur geringe „Brückensymptome" bestehen.

Strittig ist die Anerkennung des Unfallzusammenhanges jener Arthrosen, die nach traumatischem Verlust oder Verkürzung eines Beines auf der *gesunden* Seite (auf Grund der Überlastung) entstehen. Meines Erachtens kann man den Zusammenhang in eindeutigen Fällen nicht bestreiten; allerdings muß, wie auch Burckhardt betont, die Änderung der Statik recht erheblich sein. Eine durch Unfall bedingte *Verschlimmerung* einer bereits bestehenden Arthrose kann nur anerkannt werden, wenn direkt nach dem Unfall die stärkeren Beschwerden eingesetzt haben, die Entschädigungspflicht ist in diesen Fällen nur auf die Dauer der durch den Unfall bedingten *Verschlimmerung* beschränkt.

Was die Beurteilung der *Spondylosis deformans* betrifft, so müssen wir in der Unfallbegutachtung die gewöhnliche Form, die sich stets auf größere Abschnitte der Wirbelsäule erstreckt, von den seltenen isolierten

Spangenbildungen zwischen zwei Wirbeln bei sonst intakter Wirbelsäule abtrennen. Eine allgemeine Spondylose als Unfallfolge gibt es nur selten, wenn z. B. durch traumatische Verkürzung eines Beines eine kompensatorische Skoliose entsteht, die knöchern fixiert wird; diese Komplikation hat für die Rentenfestsetzung keine große Bedeutung. Anders bei den erwähnten isolierten Spangen; diese sind bei jugendlichen Individuen stets ein Zeichen einer infektiösen Spondylitis oder eines *Traumas*; falls ein geeigneter Unfall einige Monate vor dem röntgenologisch festgestellten Befund nachgewiesen ist und eine Spondylitis ausgeschlossen werden kann, so ist — bei bestehenden Brückensymptomen — die Spangenbildung als Folge einer Bandscheibenverletzung anzusehen und der Zusammenhang mit dem Unfall anzuerkennen. Solche Fälle sind allerdings sehr selten; meist wird man die Spondylose als Unfallsfolge ablehnen müssen. Eine *Verschlimmerung* der Spondylose durch Unfall kann, wie BURCKHARDT betont, nur als Verschlimmerung der Kreuz- bzw. Rückenbeschwerden anerkannt werden, und eine etwaige Entschädigung muß zeitlich begrenzt werden.

Die *Spondylarthritis ankylopoetica* kann als chronisch-entzündliche Erkrankung — entgegen der ursprünglichen Ansicht von FRÄNKEL — niemals als Unfallfolge anerkannt werden.

In diesem Zusammenhang muß die sog. *traumatische Lumbago* nach Verheben u. dgl. erwähnt werden; ein Teil dieser Fälle beruht wahrscheinlich auf Distorsionen der Zwischenwirbelgelenke oder der Iliosacralgelenke, deren Diagnose nur durch subtile klinische Untersuchung gestellt werden kann. Das Röntgenbild kann nur insofern nützlich sein, als etwaige Querfortsatzbrüche oder dgl. dabei erkannt werden. Die Praxis der Schweizer Unfallversicherung, wonach eine Entschädigung nur für 10—14 Tage gezahlt wird, darf nicht verallgemeinert werden; sicherlich genügt diese Frist für unkomplizierte Myalgien oder leichte Muskelrisse, nicht aber für die erwähnten Prozesse, die selbst bei geeigneter Behandlung mehrere Wochen bis zur völligen Wiederherstellung der Erwerbsfähigkeit benötigen.

Größte Zurückhaltung ist bei der Beurteilung der traumatischen *Ischias* erforderlich. Ein Zusammenhang mit dem Unfall darf nach LINIGER nur dann anerkannt werden, wenn unzweifelhaft feststeht, daß der Nerv *direkt* verletzt wurde; das kann durch Frakturen und Luxationen im Bereich des Beckens und der Oberschenkel der Fall sein. Als Zeichen der Nervenverletzung müssen „neuritische" Zeichen (Reflexausfall, vasomotorische Störungen, später Atrophie) oder Lähmungen (meist des Nervus peronaeus) nachweisbar sein. Neuralgische Schmerzen ohne objektiven Befund sind als Unfallfolge abzulehnen.

Literatur.

ERNST u. BROICHMANN: Rheuma und Rheumabekämpfung. Jena 1929.
FISCHER: Begutachtung rheumatischer Erkrankungen. Rheumaprobleme, Bd. 2.
— Vorkommen und soziale Bedeutung der rheumatischen Erkrankungen. Arch. Gewerbepath. **1**, 703.
KREBS u. FISCHER: Rationelle Rheumatismusbehandlung. Z. Gesdh. Verw. **3**, H. 3.
ZIMMER: Rheuma und Rheumabekämpfung. Berlin 1928.

Sachverzeichnis.

Entstehung, Erkennung und Behandlung innerer Krankheiten. Von Dr. **Ludolf Krehl,** Professor in Heidelberg.

Band I: **Die Entstehung innerer Krankheiten:** Pathologische Physiologie. Vierzehnte Auflage. XII, 716 Seiten. 1932. RM 39.60, gebunden RM 42.—

Band II: **Die Erkennung innerer Krankheiten.** Zweite Auflage. X, 197 Seiten. 1932. RM 12.80, gebunden RM 14.80

Band III: **Die Behandlung innerer Krankheiten.** X, 289 Seiten. 1933. RM 18.—, gebunden RM 20.—

Lehrbuch des Stoffwechsels und der Stoffwechselkrankheiten. Von Dr. med. et phil. **S. J. Thannhauser,** o. ö. Professor der Medizin, Direktor der Medizinischen Klinik der Medizinischen Akademie Düsseldorf. Mit 94 teils farbigen Abbildungen im Text. XX, 741 Seiten. 1929. RM 56 80, gebunden RM 59.80*

Die Krankheiten des Stoffwechsels und ihre Behandlung. Von Professor Dr. **E. Grafe,** Direktor der Medizinischen und Nervenklinik der Universität Würzburg. (Bildet Band XIV der „Fachbücher für Ärzte", herausgegeben von der Schriftleitung der „Klinischen Wochenschrift".) Mit 34 Abbildungen und 56 Tabellen. XI, 519 Seiten. 1931. Gebunden RM 29.60*

Allergische Krankheiten. Asthma bronchiale, Heufieber, Urticaria und andere. Von Professor Dr. **W. Storm van Leeuwen,** Direktor des Pharmako-therapeutischen Instituts der Reichsuniversität in Leiden (Holland). Übersetzt von Professor Dr. Friedrich Verzár. Zweite, umgearbeitete Auflage. Mit 13 Abbildungen. IX, 146 Seiten. 1928. RM 9.60*

Allergische Diathese und allergische Erkrankungen. (Idiosynkrasien, Asthma, Heufieber, Nesselsucht u. a.) Von Dr. **Hugo Kämmerer,** Professor der Universität München, Leiter des Ambulatoriums der 2. Medizinischen Klinik. VIII, 210 Seiten. 1926. RM 13.50, gebunden RM 16.20*

Blut. Bewegungsapparat. Konstitution. Stoffwechsel. Blutdrüsen. Erkrankungen aus physikalischen Ursachen. Vergiftungen. („Handbuch der inneren Medizin", Zweite Auflage, Band IV.) 1. Teil. Mit 126 zum Teil farbigen Abbildungen. XII, 1033 Seiten. 1926. Gebunden RM 69.—*

Blut und Blutkrankheiten. Von P. Morawitz-Leipzig. Unter Mitarbeit von G. Denecke-Marburg. — **Erkrankungen der Muskeln, Knochen und Gelenke.** Von F. Lommel-Jena. — Konstitution und Konstitutionskrankheiten: I. Klinische Konstitutionslehre. Von R. von den Velden-Berlin. II. Die Idiosynkrasien. Von R. Doerr-Basel. III. Exsudative Diathese. Von M. Klotz-Lübeck. — Anhang: I. Rachitis. Von M. Klotz-Lübeck. II. Spätrachitis. Osteomalazie. Senile Osteoporose. Hungerosteopathien. Von W. Alwens-Frankfurt a. M. — **Stoffwechselerkrankungen.** Von L. Lichtwitz-Altona. (Gicht: unter Mitarbeit von E. Steinitz-Hannover.) Anhang: Diabetes insipidus. Von E. Meyer-Göttingen.

2. Teil. Mit 53 zum Teil farbigen Abbildungen. XVI, 991 Seiten. 1927. Gebunden RM 69.—*

Die Erkrankungen der Blutdrüsen. Von W. Falta-Wien. — Erkrankungen aus äußeren physikalischen Ursachen. Von R. Staehelin-Basel. (Mit einem Beitrag: Erkrankungen durch Röntgen- und Radiumstrahlen von M. Lüdin-Basel.) — Vergiftungen. Von M. Cloetta-Zürich, E. St. Faust-Basel, E. Hübener-Luckenwalde und H. Zangger-Zürich.

Der Band ist nur geschlossen käuflich.

Therapie innerer Krankheiten. Von Geheimem Medizinalrat Professor Dr. **Alfred Goldscheider.** (Bildet Band XIII der „Fachbücher für Ärzte", herausgegeben von der Schriftleitung der „Klinischen Wochenschrift".) Zweite Auflage. VIII, 439 Seiten. 1931. Gebunden RM 28.80*

**) Auf die Preise der vor dem 1. Juli 1931 erschienenen Bücher wird ein Notnachlaß von 10% gewährt.*

Lehrbuch der inneren Medizin. Von G. von Bergmann-Berlin (mit F. Stroebe-Berlin), R. Doerr-Basel, H. Eppinger-Köln, Fr. Hiller-München, G. Katsch-Greifswald, L. Lichtwitz-Altona (mit A. Renner-Altona), P. Morawitz-Leipzig, A. Schittenhelm-Kiel (mit E. Hayer-Kiel), R. Siebeck-Heidelberg, R. Staehelin-Basel, W. Stepp-Breslau, H. Straub-Göttingen, S. J. Thannhauser-Freiburg i. Br. In zwei Bänden. Mit 276 Abbildungen. I. Band: X, 893 Seiten; II. Band: XIII, 782 Seiten. 1931. RM 45.—; gebunden RM 49.80

Gicht und Rheumatismus. Ein Lehrbuch für Ärzte und Studierende. Von Dr. **F. Gudzent,** a. o. Professor an der Universität Berlin, z. Zt. Chefarzt des Knappschafts-Krankenhauses Steele-Essen. Mit 41 Abbildungen. X, 189 Seiten. 1928. RM 12.80; gebunden RM 14.—*

Der akute Gelenkrheumatismus nebst Chorea minor und Rheumatoide. Von Professor Dr. **F. Rolly,** Leipzig. Mit 30 Textabbildungen. VI, 177 Seiten. 1920. RM 4.80*

Histopathologie der Gelenkgicht. Von Dr. med. **Ad. M. Brogsitter.** Mit 4 Figuren im Text und 79 Fotogrammen auf 14 Tafeln. II, 122 Seiten. 1927. Kart. RM 15.—*

Verlauf der wichtigsten Knochen- und Gelenkerkrankungen im Röntgenbilde. Eine anschauliche Prognostik. **The course of the most important bone and joint diseases shown in the röntgenphotograph.** An intuitive prognostic. Von Privatdozent Dr. med. **Victor Hoffmann,** Oberarzt der Chirurgischen Universitätsklinik im Augusta-Hospital zu Köln. Mit deutschem und englischem Text. In 156 Serien mit 584 Abbildungen. X, 264 Seiten. 1931. RM 66.—; gebunden RM 69.80*

Elektrotherapie. Ein Lehrbuch von Dr. **Josef Kowarschik,** Primararzt und Vorstand des Institutes für Physikalische Therapie im Krankenhaus der Stadt Wien. Dritte, verbesserte Auflage. Mit 269 Abbildungen und 5 Tafeln. XI, 312 Seiten. 1929. RM 22.60; gebunden RM 24.40*

Die Diathermie. Von Dr. **Josef Kowarschik,** Primararzt und Vorstand des Institutes für Physikalische Therapie im Krankenhaus der Stadt Wien. Siebente, verbesserte Auflage. Mit 145 Abbildungen. VIII, 243 Seiten. 1930. Gebunden RM 16.80*

Die Praxis der physikalischen Therapie. Ein Lehrbuch für Ärzte und Studierende. Von Dr. **A. Laqueur,** Dirigierender Arzt der Hydrotherapeutischen Anstalt und des Medikomechanischen Instituts am Städtischen Rudolf Virchow-Krankenhause zu Berlin. Dritte, verbesserte Auflage. Mit 98 Abbildungen. X, 358 Seiten. 1926. RM 18.—; gebunden RM 19.50*

Die Quarzlampe und ihre medizinische Anwendung. Mit einem Anhang über Wärmelampen. Ein Lehrbuch von Dr. **Erich Wellisch,** Assistent des Institutes für physikalische Heilmethoden im Krankenhaus der Stadt Wien. Mit einem Geleitwort von Primararzt Dr. Josef Kowarschik. Mit 80 Abbildungen. VIII, 168 Seiten. 1932. RM 8.60; gebunden RM 9.60

**) Auf die Preise der vor dem 1. Juli 1931 erschienenen Bücher wird ein Notnachlaß von 10% gewährt.*